JN029208

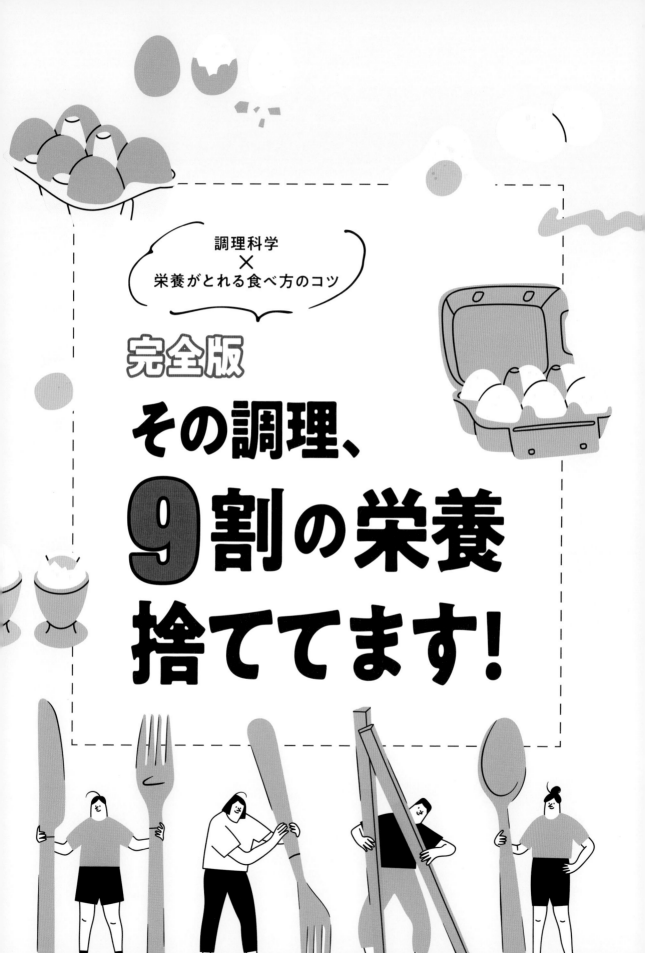

調理科学
×
栄養がとれる食べ方のコツ

完全版

その調理、
9割の栄養
捨ててます!

この本の見方・使い方

食材名

ピックアップしている食材の名称。

解説

最新の研究や報告に基づいて栄養にまつわる、最新調理科学×取り扱い方を紹介します。

栄養素と効能

食材に含まれる主な栄養素と、期待できる効能を紹介。体調などに合わせた食材を選んで。

【キャベツ】 Cabbage

外葉や芯のポイ捨てNG
3枚めまでがビタミンC最大!

外側の葉3枚までにビタミンAが8割、Cも最大量が!

キャベツの外葉や芯は、捨ててしまう人が多い部位ですが、実は栄養豊富なのはこの2カ所。ビタミンC、β-カロテン、カルシウム、マグネシウムは外側の葉3枚めまでに含まれ、特にビタミンAが8割、ビタミンCももっとも多い量を含んでいます。一方、カリウム、リンなどは芯に3～4割が含まれています。芯や外葉を捨てると、栄養の多くを捨ててしまうことに。また、部位によって栄養も食感も大きく変わるので、それぞれに適した食べ方をしましょう。

外葉の白い粉は農薬じゃない!!

外葉についている白い粉状のもの、これは農薬ではなく、キャベツ自身が紫外線などからウ身を守るために作りだす口ウ状の物質「ブルーム」。キャベツの脂質から作られた成分が、表面に浮き出たものです。口にしても全く問題ない成分で、むしろキャベツが新鮮な証しでもあります。

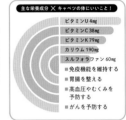

主な栄養成分 × キャベツの体にいいこと!

- ビタミンU 4mg
- ビタミンC 38mg
- ビタミンK 79mg
- カリウム 190mg
- スルフォラファン 60mg

■ 免疫機能を維持する
■ 胃腸を整える
■ 高血圧やむくみを予防する
■ がんを予防する

胃を守り、胃潰瘍を防ぐビタミンU

キャベツに含まれるビタミンU（キャベジン）は、ビタミンという名前ですが実はアミノ酸、胃の粘膜を回復させ、過剰な胃酸の分泌を抑える働きを持つ成分。胃潰瘍や十二指腸潰瘍の予防に作用します。もちろん、ビタミンCや体内の消化の過程でがん予防、抗酸化効果もあり。

キャベツの部位図鑑

内葉（結球葉）

ミネラルの宝庫

内側の葉は、外葉や芯ほどではないとはいえビタミン・ミネラルがバランス良く含まれているほか、食物繊維も豊富で低カロリー。ほど良い食感と甘みがあり、さっと炒めればシャキッと、煮込めば甘みが感じられる仕上がりに。

Vegetable point
100gで1日のミネラル70%が摂れる!!

中心葉

ビタミンUが全体の46%も

内側の芯に近づくにつれてアミノ酸が豊富に。特にビタミンUはこの部位がもっとも豊富で、全体の4割、内葉の4倍になることも。一番甘くやわらかい部位でもあるので、サラダや浅漬けなどで生食にするのがおすすめです。

外葉

外葉3枚で1日のビタミンCの50%をカバー

硬いからと捨ててしまう人も多い外葉ですが、外葉の1～3枚めは内葉の5倍のビタミンCが存在するので、捨てるのは絶対NG! さらにビタミンAは外葉に8割もあり、血圧降下作用のあるアルギニンも、内葉の3倍も多く含む最上級のお宝部位です。

葉脈

唯一無二の美肌成分

ほかの部位よりも糖度が高く、食物繊維も葉の2倍。また、キャベツの中では葉脈だけプロリンという、コラーゲン修復機能成分が存在します。美肌には欠かせない部位です。

キャベツの芯はまず取り外すべし!

キャベツの芯には成長点があり、収穫した後も芯が葉から栄養を奪ってしまいます。半分に切ってもキャベツの芯は成長するので、時間が経つと芯の中に盛り上がってくるのはそのせい。その肥大な栄養消費によってしまうので、葉だけ栄養をどんどん消費させないためにも早めに取りましょう。なお、ビタミンCは芯の中の成分が大半なので、5日ほど日を目安に早めに食べ切るのがベスト!

キャベツの目からウロコ

🔍 キャベツの芯はお宝!

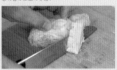

芯の旨みは葉の8倍!

「栄養価が高いとはいえ、芯はおいしくない」と思うなかれ。キャベツの芯は旨みのもと、アミノ酸が葉の8倍以上も含まれるおいしい部位なので。茶色くなった部分はくさみが出やすいので切り落としますが、それ以外は細かく切って炒め物やカレーに入れるほか、そのまま漬物やマリネにするのもおすすめ。芯こそ、旨みの宝庫です!

芯

ミネラル2倍、食物繊維9倍の宝庫

カルシウム・カリウム・マグネシウム・リンといったミネラルは内葉の約2倍。ビタミンCも外葉の次に多く、筋肉の源となるアラニンは芯の4倍、旨み成分は葉の8倍という栄養の宝庫。ただし加熱しすぎは栄養ロスに。

ポイント

食材にまつわる栄養情報のポイントとなる項目を掲載しています。

目からウロコ

知っているとちょっとトクする目からウロコの情報などを、科学的視点で紹介します。

部位

各食材の部位別に含まれる、栄養成分とその特徴を紹介。重要栄養素の場所がわかります。

注目トピック

栄養情報の中でも、さらに深掘りして、すぐに使えるなるほど情報を取り上げます。

本書を見れば、食材のお得な「取り扱い方」「切り方」から「調理の仕方」「裏ワザ」まで丸わかりです!

栄養吸収のコツ

切り方や調理などで栄養価を高めるコツについて解説しています。

調理で栄養丸ごと!

調理で一番影響を受ける加熱方法がひと目でわかります。ロスがわかれば摂りこぼしもナシ!

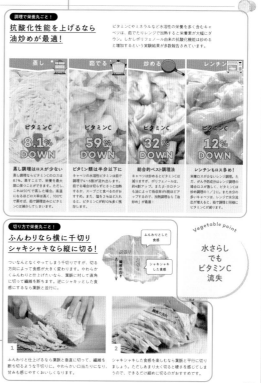

コラム

効果がアップする食べ合わせをはじめとした最新の調理科学のトピックスを紹介します。

切り方で栄養丸ごと!

栄養をおトクに摂れる切り方のコツや、裏ワザについて、わかりやすく紹介します。

本書に掲載しているデータについて

・エビデンスは厳正な調査に基づいておりますが、食材の収穫時期や大きさ、個人の吸収能力によっても誤差が生じるため、あくまでもひとつの目安として参考にしてください。

・栄養価については「日本食品標準成分表(八訂)増補2023年」を基本としています。ただし調理過程で生じる重量の増減などを考慮し、実験などで得られた数値を一部採用しています。

・グラフ、表などは出典を参考に作成したものです。

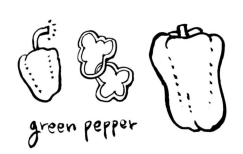
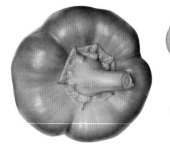
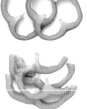

green pepper

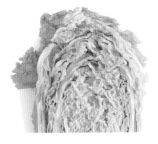

Contents

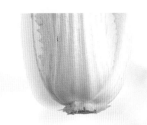

Part 1 野菜

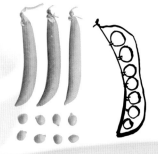

Cabbage

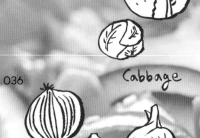

Onion

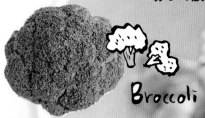

Broccoli

garlic

spring onion

Pumpkin

asparagus

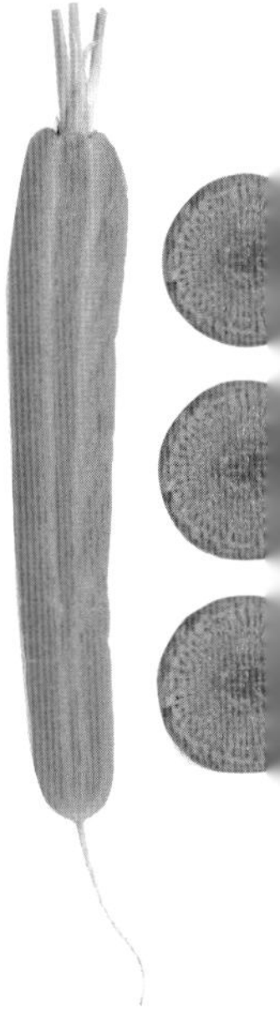

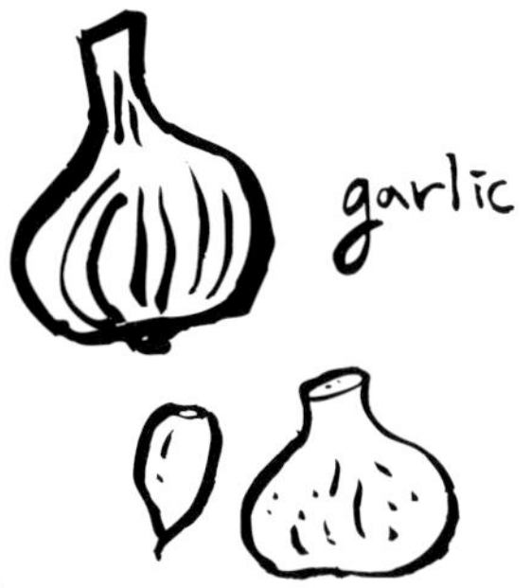

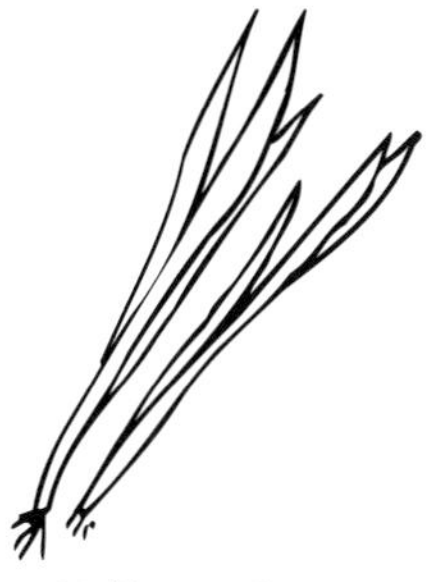

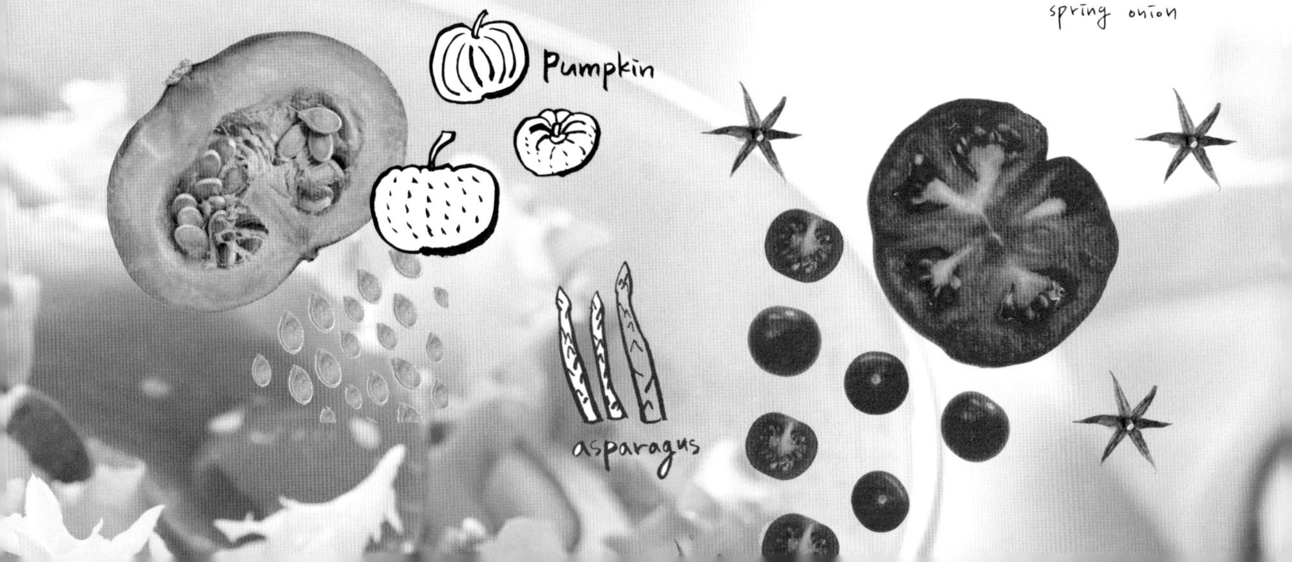

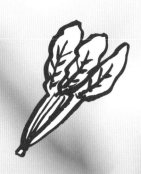

Part **2** 肉・卵・乳製品

MILK

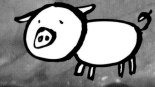

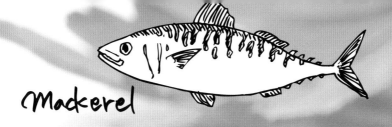

Mackerel

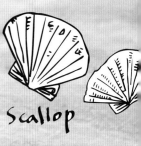

Scallop

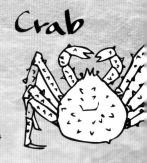

Crab

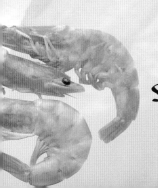

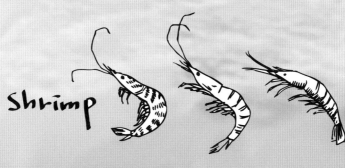

Shrimp

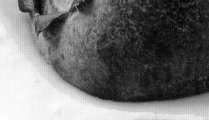

Part 4 果物

Part 5 穀類・大豆・種子・飲料

Rice

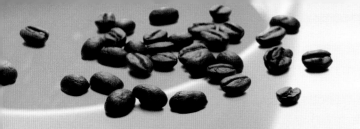

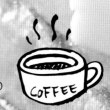

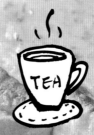

Part 6 調味料

01

野菜や果物の栄養、10年前より低下！食べてるつもりで食べてない問題

数十年前と比べて、野菜や果物の栄養価が減っているという報告が米ワシントン大学などの研究によってなされています。農作物の品種や収穫量の増加によって土壌から吸収できる栄養分が減り、土壌を消耗させているといいます。さらに、温暖化による悪影響もあります。こうした中、深刻なのは日本人にも不足している鉄分やカルシウムなどの栄養価の減少です。これは、食料自給率38%の日本にとっても人ごとではなく、世界的に栄養価が下がる中、毎日の摂りこぼしが、さらなる栄養不足を引き起こすリスクがあるのです。そのため今よりもっと食材を賢く扱って食べていく必要があります。

ちょっと抜いちゃったが笑えない
摂りこぼしなしの、

02

コロナ後の女性の新型栄養問題が深刻！

女性の鉄分不足は、ずっと深刻な栄養問題でした。コロナ禍を経た現在では、10代女性は、9割が鉄分不足。成人女性も8割近くが慢性的な鉄分不足に陥っています。鉄分不足による鉄欠乏性貧血は慢性的な不調の原因になるのはもちろん、筋力の低下、全身の酸素不足による肌荒れやシミ・シワの増加、抜け毛など、健康にも美容にも影響があるんです。

鉄分不足は「隠れ未病状態」
若年層は9割に鉄分不足！

10代女性
91%
鉄分不足

成人女性
78%以上
鉄分不足

もし鉄分がない場合
作れるエネルギーが **19倍** 差が出る

赤血球
💧 = **2個**のエネルギー

鉄分
Fe × 💧 = **38個**のエネルギー

「日本人の食事摂取基準(2025年版)」策定検討会報告書（案）
日本人の野菜摂取量の現状と課題

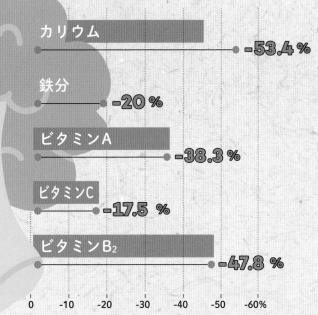

ブロッコリー100gあたりの
カルシウム、年代別の含有量

1975年	**103** mg

≫

1997年	**48** mg

≫

2023年	**41** mg

ブロッコリーで22年の間に
低下した栄養価

カリウム	-53.4 %
鉄分	-20 %
ビタミンA	-38.3 %
ビタミンC	-17.5 %
ビタミンB$_2$	-47.8 %

0 -10 -20 -30 -40 -50 -60%

一生モノの「栄養負債」になるワケ
賢く柔軟な食べ方

03

10代は95％が
塩分オーバー！
世界基準の
2倍以上

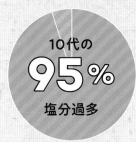

10代の
95%
塩分過多

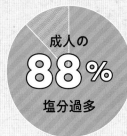

成人の
88%
塩分過多

料理をおいしくするために不可欠な塩ですが、実は日本人のほとんどが1日の推奨摂取量（男性7.5g未満、女性6.5g未満）をオーバーしています。成人ではしょうゆなどの調味料から、若い世代ではインスタント食品などの加工食品から塩分を摂っており、男性の平均塩分摂取量は、WHOが推奨する塩分量の2倍以上にも。また、その塩分を排出するための食物繊維も男女とも不足していて、特に女性はお茶碗9杯分以上の不足！

2025年に予想されている日本人の
年代別食物繊維摂取量

男性の理想値	**25g**
現実の摂取量	**20g**

ご飯茶碗の食物繊維

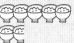
6.7 杯分
不足

女性の理想値	**25g**
現実の摂取量	**18g**

9.3 杯分
不足

0 5 10 15 20 25g

たんぱく質
-23％

ビタミンやミネラルの減少が報告されている農作物ですが、実は三大栄養素である穀類のたんぱく質も減少傾向にあると考えられています。

結局、肉を多く食べる人たちにも波及
79年前より穀物のたんぱく質が低下

穀類の重要な栄養成分であるたんぱく質は、1955〜2016年の間に23%減少したとする論文が、2020年に発表されています。小麦や米などの穀類は温暖化による二酸化炭素濃度の上昇によって含有量が減少しているのです。そして穀類のたんぱく質減少は、穀類をエサとする食肉のたんぱく質にも影響を及ぼしています。たんぱく質の摂取量が減っていることが問題視されていますが、実は、食品自体のたんぱく質も減ってしまっているのかもしれないのです。

全世界の小麦のたんぱく質含有量

たんぱく質含有量（%）：35 30 25 20 15 10 5 0

年：1850 1885 1900 1910 1920 1937 1945 1955 1985 2000 2015 2016

日本のたんぱく質量
2023年
11.8％
（日本産）

Sinda Ben Mariem, Angie L. Gámez, Luis Larraya, et al. Assessing the evolution of wheat grain traits during the last 166 years using archived samples　Scientific Reports volume 10, Article number: 21828 (2020)

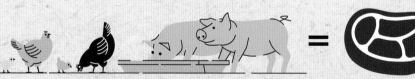

＝

約9割を輸入に頼る日本の小麦。
国際情勢も影響大。

日本の小麦自給率は約13％で、それ以外の約87％を輸入に頼っているため、海外の農作物の栄養減少の影響を特に大きく受ける食材といえます。小麦のたんぱく質を効率的に摂るためには、肉や魚、卵、大豆などと組み合わせて、吸収率や摂取量を増やすことが大切なのです。

日本産小麦
13％

輸入小麦
87％

鉄分
-50

キャベツ
-51.22％

きのこ
-41.7％

ラディッシュ
-68.1％

セロリ
-34.4％

バナナ
-26.8％

りんご
-45.5％

メロン
-62.0％

オレンジ
-69.7％

Washington State University, https://s3.wp.w su.edu/uploads/sites/2069/2022/07/Nutrient-Decline-in-Vegetables-as-presented.pdf Nutri ebt Decline in Vegetables, 27 April2024

Anne-Marie Berenice Mayer,Liz Trenchard,Franc is Rayns, Historical changes in the mineral conte nt of fruit and vegetables in the UK from 1940 to 2019: a concern for human nutrition and agric ulture. 15 Oct 2021 - International Journal of Food Sciences a...(Int J Food Sci Nutr)- pp 1-13

Fruits and vegetables are less nutritious than they used to be https://www.nationalgeograph ic.com/magazine/article/fruits-and-vegetables-are-less-nutritious-than-they-used-to-be , 27 April2024

野菜のミネラルの減少の中でも、深刻なのが鉄分の減少です。多くの野菜や果物に鉄分の減少が見られ、減少率の平均は何と50%以上！

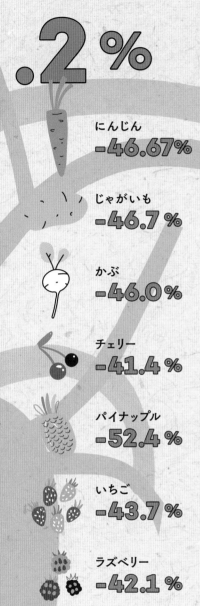

·2 %

にんじん
-46.67%

じゃがいも
-46.7 %

かぶ
-46.0 %

チェリー
-41.4 %

パイナップル
-52.4 %

いちご
-43.7 %

ラズベリー
-42.1 %

2022年に発表されたオーストラリアの研究によると、1980年と2010年の栄養素を43種類の作物で、鉄分に顕著な減少が。これは対岸の火事ではなく、日本でも1950年と2020年の食品標準成分表を比較すると、鉄分をはじめとしたミネラル、ビタミン類が減少。もともと植物由来の鉄分は体内吸収率が2〜5%なので、質・量ともに必要!!

カルシウム
-17.9 %

鉄分と並んで日本人の食生活に不足しがちなミネラルであるカルシウムも、農作物における含有量が2割ほど減っているとする報告があります。

食べる量も減っているが、機能性成分もロストしている！

にんじん	-47.9 g
トマト	-47.4 g
ラディッシュ	-56.5 g
玉ねぎ	-19.9 g
じゃがいも	-35.1 g
かぼちゃ	-25.6 g

0 -10 -20 -30 -40 -50 -60 (g)

日本の土壌はカルシウム含有量が少ないため、飲み水や野菜、果物にも比較的カルシウムが少ないうえ、伝統的な和食には乳製品も少ないので、日本人はカルシウムが不足しやすい傾向にあります。世界的に食物のカルシウムが減っているので、さらに意識的に毎日の食事で摂らないと、あっという間にカルシウム不足に!!

たくさん食べてもカルシウムは
30%未満しか吸収されない！

カルシウムの体内吸収率
25 %
～
30%

マグネシウムの体内吸収率
30%
～
50%

栄養を摂る時に、忘れてはいけないのが「吸収率」です。ミネラルの中でもカルシウムは特に吸収率が低く、最大でも3割程度しか摂れないといわれています。

カルシウムなどのミネラルは
とにかく、 体に吸収しづらい！

ただでさえ不足しがちなカルシウムですが、体内への吸収率が低く、比較的吸収しやすいといわれる乳製品でも約30%が限度。マグネシウムも同じように吸収力は最大50%ほど。体内への吸収を高めるビタミンDと一緒に食べたり、吸収率を考えた食事量が大事です。

最新科学でわかった、カルシウム、鉄分の「栄養負債」が深刻なダメージ！

鉄分を摂れている人と摂れていない人のエネルギー代謝の格差 **19倍**

鉄分不足は、貧血だけでなく様々な面で影響を及ぼします。鉄はエネルギー代謝にも関わりますが、鉄が足りている場合、ひとつのブドウ糖からエネルギーを生産する量は、足りていない場合の19倍にもなるのです。

慢性的鉄分不足は、成人女性の最大50%に性機能障害

女性の **10人中5人**

鉄不足は、女性ホルモンの減少や自律神経の乱れにも影響することが知られています。オランダの学術誌に掲載された研究によると、成人女性の10人に5人が鉄欠乏による性機能障害が疑われるとしています。

---

1 30代以降のカルシウム体内蓄積率

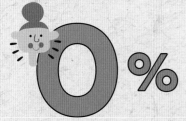

0%

体内のカルシウム量は10代がピークで、それ以降は減少していってしまいます。20代で大幅に減少し、30代以降はゼロになってしまい、カルシウムは食べ物から摂るしかなくなってしまうのです。

2 しっかり摂ってもカルシウムの吸収率は

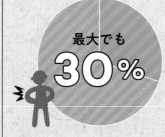

最大でも **30%**

先述した通り、カルシウムの吸収力は最大でも30%止まり。そのうえカルシウムの吸収力は加齢による胃液の減少やホルモン分泌の低下により、65歳以上になると吸収力は25%程度になってしまいます。

3 カルシウムは食べ方で吸収率が変わる

ビタミンDなし **25%**

ビタミンDあり 最大で **40%**

| 0 | 10 | 20 | 30 | 40 | 50 | 60% |

栄養素には吸収力を高めてくれる組み合わせがありますが、カルシウムの場合は、きのこ類や小魚などの魚介に含まれるビタミンDが最強のパートナー。カルシウムの吸収力を最大40%も引き上げてくれるのです。

厚生労働賞／「日本人の食事摂取基準（2025年版）」策定検討会報告書, https://www.mhlw.go.jp/stf/shingi/other-kenkou_539644.html, 27 April 2024　Natasha Khazai, MD, Suzanne E. Judd, MPH, and Vin Tangpricha, MD, PhD, Calcium and Vitamin D: Skeletal and Extraskeletal Health, Curr Rheumatol Rep 10, 110–117 (2008). https://doi.org/10.1007/s11926-008-0020-y

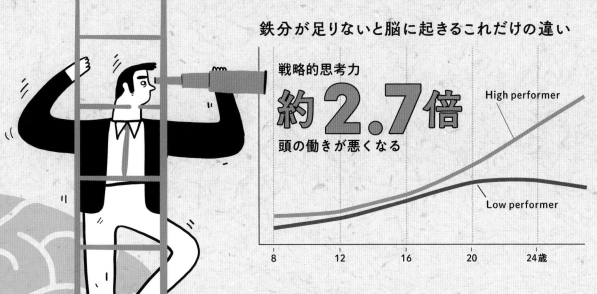

鉄分が足りないと脳に起きるこれだけの違い

戦略的思考力

約2.7倍

頭の働きが悪くなる

High performer

Low performer

8　12　16　20　24歳

鉄分不足が累積すると、16年後、約2.7倍「戦略的思考力」に差がつく！

鉄分不足は貧血などを思いがちですが、実は脳の成長を支え、認知能力や記憶力を高めるためにも重要なんです。脳内の鉄濃度は20代半ばまでに急速に増加しますが、その時期に鉄分が不足すると脳の情報伝達がうまく働かなくなってしまうことに。幼児期からの鉄分摂取量で、大人になってからの実行力、記憶力、認知機能、思考力に大きな差がつくのです。

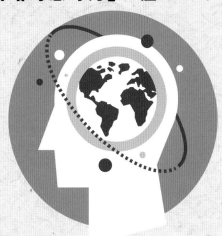

幼児期からの鉄分不足で、24歳から加速度的に差がつく

実行力

| Low performer |
| High performer |

1.7倍

記憶力＆社会認知機能

| Low performer |
| High performer |

1.65倍

子ども時代の鉄分の蓄積は、20代半ばからの脳機能に差につながります。鉄不足は生涯にわたりついて回るものなので、子どもから大人まで摂らなければいけない栄養素です。

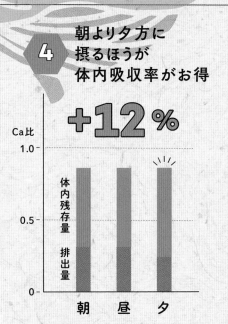

4　朝より夕方に摂るほうが体内吸収率がお得

+12%

Ca比

1.0

0.5

0

体内残存量

排出量

朝　昼　夕

Bart Larsen, Josiane Bourque, T. Moore, A. Adebimpe et al, Longitudinal Development of Brain Iron Is Linked to Cognition in Youth, Journal of Neuroscience 26 February 2020, 40 (9) 1810-1818；田原 優、https://www.taiyokagaku.com/lab/column/38_5/　ミネラルと時間栄養　27April2024　Maurizio Serati, Prof, MD, Montserrat Espuña-Pons, PhD, et al, Iron deficiency and sexual dysfunction in women, Sexual Medicine Reviews, Volume 11, Issue 4, October 2023, Pages 342–348,

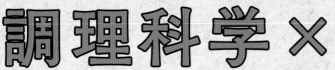

忙しい、物価高、面倒…
だから賢くもととる栄養貯金
調理科学 ×
ビタミンの新常識

知っているようで知らない
ビタミンの世界

20代の野菜摂取量が大問題！
2001年よりさらに不足に

一日に摂取が必要とされる野菜の量は350gですが、2001年から続いている全国調査によると、全世代でこの数値に足りていません。もっとも低い20代では、2019年の一日の摂取量は222.6g。もっとも摂取量が多い60代でも310.5gとなり、野菜を摂る風潮になっていても、未だに全世代とも野菜不足です。野菜の特徴であるビタミン類、特に水溶性ビタミンは体内に留まることができないので、体内吸収率も考えて毎日の食事から摂ることが大事です。

参考文献:厚生労働省『事摂取基準(2025年版)の策定の論点について』

2025年からの女性の栄養問題
全死因のリスクに
影響を及ぼすビタミンD
のスゴすぎる力

日光にあまりあたらない人ほど、
食事からのビタミンDを！

きのこ類や魚を食べて、紫外線を浴びると増加するビタミンDは、カルシウムの吸収を助け、免疫力アップ、糖尿病の予防、発がんの抑制などに作用する心強い栄養素。不足すると死亡リスクが12〜13％上がる重要な栄養素ですが、ほとんどの日本人に不足しており、特に女性の不足が深刻です。

ビタミンC

ビタミン

体内保存ができない	体内保存ができる
水溶性ビタミン	**脂溶性ビタミン**
ビタミンC、B1、B2、ナイアシン、B6、B12、葉酸、パントテン酸、ビオチン	ビタミンA、D、E、K

緑の葉物野菜に多いビタミンCや、豆類に多いビタミンB群は水溶性のため体内に蓄積できず、加熱調理に対しても不安定な傾向があります。

緑黄色野菜に多いビタミンA（β-カロテン）やビタミンD、ビタミンE、ビタミンKは脂溶性で、加熱に強く、油調理で吸収力がアップします。

調理方法で栄養が大損する！

加熱に問題なし。油で調理すれば増加

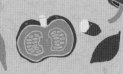

	ビタミンC	β-カロテン（皮なし）
生	35㎎ - 100%	7600㎍ - 100%
茹で	13mg **-45.7%**	8700㎍ **+14.4%**
焼き	16mg **-40.0%**	12000㎍ **+57.8%**

ビタミンCは生を100%とすると、茹でる、焼く（炒める）などの調理で4割程度も減少してしまいます。切って洗うだけで流出することも。

脂溶性ビタミンの場合、煮る、焼くなどの調整ではほぼ含有量が変わらず、油で調理することで成分量や吸収力をアップさせることができます。

厚生労働省／「日本人の食事摂取基準（2025年版）」策定検討会報告書、https://www.mhlw.go.jp/stf/shingi/other-kenkou_539644.html、27 April 2024　文部科学省、https://fooddb.mext.go.jp/index.pl、食品データベース（8訂）22023増補版、27April2024　東京慈恵会医科大学、https://www.jikei.ac.jp/news/pdf/press_release_20230605.pdf　報道発表資料、27April2024

ビタミンD

特に若い女性の日焼け対策が、深刻なビタミンD不足に

ビタミンDは紫外線を浴びることで皮膚からも作り出すことができます。特に女性はシミやシワ予防で紫外線を防ぐ傾向にあるため、よりビタミンDの不足に拍車がかかっています。

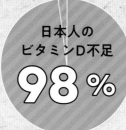

日本人の
ビタミンD不足
98%

女性：27ng/㎖未満

男性：29ng/㎖未満

成人を対象にした調査によると、日本人の体内のビタミンD濃度は、多くが基準濃度（30ng/ml）に足りていないことがわかりました。

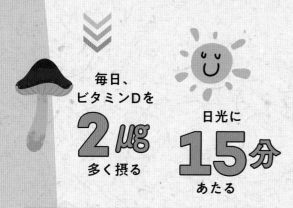

毎日、ビタミンDを
2μg
多く摂る

日光に
15分
あたる

脂溶性で油に溶けやすく、水に溶けにくい＝熱に強い！調理温度にはご注意を！

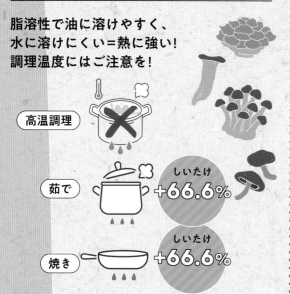

高温調理

茹で　しいたけ
+66.6%

焼き　しいたけ
+66.6%

野菜にはほとんどビタミンDがないのでキノコはビタミンDを有する貴重な植物食材です。種類によって含有量が異なるので工夫を。

ビタミンB₁₂

おもな食材の体内吸収率

エネルギー代謝に関わるビタミンB₁₂。不足しやすく、食材ごとに吸収率にバラつきが。平均50％しか吸収されません。

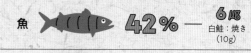

食材	吸収率	含有量
魚	42%	6μg 白鮭：焼き（10g）
海苔	50%	56.7μg 焼き海苔
鶏肉	65%	0.5μg もも焼き
チーズ	33%	3.2μg ナチュラルチーズ
レバー	10%	0.4μg 鶏肉
牛乳	最大 65%	0.3μg

「たんぱく質」はビタミンB群がないとパワーを発揮できない

1日の食事で **2μg**　体内吸収率 **50%**

筋肉などの材料となるたんぱく質は、ビタミンB₆やビタミンB₁₂というたんぱく質代謝を助ける栄養素がないと、効率的に摂り入れることができません。ビタミンB群は体に蓄積できないので、1回の食事で平均2μgを摂らないと肉のたんぱく質の働きも半減です。

調理方法によって大きく変わるビタミンB₁₂の吸収率

卵の調理法で
2倍差　　 8.2%　> 3.7%

卵のビタミンB₁₂は黄身に含まれており、スクランブルエッグなど黄身と白身を混ぜる調理は、吸収率が下がってしまうのです。

電子レンジ6分で
-50%　 ×

牛乳のビタミンB₁₂は加熱には比較的強い性質を持っていますが、電子レンジの加熱には弱く、半分量に減ってしまうのです。日光や蛍光灯でも分解されてしまうため、光に当たる場所に置くのはNG。

文部科学省, https://fooddb.mext.go.jp/index.pl, 食品データベース(8訂)22023増補版, 9May2024　東京慈恵会医科大学, https://www.jikei.ac.jp/news/pdf/press_release_20230605.pdf　報道発表資料, 27April2024　Kanatani KT, Nakayama T, Adachi Y, Hamazaki K, Onishi K, Konishi Y, et al. (2019), High frequency of vitamin D deficiency in current pregnant Japanese women associated with UV avoidance and hypo-vitamin D diet. PLoS ONE 14(3): e0213264. https://doi.org/10.1371/journal.pone.0213264

成長点

成長点ストップ！
鮮度ノンストップ！

収穫後も野菜は成長のために栄養を消費します。保存の際には「成長点」を先に食べるか、壊すのがポイント。ブロッコリーは蕾が成長点に該当しますが、芯、葉と実の間などにあることも。

野菜調理は基本「全」「短」「低」でいく！

野菜
100％活用術！

皮をむく、茹でるなど、野菜は調理によって特にロスが多い食材。
むしろ、最新の研究では次々と捨てられてきた部位に貴重な栄養が存在していることが
解明されています。全部まるごと、短く手早い時間で、低い温度で調理を！

皮

皮にこそ、野菜の生命力が!

野菜の皮は、自分の身を守るためにファイトケミカルなどの防衛機能を蓄えています。緑黄色野菜の場合、紫外線から守るとともに、光合成も活発なためビタミンが豊富です。

葉

葉のビタミンも見逃せない!

大根やにんじんなどの葉はβ-カロテンなどのビタミンを豊富に含んでいます。食べる部分以上に栄養豊富なこともあるので、葉もひとつの野菜として、しっかり活用しましょう。

根

土壌のミネラルを吸収

根は土壌から水や養分を吸収する大事な器官。実は、食べる部分より栄養豊富な場合もあります。大根などの根菜についている細い根も、しっかりとミネラルを含んでいます。

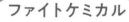

野菜の栄養はどこに効く?

ビタミン

野菜全般には、ビタミンCなど、体に必須のエース級の栄養素が豊富。生命に直結し、体に必須の重要な機能を果たしています。

ファイトケミカル

ポリフェノールや色素のカロテノイドなど、次々と新しい成分が発見されています。体の細胞や神経など生命維持をサポートしてくれます。

ミネラル

野菜には体内の水分を調整するカリウム、骨や歯を作るカルシウム、血を作る鉄分などのミネラルが含まれ、全身の土台を保ちます。

食物繊維

根菜やきのこ類に多く含まれる食物繊維。水に溶けない「不溶性食物繊維」がほとんどで、便のカサを増やして腸内環境を整えます。

外葉や芯のポイ捨てNG
３枚めまでがビタミンＣ最大！

外側の葉３枚までにビタミンＡが８割、Ｃも最大量が！

キャベツの外葉や芯は、捨ててしまう人が多い部位ですが、実は栄養豊富なのはこの2カ所。ビタミンC、β-カロテン、カルシウム、マグネシウムは外側の葉3枚までに含まれ、特にビタミンAが8割、ビタミンCももっとも多い量を含んでいます。一方、カリウム、リンなどは芯に3～4割が含まれています。芯や外葉を捨てると、栄養の多くを捨ててしまうことに。また、部位によって栄養素も食感も大きく変わるので、それぞれに適した食べ方をしましょう。

内葉（結球葉）

ミネラルの**宝庫**

内側の葉は、外葉や芯ほどではないとはいえビタミン・ミネラルがバランス良く含まれているほか、食物繊維も豊富で低カロリー。ほど良い食感と甘みがあり、さっと炒めればシャキッと、煮込めば甘みが感じられる仕上がりに。

Vegetable point

100gで
1日の
ミネラル**70%**
が摂れる!!

キャベツの部位図鑑

中心葉

ビタミンUが
全体の**46%**も

内側の芯に近づくにつれてアミノ酸が豊富に。特にビタミンUはこの部位がもっとも豊富で、全体の4割、内葉の4倍になることも。一番甘くやわらかい部位でもあるので、サラダや浅漬けなどで生食にするのがおすすめです。

芯

ミネラル**2**倍、食物繊維**9**倍の宝庫

カルシウム・カリウム・マグネシウム・リンといったミネラルは内葉の約2倍。ビタミンCも外葉の次に多く、筋肉の源となるアラニンは芯の3.4倍、旨み成分は外葉の8倍という栄養の宝庫。ただし加熱しすぎは栄養ロスに。

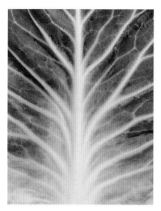

外葉の白い粉は農薬じゃない!!

外葉についている白い粉状のもの。これは農薬ではなく、キャベツ自身が紫外線などから身を守るために作りだすロウ状の物質「ブルーム」。キャベツの脂質から作られた成分が、表面に浮き出たものです。口にしても全く問題ない成分で、むしろキャベツが新鮮な証しでもあります。

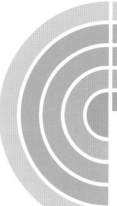

主な栄養成分 ✕ キャベツの体にいいこと！

- ビタミンU 4mg
- ビタミンC 38mg
- ビタミンK 79mg
- カリウム 190mg
- スルフォラファン 60mg

- 免疫機能を維持する
- 胃腸を整える
- 高血圧やむくみを予防する
- がんを予防する

外葉

外葉3枚で1日のビタミンCの50%をカバー

硬いからと捨ててしまう人も多い外葉ですが、外葉の1～3枚めは内葉の1.5倍のビタミンCが存在するので、捨てるのは絶対NG！ さらにビタミンAは外葉に8割もあり、血圧降下作用のあるアルギニンも、内葉の3倍も多く含む最上級のお宝部位です。

葉脈

唯一無二の美肌成分

ほかの部位よりも糖度が高く、食物繊維も葉の2倍。また、キャベツの中では葉脈にだけプロリンという、コラーゲン修復機能成分が存在します。美肌には欠かせない部位です。

胃を守り、胃潰瘍を防ぐビタミンU

キャベツに含まれるビタミンU（キャベジン）は、ビタミンという名前ですが実はアミノ酸。胃の粘膜を回復させ、過剰な胃酸の分泌を抑える働きを持つ成分。胃潰瘍や十二指腸潰瘍の予防に作用します。もちろん、ビタミンCや体内の消化の過程でがん予防、抗酸化効果もあり。

キャベツの目からウロコ

💡 キャベツの芯はお宝！

芯の旨みは葉の8倍！

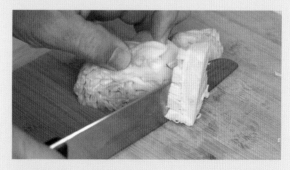

「栄養価が高いとはいえ、芯はおいしくない」と思うなかれ。キャベツの芯は旨みのもと、アミノ酸が葉の8倍以上も含まれるおいしい部位なのです。茶色くなった部分はくさみが出やすいので切り落としますが、それ以外は細かく切って炒め物やカレーに入れるほか、そのまま漬物やマリネにするのもおすすめ。芯こそ、旨みの宝庫です！

キャベツの芯はまず取り外すべし！

キャベツの芯には成長点があり、収穫した後も蓄えた栄養を葉に送ろうとします。半分にカットしたキャベツが、時間が経つと芯を中心に盛り上がってくるのはそのせい。芯の豊富な栄養が抜けてしまうだけでなく、葉先から栄養がどんどん消失し、傷みも早くなってしまいます。買ってきたらまずは芯をくりぬいて外しましょう。キャベツのビタミンは保存中の減少が少ないので、5日ほどを目安に食べ切れば栄養ロスもほぼなし！

キャベツの栄養吸収のコツ

キャベツは切り方で消化酵素が約18倍も変わる！

キャベツサラダはできるだけ細かくカットがお得！

キャベツは、ブロッコリーや大根などと同じ「アブラナ科」の野菜。アブラナ科の野菜は消化を助け、潰瘍を防ぐ効果を持ちますが、キャベツは特にこの効果が高い野菜。まさに食べる胃腸薬なのです。この働きは細かくすればするほど活性化し、切らない場合と比較すると18倍にもなるのです。胃が疲れていると感じた時に食べるなら、できるだけ細かく切るか、ジューサーなどですりつぶして、スムージーにするなど用途ごとに切り方を変えてみましょう。

Column キャベツのパワーをさらに高める！

たんぱく質を代謝する力は大根の3倍以上！

消化を助けてくれる野菜として有名なのは大根ですが、キャベツの消化・代謝活性は大根の3倍以上！ 健康野菜として知られるブロッコリーと比較するとほぼ5倍。ビタミンUは胃を守る効果と併せて、弱った胃腸を助け、粘膜を修復してくれる力を持っているのです。

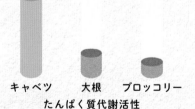

キャベツ　大根　ブロッコリー
たんぱく質代謝活性

キャベツは刻めば刻むほど消化率17.9倍に！

キャベツの消化パワーは生の状態で活性化しますが、70℃で失活してしまうため、加熱はしないほうが◎。また、刻むほど二消化率はUP！ 食べるときに脂質があると消化酵素が高くなります。おすすめは、マヨネーズ。卵を使ったものなら3倍、大豆でも2倍以上アップ。

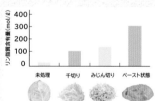

リン酸塩含有量 (mol/ℓ)

未処理　千切り　みじん切り　ペースト状態

調理による消化酵素の活性化

瓜倉真衣「抗胃腸障害機能の強化を目的としたキャベツの効果的な調理および食べ合わせに関する研究」(2013)，東洋食品研究所 研究報告書(29)P.145-153
福山大学生命工学部　生命栄養科学科

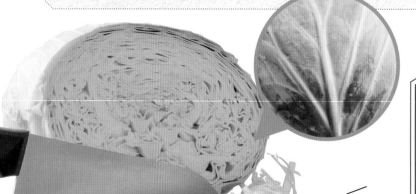

刻めば
消化率UP

がん予防成分も細かく切って活性！

キャベツなどアブラナ科の野菜には「スルフォラファン」というファイトケミカルが含まれています。ブロッコリーなどに多く含まれる成分で、有害物質を解毒し、抗酸化力を高める役割があり、がん予防効果が期待できる体の強い味方。スルフォラファンはグルコシノレートという成分が切断されることで酵素と混じり合い活性します。消化酵素だけでなく、抗酸化成分をしっかり摂るためにも、やはり細かく切るのがおすすめです。

抗酸化性能を上げるなら油炒めが最適！

ビタミンCやミネラルなど水溶性の栄養を多く含むキャベツは、茹でたりレンジで加熱すると栄養素が大幅にダウン。しかしポリフェノール由来の抗酸化機能は炒めると増加するという実験結果が多数報告されています。

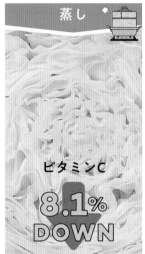

蒸し

ビタミンC

8.1% DOWN

蒸し調理はロスが少ない

蒸し調理ならビタミンCのロスは8.1%。蒸すことで、栄養を最大限に保つことができます。ただし、これは50℃で蒸した場合。高温になるほどロス率は高く、100℃で蒸せば、茹で調理並みにビタミンCは減少してしまいます。

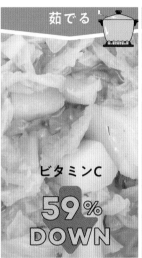

茹でる

ビタミンC

59% DOWN

ビタミン類は半分以下に

キャベツの水溶性ビタミンは茹で調理で4〜6割が流れ出します。茹でる場合は切らずにさっと加熱するか、スープごと食べるのがおすすめ。また、塩を2％ほど入れると、ビタミンCが約10％多く残存します。

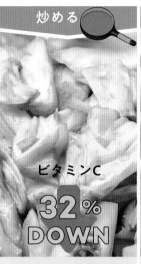

炒める

ビタミンC

32% DOWN

総合的ベスト調理法

キャベツは炒めるとビタミンCは減りますが、ポリフェノールは、約4割アップ。またβ-カロテンも油によって吸収率が6割ほどアップするので、加熱調理なら「油炒め」が最適！

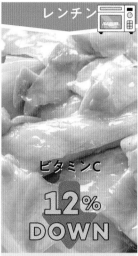

レンチン

ビタミンC

12% DOWN

レンチンもロス多め！

栄養ロスが少ないレンジ調理。ただ、がん予防成分はレンジ調理の場合ロスが激しく、ビタミンCは炒め調理の1／2に。また水分の多いキャベツは、レンジで水分流出が増えると、茹で調理と同様にビタミンCが減ります。

ふんわりなら横に千切り
シャキシャキなら縦に切る！

ついなんとなくやってしまう千切りですが、切る方向によって食感が大きく変わります。やわらかくふんわりと仕上げたいなら、葉脈に対して直角に切って繊維を断ちます。逆にシャキッとした食感にするなら葉脈と並行に。

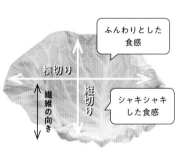

ふんわりとした食感

横切り

縦切り

繊維の向き

シャキシャキした食感

Vegetable point

水さらしでもビタミンC流失

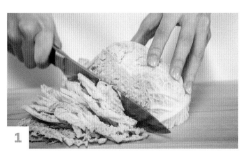

1

ふんわりと仕上げるなら葉脈と垂直に切って、繊維を断ち切るような千切りに。やわらかい口当たりになり、甘みも感じやすくおいしくなります。

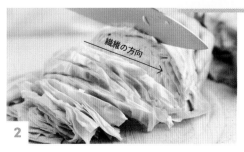

繊維の方向

2

シャキシャキした食感を楽しむなら葉脈と平行に切りましょう。ただしあまり太く切ると硬さを感じてしまうので、できるだけ細めに切るのがおすすめです。

[玉ねぎ]

Onion

皮を**4**枚以上むいたら ポリフェノールがほぼ**0**に！

皮（保護葉）

ケルセチンの**90**％がここ

玉ねぎの皮は球根よりも優れた抗酸化作用があります。皮に含まれるケルセチンは、そのほとんどが皮に含まれ、血管を強くしたり肥満予防も期待される見逃せない成分。ちなみに赤い玉ねぎは黄色い玉ねぎの5.4倍のケルセチンを含んでいます。

肝機能もパワーアップ 「玉ねぎの皮パウダー」

栄養満点な玉ねぎの皮。そのまま食べるのは難しいですが、パウダーにすれば、内臓脂肪対策や肥満や網膜の損傷防止効果も期待できる食卓の強い味方に！ スープや味噌汁に入れたり、ハンバーグなどのタネに加えても◎。

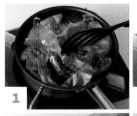
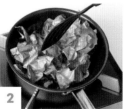
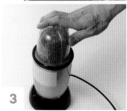
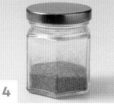

よく洗って水気を切った玉ねぎの皮をフライパンでから炒りし、フードプロセッサーなどでパウダー状に。玉ねぎの風味と栄養たっぷりの調味料が完成です！

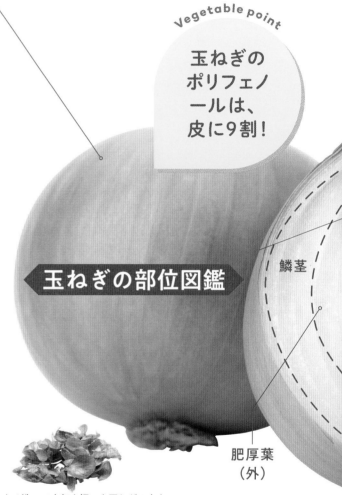

Vegetable point

玉ねぎのポリフェノールは、皮に9割！

玉ねぎの部位図鑑

鱗茎

肥厚葉（外）

皮の有効活用が玉ねぎの栄養丸ごとのカギ！

ビタミン類は少ないものの、生活習慣病予防や疲労回復、抗酸化などの成分満載の玉ねぎ。特に、近年注目されるポリフェノール・ケルセチンの含有量は野菜のなかでもダントツです。でもケルセチンをもっとも多く含むのは「皮」の部分で、上から3枚目までにほとんどの量が含まれています。つまり皮をむきすぎると、せっかくのポリフェノールがほぼ0に！ また飲酒で細胞が傷つくのを保護する効果もあるので、皮をむく時は、皮で出汁をとるなどで活用を。

上部（葉鞘上部）

ケルセチン、下部の**5.5**倍！

玉ねぎのケルセチンは、皮のほかに上部にも豊富です。つい切り落としがちな部位ですが、できるだけ切り過ぎないようにしましょう。上部が太かったり、触るとフカフカとしているものは傷みやすいので注意しましょう。

葉（鱗茎・肥厚葉）

カリウム最大**1.5**倍も！

玉ねぎの可食部位は、葉の根元の部分が養分を蓄え分厚くなったものが鱗状に重なっているため「鱗茎」と呼ばれます。内側は肉厚で甘みが強く、外側は繊維質で辛みが強いため、生食するなら内側が向いています。

肥厚葉（内）

萌芽葉

マグネシウム 30%
カルシウム 30%
カリウム 40%

根では細胞分裂が活発に行われている！

主な栄養成分 ✕ 玉ねぎの体にいいこと！

アリシン 230mg
ケルセチン 28〜50mg
ビタミンB_6 0.14mg
カリウム 150mg
リン 31mg

- 血流を改善する
- 動脈硬化の予防
- 疲労を回復する
- 酸化を予防する
- アレルギーを抑える

血液サラサラ成分に高血圧予防効果も！

玉ねぎの香り成分アリシンは、糖質からエネルギーを作るビタミンB_1の吸収率をぐんと高めるほか、血液サラサラ効果や動脈硬化を予防する効果を持っています。また皮に多く含まれるポリフェノール・ケルセチンには抗酸化作用、抗アレルギー作用、血圧上昇の抑制効果も。

中心部

皮の**5**倍のミネラル！

玉ねぎの中心部「芯」は、葉に養分を送る重要な場所。カウム・リン・マグネシウムなどのミネラルは芯にもっとも多く、全体の3〜4割がここに。芯をポイ捨てすると、せっかくの成分が大ロスに！

Column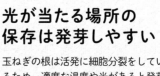

玉ねぎの芽、実は栄養がスゴイ！

光が当たる場所の保存は発芽しやすい

玉ねぎの根は活発に細胞分裂をしているため、適度な温度や光があると発芽します。この芽には玉ねぎの風味と栄養があるので、取り除く必要なし。刻んで薬味などに使いましょう。発芽すると玉ねぎ本体の栄養が失われるので、早めに切り離さないとソンです。

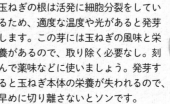
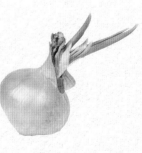

Onion

玉ねぎの栄養吸収のコツ

スライス切りよりみじん切りで
アリシン1.4倍増量！

繊維を壊して空気に触れるとアリシンが発生

玉ねぎには特殊なアミノ酸、アリインが含まれ、分解されると、「アリシン」という成分になります。血液サラサラ効果や、免疫力アップ効果が期待できます。アリシンは、細胞が壊れて空気に触れないと発生しません。そのため、

切らずに丸ごと調理したり、繊維に沿って大きめに切ると、アリシンの成分が少なくなって大ゾンすることに。おすすめの切り方は繊維を細かく断つ、みじん切り。切ったあと10〜30分常温で放置すればアリシンがさらに増加します。

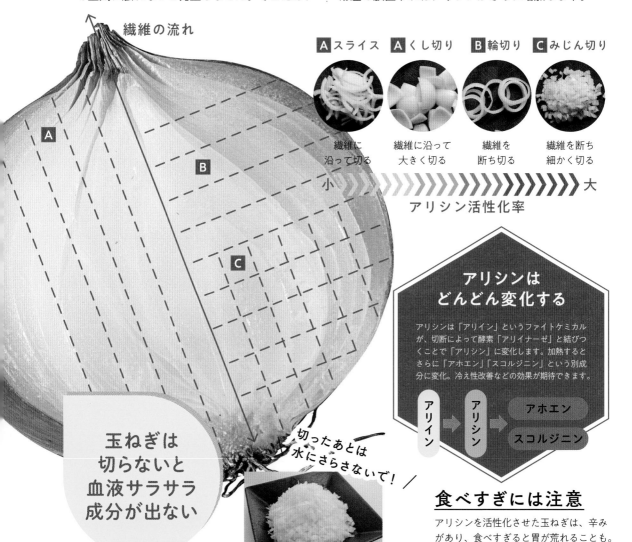

繊維の流れ

A スライス　**A** くし切り　**B** 輪切り　**C** みじん切り

繊維に沿って切る　繊維に沿って大きく切る　繊維を断ち切る　繊維を断ち細かく切る

小　　　　　　　　　　　　　　　　　大
アリシン活性化率

アリシンはどんどん変化する

アリシンは「アリイン」というファイトケミカルが、切断によって酵素「アリイナーゼ」と結びつくことで「アリシン」に変化します。加熱するとさらに「アホエン」「スコルジニン」という別成分に変化。冷え性改善などの効果が期待できます。

アリイン → アリシン → アホエン / スコルジニン

玉ねぎは
切らないと
血液サラサラ
成分が出ない

Vegetable point

切ったあとは水にさらさないで！

食べすぎには注意

アリシンを活性化させた玉ねぎは、辛みがあり、食べすぎると胃が荒れることも。辛さが心配な時は玉ねぎを長めに常温に置けば、辛みが落ち着きます。

「炒め」で抗酸化力アップ！
でも「あめ色玉ねぎ」は栄養価ゼロ？

玉ねぎの重要成分である「アリシン」と「ケルセチン」。アリシンは熱に強い性質を持ち、ケルセチンは脂溶性のため、油を加えて軽く炒める調理がベスト。ただしあめ色になるまで炒めると、栄養が消失してしまいます。

生

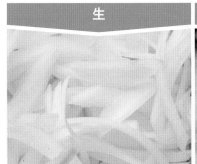

「酢」を加えると◎

アリシンを100%摂取するなら生ですが、食べすぎると胃が荒れることも。酢を加えると辛味を和らげつつ、栄養もキープできます。

水さらし

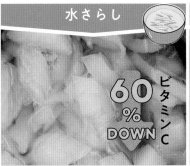

60% DOWN ビタミンC

水溶性成分が流出！

辛みを抜く「水さらし」は、水溶性のアリシンや、カルシウム・マグネシウム・カリウム・リンなどのミネラルが流出してしまいます。

煮る

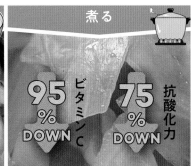

95% DOWN ビタミンC　**75% DOWN 抗酸化力**

煮汁ごとならOK

煮込み調理も水さらし以上に水溶性の成分をロスしてしまいます。ただし栄養が流れ出た煮汁ごと食べられるスープなどならOKです。

炒める

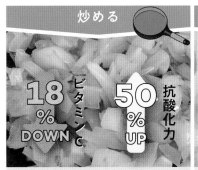

18% DOWN ビタミンC　**50% UP 抗酸化力**

短時間調理が肝心

玉ねぎは80℃以下の加熱で抗酸化力がアップします。また脂溶性のケルセチンは油と炒めることで吸収力が大幅にアップします。

蒸す

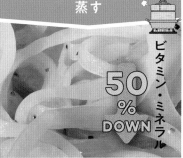

50% DOWN ビタミン・ミネラル

100℃以上で失活！

アリシンは加熱によってアホエンなどの成分に変化して抗酸化力をキープしますが、100℃以上になると失活するため、長時間加熱はNG。

レンチン

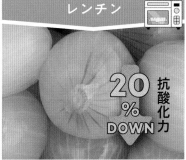

20% DOWN 抗酸化力

時短ならレンチン

レンチン加熱はムラがあるものの、水に触れないため栄養流出は少なめ。使うなら、30〜45秒程度の短時間加熱がおすすめです。

 Column

皮と一緒に炊いてケルセチンを丸ごと吸収！

炊飯時にロスする米のミネラルも
玉ねぎの皮でプラス補充！

玉ねぎの皮を入れてご飯を炊けば、溶け出したケルセチンを吸い込んで、ほのかにピンクになった炊き込みご飯になります。

①米に普通に炊飯する場合と同量の水を入れ、よく洗った玉ねぎの皮を加える。
②炊き上がったら玉ねぎの皮を取り除く
③全体をよく混ぜる
④器に盛ったら完成！

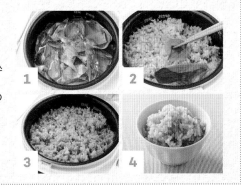

切るタイミングで
ビタミンCが**9割**消失！

切ってから洗うのは絶対NG！
栄養の流出に要注意

　ほうれんそうに含まれているミネラルやビタミンC、葉酸などの成分は水溶性です。つまり、切ってから洗ったり水にさらしたりすると、切り口からどんどん成分が流出してしまい、せっかくの栄養を大幅にロスしてしまいます！　必ず「切る前に洗う」を徹底しましょう。また、冬野菜であるほうれんそうは寒さに強いため、保存する際には温度がやや高い「野菜室」よりも温度の低い「冷蔵室」に入れておきましょう。そのまま冷凍保存も可能です。

葉

ビタミンCは茎の**9倍**！

光合成によって抗酸化物質であるビタミン類が作られるため、葉先にはビタミンCなどのビタミン類がもっとも多く含まれます。また、濃い緑色はβ-カロテンが豊富な証拠。旬の冬になるとビタミンC量は夏の3倍になります。

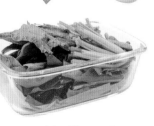

寒さに強いほうれんそうですが、乾燥はNG！　水分とともに栄養も消えてしまいます。濡れたキッチンペーパーを敷いた容器などに入れ、乾燥を防ぎましょう。

ほうれんそうの部位図鑑

保存する
なら
乾燥は
大敵！

Vegetable point

保存5日で
ビタミンC40％減！

ほうれんそうのビタミンCは、冷蔵庫保存5日で40％近く減ってしまいます。すぐに食べきれない場合には冷凍保存するほうが、栄養を守ることができます。

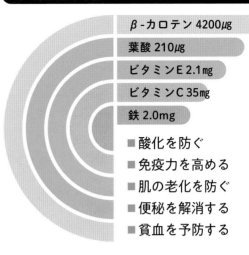

主な栄養成分 ✕ ほうれんそうの体にいいこと！

- β-カロテン 4200μg
- 葉酸 210μg
- ビタミンE 2.1mg
- ビタミンC 35mg
- 鉄 2.0mg

- ■ 酸化を防ぐ
- ■ 免疫力を高める
- ■ 肌の老化を防ぐ
- ■ 便秘を解消する
- ■ 貧血を予防する

葉柄

抗酸化性能は葉の**5倍**！

抗酸化性能のあるポリフェノールは葉柄、特に下のほうに多く含まれ、抗酸化性能は葉の約5倍に！　カリウムやカルシウムなどのミネラルも葉と同等の量が含まれます。とはいえ、茎が太すぎると硬くなるため、適度な太さのものを選ぶとおいしくいただけます。

根元

ビタミンCの
酸化抑制力**200**倍！

土がついているためつい切って捨ててしまう根ですが、ビタミンCが酸化するのを防ぐ機能は葉の200倍！　鉄分やマンガンがもっとも豊富で、糖度もほかの部位の2倍含まれています。

冷凍ほうれんそうは
冷蔵解凍でビタミンB6
が1.5倍お得！

ほうれんそうの解凍は冷蔵がおすすめ。冷蔵解凍だとドリップは流水解凍の3分の1、ビタミンB6は1.5倍もキープできます。一方、室温解凍はビタミンB6のロスが大きく、冷蔵解凍の4割ほどしか残りません。水分が多い野菜は冷蔵庫解凍がベストです。

Column 冬場のちぢみほうれんそうは
さらに栄養価アップ！

糖度もビタミンも約**1.5倍**に！

12〜1月に出回る「ちぢみほうれんそう」とは、冬の冷たい空気に1週間以上さらす「寒締め」を行ったもの。寒さにあたると栄養と糖度をたくわえ、ビタミンCやβ-カロテン、糖度が約1.4〜1.5倍に。冬のほうれんそうはまさに「食べなきゃソン」！

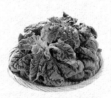

近年のほうれんそうはビタミンC量が下がっているといわれますが、旬のものはやはり栄養が豊富。β-カロテンのほか、目にいい成分「ルテイン」も寒締めでアップします。

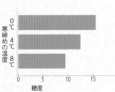

寒締めの温度 0℃ / 4℃ / 8℃
糖度 0　5　10　15　20

一般財団法人「環境にやさしく美味しい農産物 ホウレンソウ」に掲載の図を元に作成

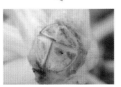

根についた泥を落とすには、包丁で十字に切り込みを入れてから水の中でしっかり振り洗いを。

Spinach

ほうれんそうの栄養吸収のコツ

油炒めで抗酸化力1.5倍
吸収率は最大6倍に!

β-カロテン、ビタミンEは＋油で吸収率をアップ!

ほうれんそうの抗酸化力・免疫力アップを担う2大栄養素・β-カロテンとビタミンEは脂溶性。つまり、油と一緒に摂らないと栄養素が溶け出さないため、せっかく食べても一部しか体に吸収することができません。さらに「茹でる」調理は、ビタミンCなど水溶性の栄養素が流出してしまうため、摂取できる量が大幅にダウンします。ほうれんそうを調理する場合には、「短時間加熱」で「油」をプラスして吸収率を高めるのが鉄則です!

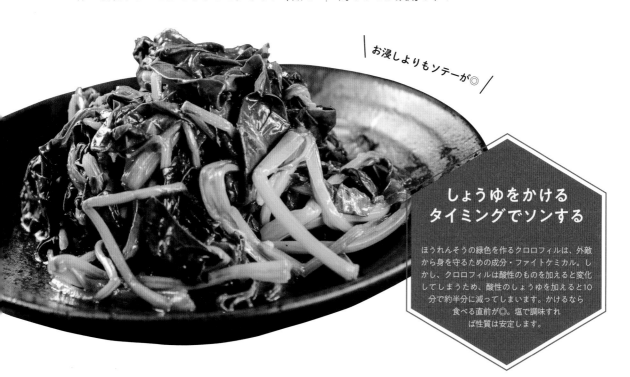

｜お浸しよりもソテーが◎｜

しょうゆをかける
タイミングでソンする

ほうれんそうの緑色を作るクロロフィルは、外敵から身を守るための成分・ファイトケミカル。しかし、クロロフィルは酸性のものを加えると変化してしまうため、酸性のしょうゆを加えると10分で約半分に減ってしまいます。かけるなら食べる直前が◎。塩で調味すれば性質は安定します。

組み合わせで栄養丸ごと!

ほうれんそうは油炒めで
体内吸収率を2倍に!

ほうれんそうには目を健康にするルテインも豊富で、2株で一日に必要な量が摂れるほど。ルテインは水溶性体に60%ほど吸収されます。しかし、ほうれんそうのβカロテンは体に吸収されにくく、油を加えないと6%しか吸収されません。油で炒めると吸収率は15%と2倍以上になるため、油炒めが断然お得です。

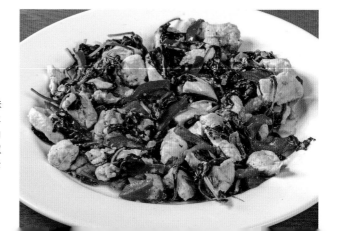

調理で栄養丸ごと！

ビタミンのロスは最小限、吸収力は最大限に！

調理時間が長ければ長いほどビタミンやミネラルが減少するため、調理時間は「さっと短く」！　茹で調理はすべての栄養素が流出しやすいため、炒め調理でβ-カロテン、ビタミンEの吸収率を上げるか、レンジで短時間調理を。

蒸し	茹でる	炒める	レンチン

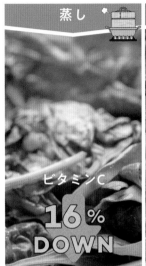
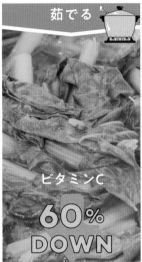
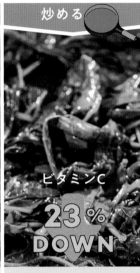
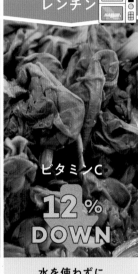

ビタミンC 16% DOWN

ビタミンC 60% DOWN

ビタミンC 23% DOWN

ビタミンC 12% DOWN

短時間なら おすすめ

ほうれんそうを蒸し調理すると、水を使わないためビタミンCは16%しかロスせず、全体の84%の栄養素が残ります。ただし、高温で長めに蒸してしまうとビタミンCの損失は茹で調理と同様に減るので温度と時間には注意を。

茹でて水さらしで 大幅ロス！

ほうれんそうの調理の基本は「茹でて水にさらす」ですが、実はこれがもっともロスの大きい調理。茹でて5分でビタミンCは40%、2分茹でたら、60%が失われてしまいます。水にさらすとここからさらに流出してしまい、大幅な栄養ロスに。

ビタミン吸収率が 6倍に！

炒め調理の場合も、ビタミンCをはじめとした栄養素は2割程度失われます。しかし、油と調理することで、β-カロテン、ビタミンEの吸収率が6倍にもなるのです。短時間でさっと炒めれば、栄養のロスを最小限に抑えることができます。

水を使わずに 栄養キープ！

電子レンジで加熱したあと、水にさらさないようにすれば、ビタミン・ミネラルのロスは1～2割に抑えることができます。時短になるうえ、栄養もキープできるので「炒め調理」の次におすすめ。加熱したあとに油で和える「ナムル」も◎。

 Column

アク抜きでシュウ酸はどれくらいカットできる？

シュウ酸は水溶性、茹で調理で7割減！

健康な人にとってはあまり気にする必要のないシュウ酸ですが、尿酸値が高い人などはやはり注意が必要。アク抜きによるシュウ酸の減少率は季節で変動がありますが、2分間調理をすると、特に茹で調理であれば、最大72%のシュウ酸を減らすことができます。また、1～2月の旬を迎えたほうれんそうはシュウ酸の量がほかの季節よりも少ないので、アク抜きもサッとでOK。ただし、ビタミンCなどの水溶性の栄養成分はかなり損失することになるので、ほかの食材や付け合せなどで摂れる献立をチョイスしてみて。

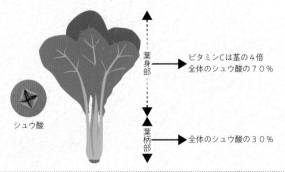

シュウ酸

葉身部 → ビタミンCは茎の4倍 全体のシュウ酸の70%

葉柄部 → 全体のシュウ酸の30%

調理によるシュウ酸量の違い

生

茹で

まるごと1cmに細かく切って電子レンジで2分加熱すればシュウ酸は7割カットできることに！
農研機構「ルテイン含量の保持とシュウ酸除去のバランスを考慮したホウレンソウのゆで調理法」掲載の図を元に作成

【長ねぎ】 Green onion

乾燥で抗酸化力が半分に!

主な栄養成分 ✕ 長ネギの体にいいこと!

硫化アリル 26µg
ビタミンC 32mg
β-カロテン 1500µg
カルシウム 36mg

- 血流を改善する
- 免疫力を高める
- 酸化を防ぐ

緑部分と白い部分で栄養も成分も別物!

ネギの白い部分と緑色の部分では栄養成分も違います。葉の部分は食物繊維, カリウム, β-カロテン当量, ビタミンK, 葉酸, ビタミンC)はすべて葉ネギのほうが豊富。そのため、調理法による栄養価も保存方法も違ってきます。

根元 (盤茎)

根元には先端の**5倍**の甘み!

長ねぎの白い部分は実は葉っぱ。光が当たらないように何度も土をかぶせて栽培することでやわらかく甘みのあるねぎになります。ここには糖が豊富で、風邪予防に有効なイソアリインも多く含まれます。しかし加熱に弱く蒸し調理でも1/3、レンチンではほとんどが失われます。根元に成長点があるため、すぐに切り落としましょう。

乾燥から絶対に守る長ねぎの保存方法

長ねぎは常温保存もできますが、新鮮さを保ちたいならやはり冷蔵保存を。青い部分は水分が多く傷みやすいため、買ってきたら根元、青い部分と白い部分とを切り分けましょう。濡らしたペーパーに包み、密閉袋に入れてチルド室へ。長ねぎは冷凍保存しても栄養価が変わりません。

長ねぎの部位図鑑

甘み ＞＞＞＞＞

中心部 (葉鞘)

甘みと辛みが同時に味わえる

ねぎ類に含まれる血液サラサラ成分の硫化アリルを含むのは白い部分。ビタミンB1の吸収力を大幅にアップさせるので、豚肉やレバー、豆類などと一緒に摂るならこの部位がおすすめ。

切り方で栄養丸ごと!

部位ごとに切り方を変えてさらにお得!

白い部分の硫化アリルは、玉ねぎに含まれるアリシンと同様に切ることで活性化するため、みじん切りがお得です。一方で青い部分はビタミンCが多いため、あまり細かく切りすぎないほうが流出を防ぐことができます。ただし辛みが強いので、生で食べる場合には細かく切ってもOK。

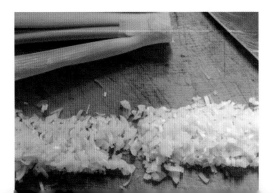

「焼く」ことで
抗酸化力2.5倍！

長ねぎの抗酸化力や免疫力アップ効果は、比較的加熱に強いため、調理によるロスは少ないのがポイント。特に「焼く」調理は、抗酸化力をぐっと高める効果があります。長ねぎの風邪予防効果を高めるなら「焼きねぎ」がおすすめ。

生	茹でる	炒め	レンチン

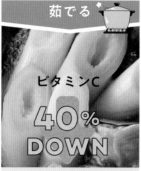

ビタミンC

40% DOWN

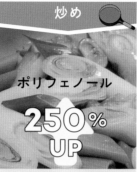

ポリフェノール

250% UP

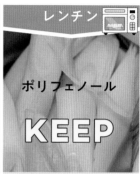

ポリフェノール

KEEP

ビタミンCキープなら生

加熱に強いねぎですが、やはりビタミン類は生で！ 細かく刻んで薬味として使えばビタミン類はムダなく摂れます。ただし、辛みを抜くために水にさらすと、粘液が流れて成分が減少します。

免疫力も失活

ねぎの白い部分は、茹でるとビタミンC、カリウム、葉酸、βカロテンなどが平均2～3割程度減少します。なかでも、やはりビタミンCはロス率が最大。鍋などにねぎを入れる場合は、ほかの食材でサポートを。

長ねぎパワー最大！

青と白の部分は調理で栄養価の増減が違います。白い部分は炒めで7％程度のアップですが、青ネギは78％もアップします。ねぎ全体では抗酸化力が2.5倍、糖度も1.2倍と文句なしのベスト調理法です。

栄養ロスはないが…

ねぎのポリフェノールに含まれる抗酸化力は熱に強く、電子レンジでもキープできますが、ねぎの代表的な抗ガン成分・イソアリインは、電子レンジで5分加熱で0に！ 成分を摂りたい人は調理法に工夫を！

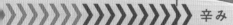

辛み

先端（葉身）

白い部分より18倍のβ-カロテン！　栄養は先端に軍配！

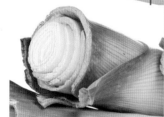

青い部分は実は緑黄色野菜で、白い部分は淡色野菜。そのため、栄養価も違います。白い部分に比べ硫黄の含有量が豊富。ねぎの青い部分はβ-カロテンが18倍、ビタミンKは13倍、ビタミンCも2倍以上も含まれています。

そのため、青い部分を捨てるとねぎの栄養の多くを捨てることに。また、ねぎの皮は層により栄養価が違い、ねぎの特徴である硫黄化合物に関係する硫黄類は内側に多く、逆にカルシウムなどは外側に多く含みます。

Column

青い部分のネバネバを食べないのは大ゾン！

粘液をいかに摂るかが
免疫力アップのカギに

長ねぎの青い部分には免疫力を高める成分が豊富。特に、粘液とフルクタンの糖分が重要で、これらを洗い流すと免疫力アップの効果はほぼなくなります。粘液を取り除くと、免疫機能を高める「サイトカイン」やNK細胞の活性がなくなってしまうのです。

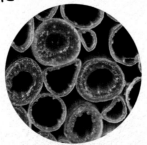

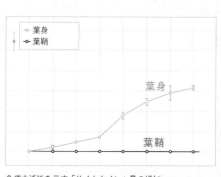

葉身

葉鞘

免疫力活性を示す「サイトカイン」量の増加
農研機構「ネギの免疫活性化作用」

【白菜】 Chinese cabbage

「蒸し」でGABAが 8倍UP!

主な栄養成分 ╳ 白菜の体にいいこと！

- ビタミンC 19mg
- カリウム 220mg
- マグネシウム 10mg
- イソチオシアネート

■ 免疫力を高める
■ 腸内環境を 整える
■ ストレスを 緩和する

60℃の低温蒸しで大幅にアップ！

白菜の旨み成分であるグルタミン酸は、リラックス効果や血圧を下げる効果のあるGABAを生成します。白菜のグルタミン酸をGABAに変換するには、60℃以下の低温で蒸すことが効果的。約8倍にもアップさせることができます！

Column 注目の成分、白菜のGABAはこう増やす！

鍋に水を張ってふたをして20分

GABAは80℃以上の加熱では増えないので、低温（55〜60℃）で20分程度蒸すのが最適。鍋に5cmほどの水を張り、沸騰直前で火を止め白菜を入れたら、ふたをしてじっくり加熱を。

調理で栄養丸ごと！

実は熱に弱かった？ 長時間加熱はロスのもと

鍋に欠かせない白菜ですが、実はぐつぐつと長時間煮てしまうとビタミンCとミネラルが大幅に失われてしまいます。食べる直前にさっと茹でるか、電子レンジ加熱が比較的ロスを少なくできます。低温蒸しなら、ビタミンCをほぼ100%キープできリラックス効果も期待できます。

蒸し	茹でる	炒める	レンチン

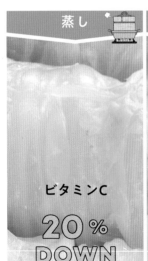 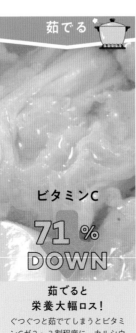 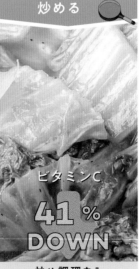 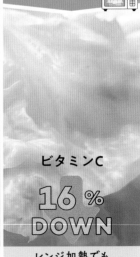

蒸し
ビタミンC **20% DOWN**

茹でる
ビタミンC **71% DOWN**

炒める
ビタミンC **41% DOWN**

レンチン
ビタミンC **16% DOWN**

ビタミン類、抗酸化力、機能性成分すべて◎！
蒸し調理はビタミン類も最小限のロスで抑えてくれるだけでなく、GABAなどの機能成分もアップする最適調理法。ただし、蒸し調理で出る汁を捨てないこと！

茹でると栄養大幅ロス！
ぐつぐつと茹でてしまうとビタミンCが2〜3割程度に、カルシウムなどのミネラルも4割程度に減少します。茹でるなら1分程度で少し食感を残したさっと茹でに。

炒め調理ならロスはやや少なめ
白菜の栄養は水溶性が多いため、炒め調理なら比較的ロスは少なめですが、やはりビタミン・ミネラルが6割程度に。炒める場合には水さらしや下茹では避けましょう。

レンジ加熱でも1分程度が◎
蒸し調理に続いておすすめなのが電子レンジでの加熱。ただしレンジ加熱でも白菜の水分が出ることで栄養が流出してしまうため、やはり1分程度の加熱がおすすめです。

外葉

ビタミンCは**3.6倍**

外葉には中心部の3.6倍のビタミンC、カルシウムは中心部の2倍以上と栄養豊富。外葉はぜひ捨てないで。また白い部分に出てくる黒い点は汚れではなく、ポリフェノール。こちらも削り取ったりする必要はありません。

中心部（結球葉）

グルタミン酸が**14倍**！

白菜は中心部に旨みのもとであり、疲労回復効果のあるグルタミン酸が多く、外葉の約14倍が含まれています。時間とともにグルタミン酸を外側へと送るため、まずはここから食べないと旨みも栄養もスカスカに。

芯（主茎）

白菜の重要成分が**10倍**

アブラナ科の野菜に含まれる抗酸化成分・イソチオシアネートは白菜にも含まれ、もっとも多いのが芯の部分。ビタミンCも豊富なので、この箇所を捨てるのはもったいない！甘みも強いので、細かく切ってサラダなどに。

中心部から
先に食べるのが
鉄則です！

白菜の部位図鑑

切り方で栄養丸ごと！
白菜を丸ごと、
無駄なくカットするには？

丸ごとの白菜はまずは半分にカット。お尻の部分に包丁を入れ、手で2つに割ると簡単です。芯を含む中心部分を取り除き、まずはそこから使うようにしましょう。ビタミンCの多い外側はざく切り、中心部は生食しやすい細切りやそぎ切りに。

ここに切れ込みを
入れると成長が
止められる！

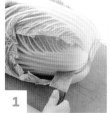
1

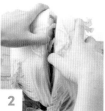
2

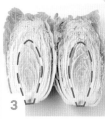
3

4

Broccoli

【ブロッコリー】

ブロッコリーのがん予防効果は切って放置で**3倍**に増加する！

ブロッコリーの抗酸化性能は切断で増加する！

ブロッコリーのグルコシノレートは、がん細胞を抑制する働きがあるスルフォラファンを生成します。ブロッコリーを切断すると防衛機能によってこのグルコシノレートが増加することが報告されています。小房に切ったブロッコリーを48時間放置して空気に触れさせることで、グルコシノレートの一部が最大3倍増加することも。ただしブロッコリーのビタミンCは時間を置くと消失しやすいので、食べる時にはビタミンCを補給できる食材と組み合わせると◎。

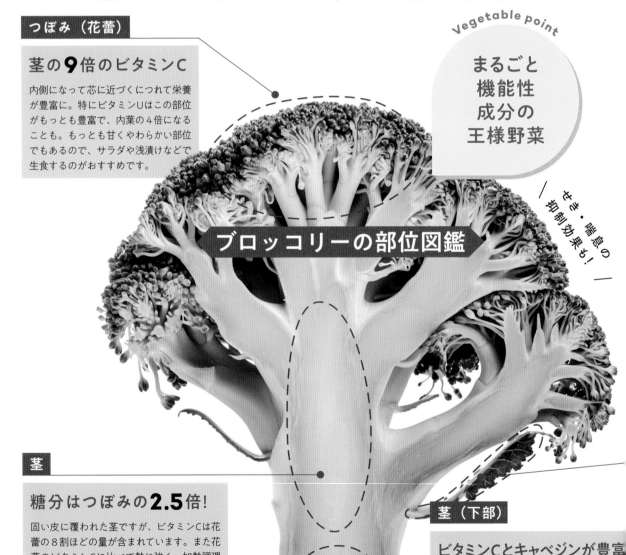

Vegetable point

まるごと
機能性
成分の
王様野菜

せき・喘息の抑制効果も！

つぼみ（花蕾）

茎の**9**倍のビタミンC

内側になって芯に近づくにつれて栄養が豊富に。特にビタミンUはこの部位がもっとも豊富で、内葉の4倍になることも。もっとも甘くやわらかい部位でもあるので、サラダや浅漬けなどで生食するのがおすすめです。

ブロッコリーの部位図鑑

茎

糖分はつぼみの**2.5**倍！

固い皮に覆われた茎ですが、ビタミンCは花蕾の8割ほどの量が含まれています。また花蕾のビタミンCに比べて熱に強く、加熱調理もOK。また糖分はつぼみの2.5倍もあり、甘くおいしい部位なので捨てるのはNGです！

茎（下部）

ビタミンCとキャベジンが豊富

茎は下になるほどかたくなるため、切り落としてしまいがちですが、ここにも軸と同等の栄養が含まれています。38ページの皮のむき方にもぜひチャレンジを。

洗うなら「酢水さらし」がおすすめ

ブロッコリーを洗うなら、茎を持ってボウルの水に逆さにいれ、振り洗いすればOK。しかし風邪が流行している時期など、気になる場合には、ボウルの水に酢を入れて振り洗いを。酢水洗いなら汚れ、細菌などを約98%除去できるという報告がされています。

\ お酢でサッパリ！ /

形が複雑なブロッコリーは、洗うのが難しい野菜。しかも表面に油脂状の成分があるため、上から洗っても水を弾いてしまうのです。だからといって切ってから洗うと切り口からビタミンCが流れ出し、約4割も流れ出してしまうのです。

主な栄養成分 ✕ ブロッコリーの体にいいこと！

- β-カロテン 900mg
- ビタミンC 140mg
- ビタミンE 3.0mg
- 葉酸 220µg
- スルフォラファン 60mg

■ 肌の老化を防ぐ
■ 酸化を予防する
■ がんを予防する
■ 血圧を正常にする
■ 認知機能の改善

牛乳より多いたんぱく質 ブロッコリー「指定野菜」に！

日本人の生活にとって重要だと国に認められた指定野菜に認定されたブロッコリー。2026年より、価格も安定して買いやすくなることが予想されます。栄養豊富で、たんぱく質も牛乳の1.2倍の量が含まれています。

アレルギー抑制効果16倍 No.1部位は花蕾

ブロッコリーの花蕾には、ポリフェノールである「ビタミンU」がほかの部位の約16倍も含まれています。ビタミンUには胃腸を整える効果のほかに、アレルギー反応物質の働きを抑え、咳やくしゃみなどのアレルギー反応を緩和する働きがあるため、花粉症の時期などには積極的に摂りたい食材。水溶性なので、レンチンでサラダにするか、スープに入れて汁ごといただきましょう。

Column

成長のためのパワーを蓄えたスプラウト

スルフォラファン量はブロッコリーの10倍！

スルフォラファンの注目とともに人気が高まっているのが、ブロッコリーの新芽「ブロッコリースプラウト」。成長のための力を秘めたブロッコリースプラウトから生成されるスルフォラファンはブロッコリーの約10倍！生でも食べやすく、摂取しやすいのも魅力。

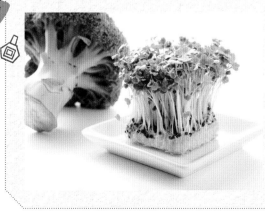

葉軸

抗酸化成分はつぼみの3倍！

ブロッコリーの葉は、つぼみに次ぐ栄養豊富な部位。ビタミンC量も豊富で、ポリフェノールはつぼみの3倍もあります。葉軸には、がん細胞を84%も抑制する効果があるとの報告も。むしり取って捨てるにはもったいないほどの栄養があるので、しっかり食べて。

\ がん細胞の 働きを抑制 /

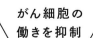

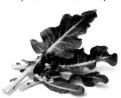

Broccoli

ブロッコリーは食べるタイミングと切り方で12倍活性率が違う!

マスタードと合わせてスルフォラファンを5倍に

がん抑制成分スルフォラファンを活性化させる酵素・ミロシナーゼは加熱で失われやすく、75℃以上で失活! ミロシナーゼがなくなってしまうとスルフォラファンの働きは低下するため、加熱調理後はミロシナーゼを含む食材を補うことが大切なのです。ミロシナーゼが豊富なマスタードを添加した場合、体内でのスルフォラファンが約5倍もアップ! ほかにも大根やわさびなど、辛味のある食材にミロシナーゼが豊富に含まれています。

調理で栄養丸ごと!
茎をロスなく食べるワザ!

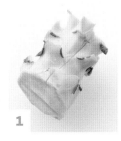

1 茎に1cm程度の深さの切れ目を、包丁で縦に入れていきます。

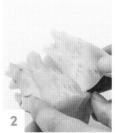

2 ラップで包みレンジで1分加熱。切れ目からむきます。

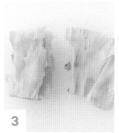

3 ぐるっとむけば、硬い部分だけ取り除いた茎の完成!

冷凍保存で栄養は失われる?

ブロッコリーのグルコシノレートやミロシナーゼは冷凍によって失われることはありません。すぐに食べられないなら冷凍保存もおすすめ。ただし下茹でするとビタミンCが消失してしまうので、生のまま小房に切って冷凍しましょう。自然解凍すると水っぽくなってしまうので、調理の際には解凍せずに凍ったまま使います。

切り方で栄養丸ごと!
タイミングが変われば切り方が変わる!

ブロッコリーは切り方で機能性成分が変化します。房切りは時間が経つほどグルコシノレートなどが増加、20℃で24時間経つと12倍にも。一方、刻み切りは切った瞬間に約4倍に。お弁当など時間が経ってから食べるなら房切りに、すぐ食べるなら刻み切りが最大化できる切り方です。

時間を置く場合
肩切りで **12倍!**

すぐ食べるなら
みじん切りで **4倍!**

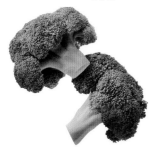

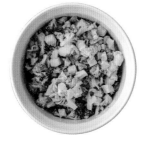

切り方で栄養丸ごと!
みじん切りなら生でもOK!

ブロッコリーを2mm程度のみじん切りにすると、生でも食べやすくなります。細かく切ってもスルフォラファンの活性化には時間がかかるので、やはり48時間以上置いたほうがお得。オイルと合わせるのがおすすめです。

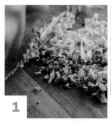

1

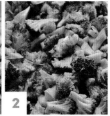

2

加熱時間が長すぎると
ビタミンも抗酸化も大ゾン！

加熱して食べることの多いブロッコリーですが、加熱しすぎるとビタミンCが失われやすく、貴重な酵素・ミロシナーゼも失活してしまいます。じっくり加熱するのは避けて、3分程度を目安にするのがおすすめです。茹でる・煮る調理は水分にビタミンCとミネラルが流出してしまうので、避けたほうが無難です。

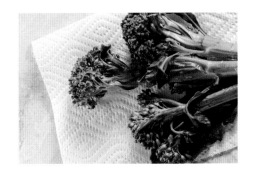

生	茹でる	蒸す	レンジ

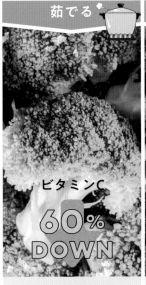

ビタミンC
60% DOWN

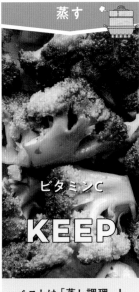

ビタミンC
KEEP

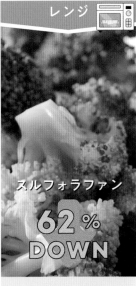

スルフォラファン
62% DOWN

生で食べるのもアリ？

実はブロッコリーは生でも食べられる野菜。花蕾部分を食べやすい大きさに刻んで調味料と和えるのもよし、かたい部分をむいた茎はそのままでも甘みがあり、おいしくいただけます。よく噛んでスルフォラファンを活性させるのを忘れずに！

ビタミンロス最大！

ブロッコリーの花蕾はビタミンCを放出しやすいため、茹で調理では6割も減少します。ミロシナーゼも茹で調理がもっとも失活しやすいので、避けたほうがお得！

ベストは「蒸し調理」！

ビタミンCを守るならおすすめは水を使わない調理。蒸し調理の場合はビタミンCとともにスルフォラファンもほぼ損失なし。もっともおすすめの調理法です。

ビタミンCは◎

レンチンでもビタミンCは守れますが、スルフォラファンの減少率は62%と多め。レンチン調理の場合は、下で紹介しているペーパー使いで栄養ロスを防ぎましょう。

ビタミンを守る
レンジのコツ！

レンチンの際には、水分の余分な蒸発を防ぐため、濡らしたペーパータオルを使うと◎。茹でた時よりもビタミンCを約2倍、ビタミンB1なら約4倍を残すことができるのです。

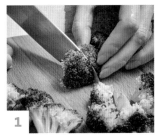

1 ブロッコリーを食べやすい大きさにカットします。

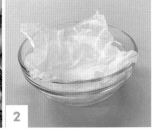

2 耐熱容器の底に濡らしたキッチンペーパーを敷きます。

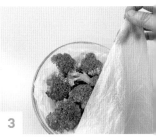

3 濡らしたキッチンペーパーで覆い、レンジで2分半加熱します。

【小松菜】 Komatsuna

冷凍でビタミンC 100%!

主な栄養成分 × 小松菜の体にいいこと!

| β-カロテン 3100μg |
| ビタミンC 39mg |
| カルシウム 170mg |
| 鉄分 2.8mg |

- 肌の老化を防ぐ
- 酸化を予防する
- 骨を作る
- 貧血を予防する

冷凍保存なら味も栄養も6割お得!

豊富なカルシウムやビタミンCを含む小松菜は、冷凍保存がお得! 冷凍で細胞壁が壊れてやわらかくなり、解凍するだけで食べられるうえ、加熱で約6割も失われる水溶性の栄養素を、余すことなく摂れるのです。

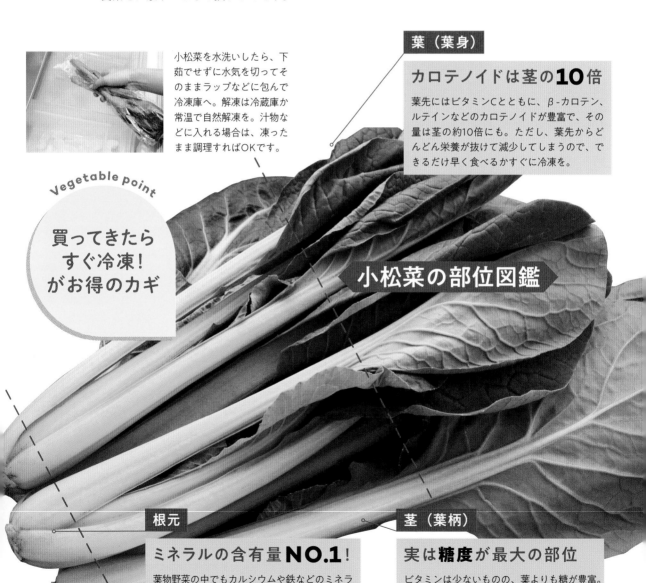

小松菜を水洗いしたら、下茹でせずに水気を切ってそのままラップなどに包んで冷凍庫へ。解凍は冷蔵庫か常温で自然解凍を。汁物などに入れる場合は、凍ったまま調理すればOKです。

Vegetable point

買ってきたら
すぐ冷凍!
がお得のカギ

小松菜の部位図鑑

葉（葉身）

カロテノイドは茎の**10**倍

葉先にはビタミンCとともに、β-カロテン、ルテインなどのカロテノイドが豊富で、その量は茎の約10倍にも。ただし、葉先からどんどん栄養が抜けて減少してしまうので、できるだけ早く食べるかすぐに冷凍を。

根元

ミネラルの含有量**NO.1**!

葉物野菜の中でもカルシウムや鉄などのミネラルが豊富な小松菜。成長に必要な栄養を蓄えた根元はミネラルの宝庫。切り落とさず、ほうれんそう（→P.29）と同様に、十字に切り込みを入れて洗ってから使いましょう。

茎（葉柄）

実は**糖度**が最大の部位

ビタミンは少ないものの、葉よりも糖が豊富。シャキシャキの歯応えと甘みで、小松菜のおいしさの決め手になる部位なのです。冷凍小松菜は適度に歯応えを残しつつもやわらかくなるので、小松菜の味わいを損ないません。

炒め調理なら
β-カロテン吸収率UP！

アクが少ない小松菜は、生でも食べやすい葉物野菜。そのままサラダやスムージーにすることもできます。加熱するなら、栄養のためにも、食感のためにも短時間で。β-カロテンの吸収率を上げるので、油炒めも◎。

生

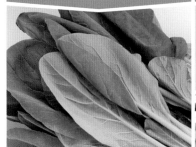

冷蔵保存なら2〜3日中に
冷凍小松菜は適度にやわらかく、茹でずにおひたしやナムルに使用可。凍ったままスムージーに使うのも◎。冷蔵の場合はビタミンをロスしないように2〜3日で食べ切りを。

茹でる

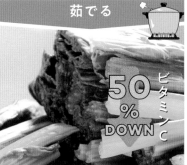

50%DOWN ビタミンC

茹でるなら30秒！
小松菜のビタミン・ミネラルは茹で調理で半分が失われてしまいます。茹でる場合には、切らずに30秒ほどさっと茹でるぐらいに留めておきましょう。

炒める

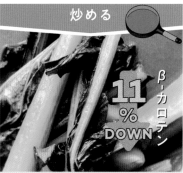

11%DOWN β-カロテン

脂溶性の栄養ゲット！
小松菜のビタミンCは炒め調理ならロスは少なめ。β-カロテンや、血や骨を健康にするビタミンKは脂溶性なので、油炒めで吸収率を上げることができます。

ほうれんそうより豊富なルテイン！

ルテインとは、光の刺激から目を守って疲労を抑え、健康を保つ機能性成分。実は健康野菜の代表格・ほうれんそうよりも小松菜のほうが約2倍近くも豊富なのです。ルテインは、β-カロテンと同様に脂溶性なので、油脂とともに摂ることで吸収力を高めることができます。目を健康にしたいなら、おひたしなどにもごま油をプラスするなどでいただくようにしましょう。

レンチン

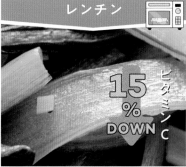

15%DOWN ビタミンC

ロスはやや少なめ
電子レンジ調理なら、水溶性ビタミンのロスを茹で調理より抑えることができます。耐熱皿に入れてラップをかけるか、ラップに包んで30秒ほど加熱を。

蒸す

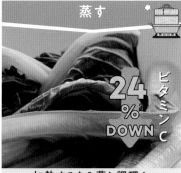

24%DOWN ビタミンC

加熱するなら蒸し調理も
火が通りやすいので、蒸すなら時間は1分ほどでOK。2分以上蒸すと、やはり約2割以上のビタミンCが減ってしまうことに。

カルシウムと
β-カロテンの効果を上げる！

小松菜に含まれるカルシウムは、ほうれんそうの約3倍もの量があるため、体内へのカルシウム吸収を助ける食材との組み合わせがお得です。カルシウムの吸収を助けるたんぱく質やマグネシウムを含む大豆製品が相性バツグン。またβ-カロテン量も豊富なので、トマトなどのビタミンC食材と合わせて抗酸化効果をより高めるのもおすすめです。

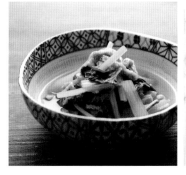
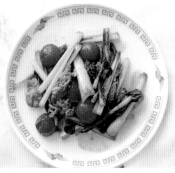

【青ジソ】 Perilla

葉の裏を触ると 抗菌力 **8割** 減!

シソの風味は裏側にあり!
表を裏にして切るのが正解!

　シソの香りの主成分・ペリルアルデヒドには強い殺菌作用や腸炎を抑える作用など、体にいい機能がたくさん!また、シソ独特の香の源です。この成分は葉の裏側に集中していて、触るだけでもどんどん揮発していってしまうのです。

主な栄養成分 ✕ シソの体にいいこと!

- ペリルアルデヒド 127mg
- ロスマリン酸 256mg
- β-カロテン 11000μg
- ビタミンC 26mg

■ 酸化を予防する
■ 菌の繁殖を抑える
■ 生活習慣病を予防する

Vegetable point

機能性が高い日本のスーパーフード!

裏(葉脈)

腺鱗

やさしく触ってね!

抗菌作用の **8割**は裏!

ペリルアルデヒドを収める「匂い袋」となるのが葉の裏側に集中する腺鱗と呼ばれる部分。軽く触るだけでも潰れてしまい、ペリルアルデヒトが空気中に飛散するのです。葉の裏側を表にして切ると腺鱗のダメージを軽減できます。

しその部位図鑑

葉(花葉部)

緑の正体は β-カロテン!

葉の鮮やかな緑はβ-カロテンが豊富な証拠。β-カロテンの抗酸化作用に加え、シソのポリフェノール・ロスマリン酸も高い抗酸化機能を持っています。また、抗アレルギー作用や、認知症の予防の働きも期待できる注目の成分です。

軸(葉枝部)

切り落とすのはほんの少し!

野菜室などでシソを保存する場合には、コップなどに水を入れて軸の部分だけ浸かるようにすると、比較的長持ちします。保存する時は先端の1mm程度のみを切り落とします。食べる際には、葉と一緒に千切りにすればOK。

裏側を下にして
切るのはNG!

シソを切るとき、裏側をまな板に押し付けて切ると、それだけでペリルアルデヒドが失われてしまいます。包丁で切る場合には、裏側を上にして、まな板と接触しないようにして切るのが大切です。細く切らなくてもいい場合には、軸を持ってキッチンばさみで切って。

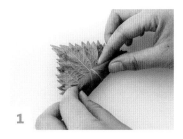

1 千切りにする場合、シソの裏側を上にして複数枚を重ね、くるくると丸めていきます。このときに、裏側を触りすぎないように端をもって丸めて。

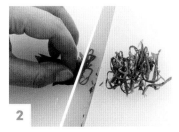

2 端のほうから好みの細さに切っていきます。裏側を触らずに切ることができるので、ペリルアルデヒドが揮発してしまうのを抑えることができます。

実は加熱もアリなんです

生で食べることがほとんどのシソですが、β-カロテンをはじめとしたビタミンや、認知症予防効果のロスマリン酸など脂溶性成分も多く含んでいます。そのため、油で炒める調理も実はおすすめなのです。

生	茹でる	炒める

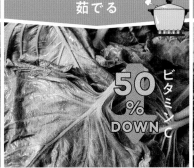

50% DOWN ビタミンC

切るのは食べる直前に！
殺菌効果のあるペリルアルデヒドは消失しやすく、調理だけでなく切ってからの時間経過でも成分が減少します。生で食べる場合には、食べる直前に切るようにしましょう。

水を使う調理は不向き
水分に浸かることで、ビタミンCとともにペリルアルデヒドも流出して失われてしまいます。香りも飛んでしまうので、あまりシソの良さを活かす調理とはいえません。

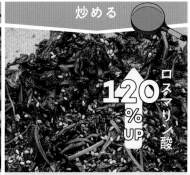

120% UP ロスマリン酸

脂溶性成分の吸収アップ！
ロスマリン酸、β-カロテンに加え、血や骨を作るビタミンK、抗酸化作用のあるビタミンEなどの脂溶性成分も含まれるため、油炒めは実はお得。オイル漬けもおすすめ。

Column

シソを乾燥させない保存ワザ！

新鮮な香りごと
しっかり保存する

新鮮なシソは香りが強く鮮やかな緑色をしていますが、乾燥でしなびてしまうと、香り成分も激減します。乾燥させないためにはビンに少量の水を入れ、軸を下にして入れてからラップをして冷蔵庫へ。葉が水に触れると傷みやすくなります。濡らしたキッチンペーパーに包んでからビニール袋で保存も◎。

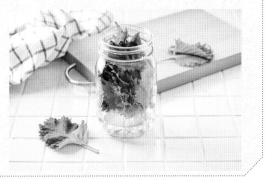

【レタス】

Lettuce

生より炒めて ビタミン吸収 **8倍**！

カサを減らしてしっかり量を摂ろう

サラダ野菜の印象が強いレタスですが、お得な食べ方は「加熱」。生だとたくさん食べることが難しい野菜ですが、95％が水分のため短時間加熱するだけでカサがぐんと減り、食物繊維をたっぷり摂れるようになります。

主な栄養成分 ✕ レタスの体にいいこと！

ビタミンC 5mg
ビタミンE 0.3mg
食物繊維 1.1mg
ラクチュコピクリン

- 酸化を予防する
- 肌の老化を防ぐ
- 腸内環境を整える
- 睡眠の質を高める

外葉

ビタミンCが3割！

外葉にはβ-カロテンが多く含まれるとともに、茎の部分には鎮静作用や肝機能を高める作用のあるポリフェノール・ラクチュコピクリンが豊富。茎を切ると出てくる白い液体で、若干の苦味はこのポリフェノールによるものです。

中心葉（結球葉）

ポリフェノール量 最大

レタスに特徴的な栄養素であるポリフェノール・ラクチュコピクリンは睡眠の質を高めるとして、古くから知られる成分。このポリフェノールが中心葉にもっとも多く含まれています。

レタスの部位図鑑

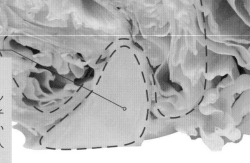

バランスの良い栄養を含む野菜

Vegetable point

芯

独自成分が葉の2.5倍！

成長点である芯には、カルシウム・マグネシウムなどのミネラルが含まれるほか、ラクチュコピクリンもこの部位にも多く含まれています。加熱で甘くなるので、炒め物などに入れてもおいしくいただけますよ。

レタスは
がん抑制効果が
野菜No.1!

栄養価が少ないと思われていたレタスですが、実は「TNF-α」という免疫力をアップさせる物質が、野菜の中でもっとも多く含まれています。「TNF-α」はウイルスだけでなく、がん細胞を抑制する働きもあるといわれる成分。風邪が流行る季節や、免疫力が落ちていると感じたときには、ぜひたっぷりのレタスを食べてみてください。

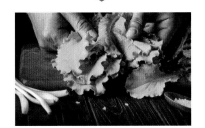

保存で栄養丸ごと!

レタス保存&
復活の裏技!

水分が多く傷みやすいレタス。保存の際には成長点である芯の働きを抑えることが大切。2〜3日で傷み始めるレタスの寿命を1週間に延ばすことが可能になります。また、しおれてしまったレタスはお湯に浸けて復活を。細胞がぐんぐん水を吸収してパリッとします。

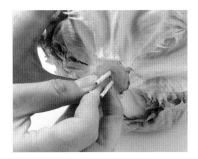

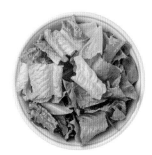

レタスが傷み始めるのは、芯の部分から。外側の葉の栄養が芯に送られてしまうため、この部位の働きを止めることが大切です。芯に爪楊枝を2〜3本刺しておくと働きを止めて保存期間を延ばす効果が期待できます。

元気のなくなったレタスの葉は、40℃（体温よりやや高め）のお湯に浸けると細胞の働きが活発になり、5分ほどでシャキッと復活します。氷水に浸けるより早くパリッとするため、栄養の流出も防ぐことができます。

調理で栄養丸ごと!

「炒め」か「レンチン」で
サッと加熱を!

生でも食べられるレタスは、長い時間加熱する必要はありません。30秒ほどの加熱で、シャキッとした歯応えを残しつつもカサを大幅に減らすことができるので、あくまでも加熱は短時間にするのが鉄則です。

生	茹でる	炒める	レンチン
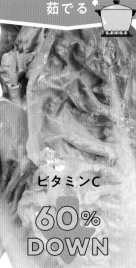	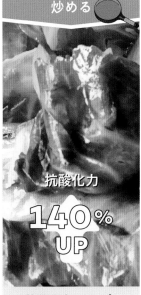（一部）		

生

ビタミンC 60% DOWN（茹でる）

抗酸化力 140% UP（炒める）

ビタミンC KEEP（レンチン）

包丁ではなく手でちぎる

レタスを生で食べる場合、包丁で切るとポリフェノールが反応して変色しやすくなるため、できるだけ手でちぎるようにしましょう。千切りなどでどうしても包丁を使う場合には繊維に沿って切るようにすると◎。

2分でも6割が減!

水を使う調理の場合、やはりビタミンの流出は大きく、6〜8割が減少します。煮る場合には水を少ししか使わない「蒸し煮」にすればロスは抑えられます。

抗酸化力はアップ!

炒め調理でビタミンCは減少するものの、抗酸化力はアップするという報告も。β-カロテン、ビタミンEの脂溶性ビタミンの吸収率も上がるのでさっとなら炒めも◎。

レンチンも短時間に

レンチン調理なら水溶性成分のロスを抑えられますが、やはりこの場合も長時間の加熱はNG。30〜40秒を目安に、さっと加熱をするようにしましょう。

【ニラ】 Leek

冷凍で抗酸化効果が
9.6倍に！

主な栄養成分 ✕ ニラの体にいいこと！

- アリシン 2.6mg
- β-カロテン 3500mg
- ビタミンC 19mg
- ビタミンE 3mg

■ 疲労を回復する
■ がんを予防する
■ 免疫力を高める
■ 酸化を予防する
■ 肌の老化を防ぐ

葉先

濃い緑にはビタミン類が！

部位によって栄養が大きく変わるニラ。濃い色の葉先には、β-カロテン、ビタミンCなどに加え、がん予防効果のメチインもここに最大量が！

Vegetable point

冷凍すれば
栄養も甘みも
大幅アップ！

ニラの部位図鑑

葉鞘

アリシンが2番目に豊富
なのは中間部

ニラの栄養素、アリシン・メチインは中間部にも含まれますが、時間が経つほどに葉先へと送られていき、どんどん栄養価が減ってしまいます。冷蔵で保存するなら、葉先と葉身を切り分けておくのが栄養保存の鉄則！

冷凍で血流改善成分最大9.6倍！
がん予防効果成分も3.5倍に

冷蔵庫の中でダメにしやすい野菜の代表格・ニラは買ってきたら冷凍庫に入れるのが鉄則。栄養が減るどころか、血液サラサラ効果のある抗酸化成分・アリシンが最大9.6倍、がん予防効果のあるメチインも約3.5倍に増加するのです。

根元

ニラの根元は栄養の貯蔵庫！

ニラの根元には、カルシウムやマグネシウムなどのミネラルが豊富に蓄えられています。また根元にはアリシンも豊富で糖分も多いため、栄養だけでなく、最もおいしい部分でもあるのです。

切り方で栄養丸ごと！

葉鞘は細かく、葉先はざく切り

ニラの根元〜葉鞘にはアリシンが豊富なため、細かく切ったほうが活性化してくれます。一方葉先にはビタミンCが豊富なため、細かく切りすぎないほうが栄養を守ることができます。栄養をお得に摂るなら、部位によって切り方を変えるようにしましょう。

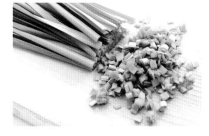
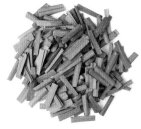

組み合わせで栄養丸ごと！

ビタミンB₁との
組み合わせが最強！

ニラに含まれるアリシンは、疲労回復効果のあるビタミンB₁と結びつくことで吸収力が10倍にアップする「アリチアミン」に変身！ ビタミンB₁豊富なレバーと組み合わせた「レバニラ」は疲労回復に効くのも納得です。

アリシン　ビタミンB₁

↓

アリチアミン

にんにくに匹敵する疲労回復力

ニラと同様にアリシンを豊富に含む、疲労回復食材の代表格・にんにく。アリシンの含有量はにんにくに軍配が上がりますが、ニラは野菜の中でもトップレベルのβ-カロテン含有量を誇るなど、ビタミンも豊富で抗酸化力も抜群。1束食べれば1日分の緑黄色野菜の必要摂取量を8割も満たせるほど栄養満タン！ ニラは、にんにくに負けず劣らずの健康食材だといえそうです。

調理で栄養丸ごと！

冷凍したまま調理でアリシンが増加！

水溶性の成分が多いニラですが、意外と調理による栄養ロスは少なめ。ただし時間経過による栄養ロスは多いので、すぐ食べない場合には冷凍保存がやはりおすすめ。冷凍調理で、アリシンをさらにアップさせることもできるのです。

生	茹でる	炒める	レンチン

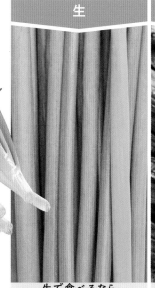
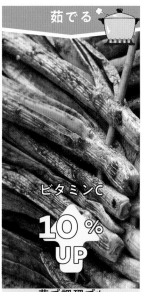
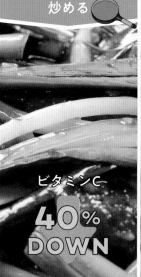
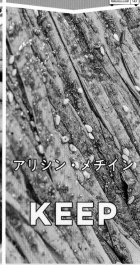

ビタミンC 10% UP

ビタミンC 40% DOWN

アリシン・メチイン KEEP

生で食べるなら葉鞘〜根は細かく切る！
生で食べる場合には、葉身〜茎はアリシンとメチインを活性させるため細かく切るのがおすすめ。ビタミンの多い葉先はざく切りでロスを少なくすると◎。

茹で調理でもビタミンが失われない
茹で調理でビタミンCが失われる野菜が多い中、ニラのビタミンCだけは茹で調理後、わずかですが増えることが報告されています。さっと茹でてすぐ食べるならOK！

脂溶性ビタミンの吸収率がアップ
炒め調理ではビタミンCは4割ほど減りますが、β-カロテン、ビタミンEの吸収力はアップするので◎。アリシンは熱に弱いので炒める時間は短くしましょう。

冷凍ニラで大幅アップ！
レンチンなら栄養は全般的にキープ。また冷凍ニラをレンジ加熱した場合、生のニラに比べてアリイン・メチインが1.5〜4倍にも増加！ レンチンするなら冷凍ニラを使うのがマスト。

【とうがらし】
Chili pepper

赤は加熱、青は生がマスト！

主な栄養成分 ✕
唐辛子の体にいいこと！

カプサイシン 1mg
β-カロテン 6600μg
ビタミンE 10.9mg

■ 血流をアップする
■ 脂肪を燃焼する
■ エネルギー代謝を高める
■ 酸化を防ぐ

Vegetable point

代謝アップの実力派！

実

辛味だけでなく甘みも実は多い！

唐辛子＝辛いというイメージですが、実は果肉には甘みが豊富。辛味が多いのは主にワタの部分で、果肉はピーマンなどと同様に、加熱によって甘みを引き出すことができます。

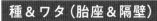

唐辛子の部位図鑑

種＆ワタ（胎座＆隔壁）

辛味成分はワタに**9**割

生の唐辛子の辛味は、ほとんど胎座（ワタ）に含まれています。ただし乾燥させた「鷹の爪」などは、乾燥の過程で胎座のカプサイシンが付着して果肉の部分も辛くなっています。

食べるだけで運動するのと同じ効果が！

ピリッとした辛味のカプサイシンが特徴の唐辛子。辛味によって体温を上げてくれるため、「食べる運動」ともいわれる成分ですが、青唐辛子の場合は生、赤唐辛子の場合には加熱しないと、この辛味を引き出すことができないのです。

調理で栄養丸ごと！

とうがらしは「煮る」より「ロースト」が正解

とうがらしには、カプサイシンのほか、ビタミンCやβ-カロテンなどのカルテノイド、そしてポリフェノールなどの抗酸化成分も満載。ただしこれらは水煮にするよりも焼く、炒めるなど水を使わない調理のほうが多くを残すことができるのです。

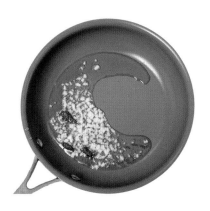

辛くない品種の栄養価は低い？

唐辛子は辛い品種だけでなく、辛味がなく、甘みが強い品種もあります。これらにはカプサイシンの代わりにカプシエイトという成分が含まれており、エネルギー代謝効果、脂肪燃焼効果などが期待できます。辛味がないからといって、栄養価が低いというわけではないのです。

ロースト温度によるフェノール量の変化

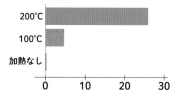

	0	10	20	30
200℃				
100℃				
加熱なし				

Dahye Kim, Hyeyoung Park, and In Hee Chocorresponding "The effect of roasting on capsaicinoids, volatile compounds, and fatty acids in Capsicum annuum L. (red pepper) seeds"2022 31 (2), P211–220

カプサイシンにはWの脂肪燃焼効果

カプサイシンは体内に蓄えられやすい中性脂肪を、すぐエネルギーになる脂肪酸に変えて、活動のエネルギーを高めてくれる役割があります。さらに筋肉の持久力も高め、疲労感も軽減する効果も報告されており、運動との相性はばっちりなのです。

4 週間の脂肪燃焼の変化とラットの脂肪蓄積量

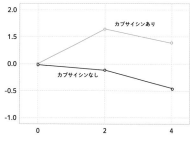

カプサイシンあり
カプサイシンなし

Inoue et Biosci. Biotechnol. Biochem., 71 (2), 380-389,2007, Ohnuki et al., Biosci.Biotechnol.Biochem., 65, 2735-2740,2001

Column

とうがらしで無理なく30％の減塩が叶えられる！

塩味を感じやすくなり満足感もアップさせてくれる

とうがらしのカプサイシンの辛味は、ほんの少し加えるだけでも塩味を感じやすくなり、脳で味を補ってくれるような効果をもたらします。そのため、しょうゆ・塩などの塩分を減らした料理に加えれば、物足りなさを感じずに済むのです。減塩をしたい場合には、塩分の代わりにとうがらし粉を薬味として使ったり、とうがらしを漬けたオイルを常備しておいて使うなど、辛味をプラスするのがおすすめです。

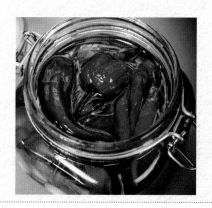

【にんにく】 Garlic

細かく刻んで 疲労回復効果を**10倍**に!

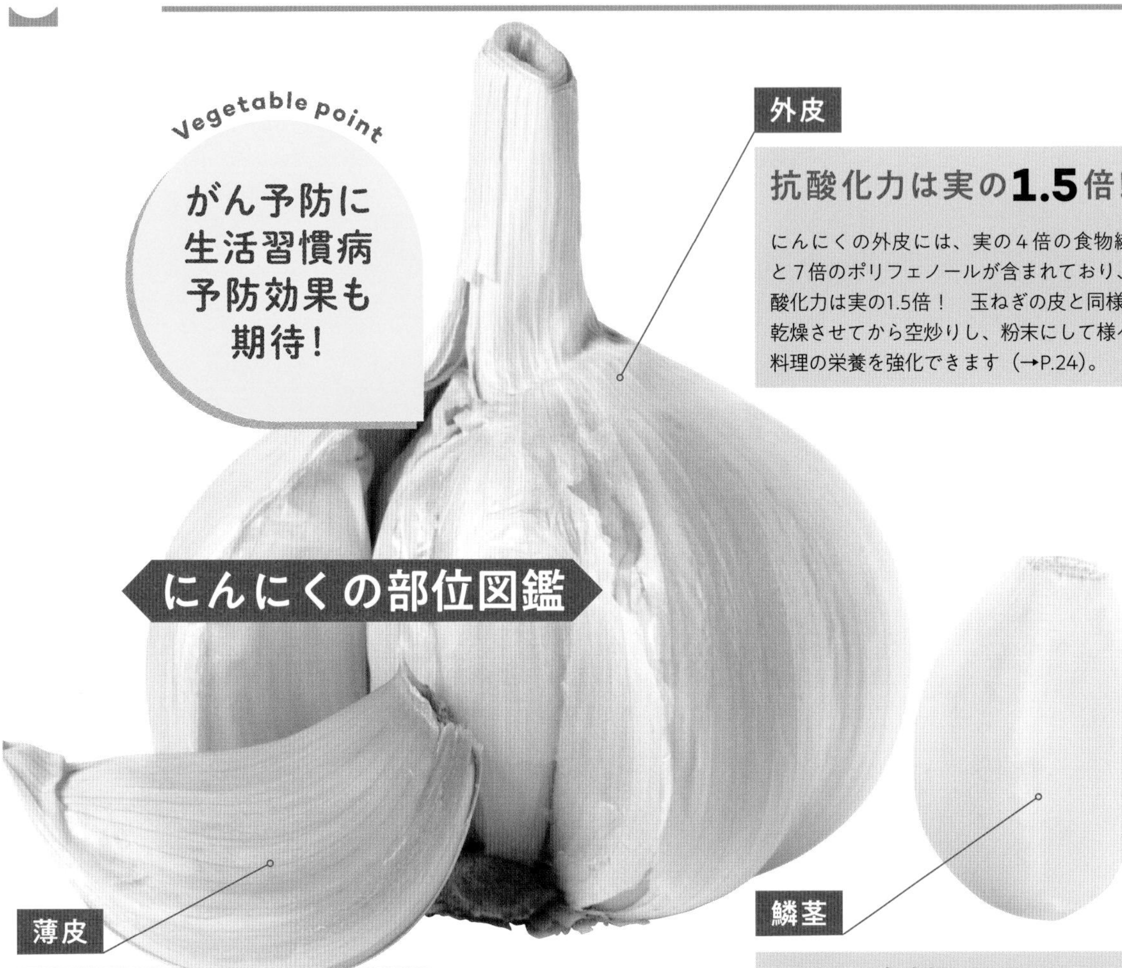

Vegetable point

がん予防に生活習慣病予防効果も期待!

外皮

抗酸化力は実の**1.5**倍!

にんにくの外皮には、実の4倍の食物繊維と7倍のポリフェノールが含まれており、抗酸化力は実の1.5倍! 玉ねぎの皮と同様に、乾燥させてから空炒りし、粉末にして様々な料理の栄養を強化できます(→P.24)。

にんにくの部位図鑑

薄皮

ここにはファイトケミカルが

繊維質の薄皮には、実を守るためのファイトケミカルが豊富に含まれています。焼きにんにくや揚げにんにくで薄皮ごと食べることもできますが、外皮と一緒に粉にするか、野菜だしをとる「ベジブロス」に入れても。

鱗茎

ほかの食材の抗酸化力も高める!

にんにくの強い抗酸化力は、体内の酸化を防ぐだけでなく、合わせる食材の酸化を防ぐ効果もあり! 脂質、アミノ酸など、酸化しやすい成分が酸化によって衰えるのを抑え、おいしさと栄養をキープしてくれます。

疲労回復効果のビタミンB1の吸収が10倍以上!

にんにくは単体でも疲労回復効果の高い食材ですが、最強はビタミンB1食材との組み合わせ! ビタミンB1は糖を効率的にエネルギーにする働きがあり、疲労やだるさの解消に加えて、ダイエット効果も期待できるビタミン。細かく切ると活性化するにんにくのアリシンは、ビタミンB1と結びつくことで、アリチアミンという栄養ドリンクにも活用される成分に変化。ビタミンB1に比べて、吸収力がなんと10〜20倍にもアップするのです!

細胞が壊れることで
アリシンが活性化！

アリシンは、アリインという成分が切断や噛むことなどによって、酵素アリイナーゼと結びつくことで発生します。ただし加熱によって別の成分に変化するため、生の状態で細かく刻むのが◎。にんにくのみじん切りが面倒という場合は、まずはつぶしてから切ると簡単です。

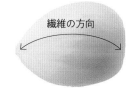

繊維の方向

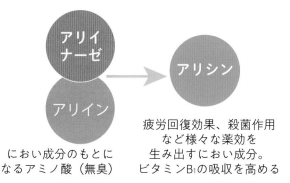

アリイ
ナーゼ

アリイン

アリシン

においの成分のもとになるアミノ酸（無臭）

疲労回復効果、殺菌作用など様々な薬効を生み出すにおい成分。ビタミンB₁の吸収を高める

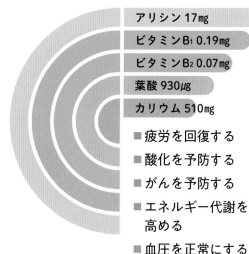

- アリシン 17mg
- ビタミンB₁ 0.19mg
- ビタミンB₂ 0.07mg
- 葉酸 930µg
- カリウム 510mg

- 疲労を回復する
- 酸化を予防する
- がんを予防する
- エネルギー代謝を高める
- 血圧を正常にする

にんにくの機能性はこんなに高い！

アメリカ国立がん研究所の調査によって、がん予防に効果的な「デザイナーフード」に位置づけられているにんにく。アリシンなどの強力な抗酸化作用は、疲労回復効果、腸内細菌のバランスを整える効果、コレステロール抑制など、まさに全身に効く健康野菜なのです。

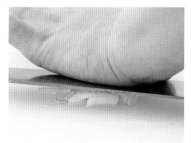

皮ごとつぶす

にんにくを皮ごと包丁で押しつぶし、繊維に沿って割れるようにする。

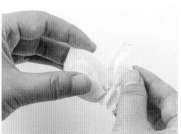

皮をむく

押しつぶすと外皮と薄皮がするっと取れてくれます。

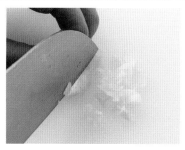

繊維に逆らって切る

繊維の割れた方向と垂直に端から切っていけば、みじん切りの完成！

Column

にんにくの芽には鱗茎にない栄養が含まれる！

芽にも異なる
抗酸化成分が！

にんにくから生えてきた緑の芽には「クロロフィル」という葉緑素が鱗茎の約8倍も含まれています。クロロフィルは抗酸化、抗アレルギー、抗腫瘍、高血圧改善効果など健康効果が満載！ 芽が出てきても、切り落とさずに薬味として食べましょう。

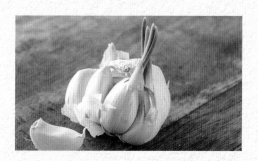

Garlic

にんにくの栄養吸収のコツ

にんにくはレンチンすると
抗酸化成分がゼロ
になっちゃう!

丸ごとレンチンだとアリシンが不活性!

にんにくに含まれる「硫化アリル」は、抗酸化成分の「アリシン」に変化します。しかし硫化アリルは加熱によって変化する不安定な物質。切って空気に触れることでアリシンに変化しますが、「切らないで丸ごと加熱」する調理だと、アリシンが活性しないまま失われてしまう可能性が大なのです。また電子レンジでわずか60秒加熱すると、アリシンの形成がブロックされ、せっかくの抗がん特性が大ゾンになることも。細かく切るか、すりおろしてから加熱がおすすめです。

調理で栄養丸ごと!

調理するなら
油と合わせてから!

にんにくに含まれるアリシンは、切ることで活性化しますが、熱や水に弱い成分。煮込んだり、レンジにかけたりすると消滅してしまいます。ただし油と調理すると分解されにくくなるので、煮込む場合も先に炒めると◎。

生	茹でる	炒める	レンチン

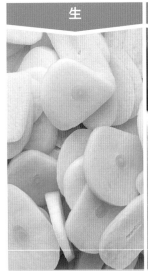

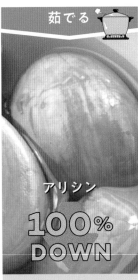

アリシン
100% DOWN

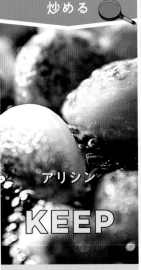

アリシン
KEEP

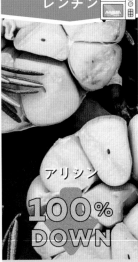

アリシン
100% DOWN

食べすぎには注意!
みじん切りやすりおろしのにんにくは、活性化したアリシンが抗酸化力を発揮します。ただし生のにんにくは刺激が強く胃腸への負担が大きいので、空腹時は一片を目安にしましょう。

アリシンは水に弱い
にんにくのアリシンは水に溶け出しやすいため、茹でたり煮込んだりする調理の場合には、ほとんどが失われてしまいます。煮込む場合には先に炒めて油でガードしてからにしましょう。

アリシンは油でガード!
アリシンは油と調理して分解から守るのがベスト。冷たい油にみじん切りにしたにんにくを加えて弱火で加熱します。ただし高温で炒めすぎるとアリシンは消えてしまうので注意して。

においはレンチンで0に
アリシンはにんにくのにおいの元でもあります。丸ごとレンジ加熱をするとアリシンが活性せずにおいもなくなります。もちろんアリシンの効果も一緒に消えてしまいます。

アホエンは80℃で消滅
油と低温加熱がカギ

アリシンを油で低温加熱すると「アホエン」という成分に変化します。アホエンは抗酸化機能のほかに脳の活性作用や、血流の改善効果が期待できる成分。80℃以上の加熱で消滅するため、油に切ったにんにくを入れ、沸騰させないように加熱するのが◎。

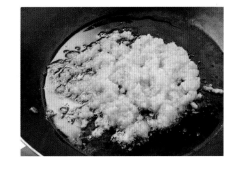

Vegetable point

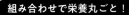

使いかけの にんにくは 薄皮をむいて 保存！

保存で栄養丸ごと！

にんにく保存は 「-2℃」がベスト！

にんにくを保存する場合、ベストな温度は-2℃ほど。また保存状態も、通気性が悪いとカビてしまい、通気性が良すぎると水分が奪われてしおれてしまいます。キッチンペーパーや新聞紙などに包み冷蔵庫のチルド室に入れて保存すると、比較的長持ちします。

組み合わせで栄養丸ごと！

にんにくが EPA・DHAの酸化を 防ぐ

魚に含まれるオメガ3脂肪酸であるDHA・EPAは生活習慣病予防や認知機能の向上に効果的な、体に重要な成分ですが、酸化しやすいという欠点があります。にんにくの抗酸化力はこの魚の脂肪酸の酸化も抑制する効果があるため、一緒に調理するのがおすすめなのです。

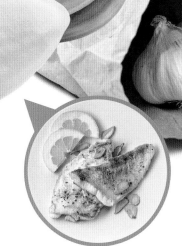

Column

食後のヨーグルトでにおいを99%カット！

最新研究で実証された ヨーグルトの消臭効果

健康にいいのはわかるけれど、にんにくでやはり気になるのが食べた後のにおい。このにおいを、ヨーグルトを食べることで99%消すことができるという研究結果が報告されました。ヨーグルトは胃腸を整えるため、にんにくの強い刺激を和らげる効果も期待できる組み合わせです。

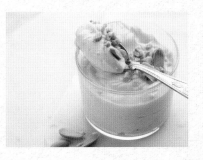

【豆苗】

Bean sprouts

切る位置を間違えると大ゾン！

再生は脇芽を残すことを忘れずに！

えんどう豆の若芽である豆苗は成長する力が強く、切ってもすぐに次の芽が生えるタフ食材。でも、最初に切る時に脇芽を残さないと、再生力が発揮できず、成長スピードが遅くなります。ちなみに、栄養価たっぷりの再生は2回めまで！

主な栄養成分 ✕ 豆苗の体にいいこと！

- β-カロテン 3000μg
- ビタミンC 43mg
- ビタミンK 210μg
- 葉酸 210μg

- 酸化を予防する
- 肌の老化を防ぐ
- 免疫力を高める
- 骨を丈夫にする

Vegetable point

体にもお財布にも優しい！

豆苗の部位図鑑

葉

ビタミン豊富な栄養野菜！

小松菜と同等のβ-カロテンを含む豆苗。葉酸などのビタミンB群も豊富なほか、カルシウムの定着を助けるビタミンKなら1日の摂取量を豆苗でまかなえます。

調理で栄養丸ごと！

脂溶性ビタミンは油炒めで！

豆苗に豊富なβ-カロテンやビタミンKは脂溶性のため、油と一緒に摂るのが吸収力アップのコツ。これらのビタミンは加熱でも減りませんが、葉酸やビタミンCは茹で調理だと水に溶け出し半分～1/3以下になってしまいます。加熱するなら脂質と合わせた調理が鉄則です！

—— CUT!

脇芽

2つの脇芽を見逃すな！

豆部分の上から5～7cmまでの場所に、2つの脇芽（成長点）があります。豆の部分の豊富な栄養がこの脇芽へと送られるため、切ってもどんどん伸びてくるのです。

豆と野菜のいいとこどり！

豆苗の可食部分は茎と葉の部分のみですが、豆からの栄養が送られるため、野菜の中でもたんぱく質が豊富。ビタミンB群が多いのも豆のパワーなのです。安くて栄養バランスもばっちりな豆苗は、まさに家庭の救世主になる野菜なのです。

Column　豆苗は何回再生できる？

2回収穫で栄養価最大に

脇芽を残した豆苗は、浅い容器に入れ、豆苗のスポンジ状の根が浸かるぐらいの水を入れて置いておけばOK。豆を水に浸けると傷みやすいので、量を加減するようにしましょう。豆苗の収穫は2回までが栄養価も高くおすすめです。

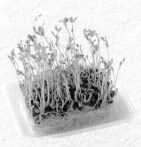

＋動物性たんぱく質で ミネラルの **吸収率** アップ！

主な栄養成分 × たけのこの体にいいこと！

食物繊維 520mg
カリウム 1.3mg
チロシン 180mg

- 腸内環境を整える
- 余計な塩分を排出する
- 脳機能を活性化させる

亜鉛の吸収率はたった30％

カリウムや亜鉛などのミネラルを豊富に含むたけのこ。しかし亜鉛は体内では約30％しか吸収されず、しかもその量は年齢とともに低下してしまいます。この吸収率は、肉や魚などの動物性たんぱく質が高めてくれるのです。

調理で栄養丸ごと！

アク抜きに 「糠」は不要？

一般的にたけのこのアク抜きには米の研ぎ汁や糠を使用します。これは「シュウ酸」ともうひとつのえぐみの原因「ホモゲンチジン酸」を取り除くために使われます。しかしシュウ酸と違い、ホモゲンチジン酸はチロシンというアミノ酸の酸化によって発生したもので、漢方にも含まれている成分。わざわざ時間をかけて取り除く必要はありません。栄養的には「茹で調理によるシュウ酸のアク抜き」のみでOK。油で炒めるとえぐみを感じにくくなるうえ、脂溶性のビタミンEも含まれているので、抗酸化成分の吸収率も上がり、おすすめです。

穂先

シュウ酸の **40％** が集中！

たけのこのえぐみの原因のひとつ「シュウ酸」は先端の部分に40％が含まれています。シュウ酸は結石の原因になる物質で水溶性。そのため、茹で調理によるアク抜きが必要になるのです。

節

たけのこの部位図鑑

すべての節に成長点が！

「10日で竹になる」という驚きの成長スピードを誇るたけのこ。その秘密は「節」にあります。60個あるという節のすべてに成長点があり、根から送られた栄養によって同時に伸びていきます。

Vegetable point

脳を活性化させる 成分「チロシン」

たけのこの「チロシン」は脳を活性化させ、ストレスも緩和させる成分。脳のエネルギー源になる糖分を含むお米との組み合わせならその効果をしっかり享受することができます。水溶性のカリウムも余すところなく摂れます。

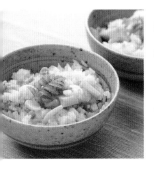

デトックス＆体の免疫を高める効果も！

【カリフラワー】

Cauliflower

抗酸化力は生で100%摂る!

ビタミンC 81mg
スルフォラファン
葉酸 94μg
カリウム 410mg

■ 酸化を予防する
■ がんを予防する
■ 免疫力を高める

Vegetable point

2日以内に
食べ切って
栄養ロスを防ぐ

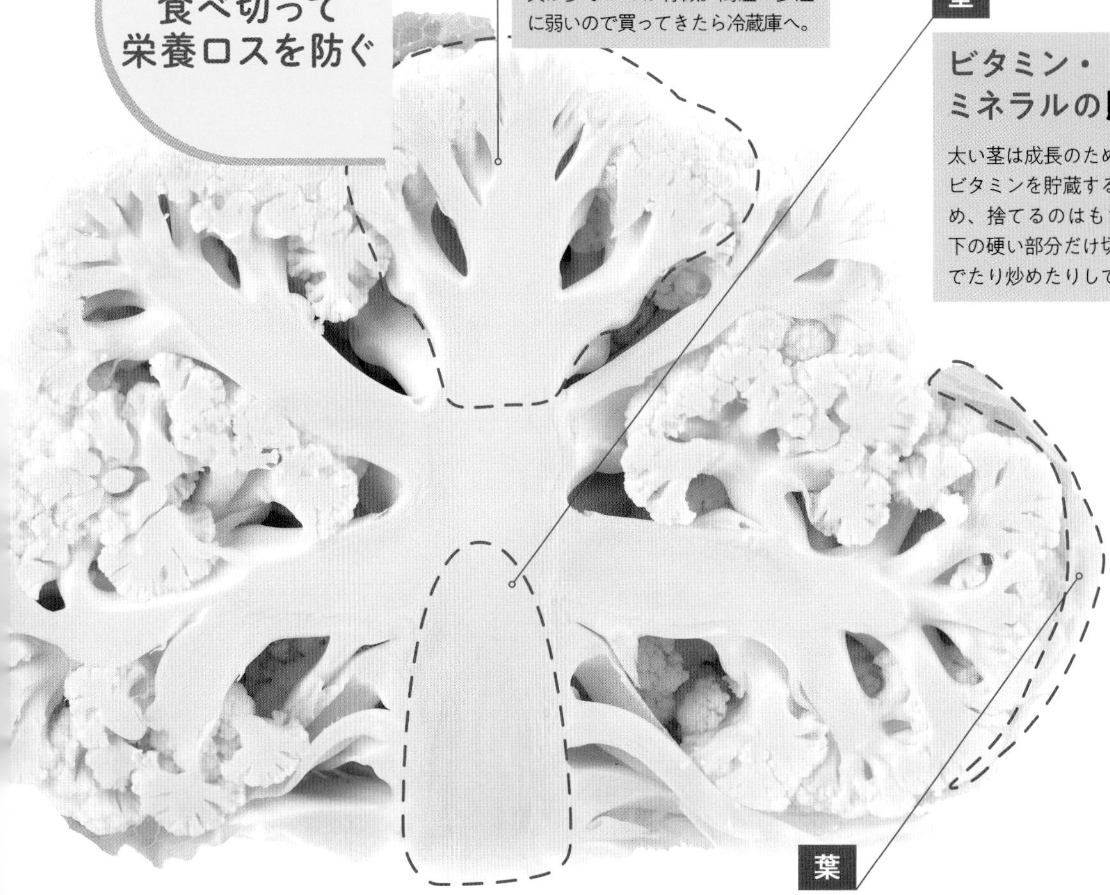

花蕾

ビタミンC含有量はここが一番!

ビタミンCが最も多いのは花蕾の部分。ほかの野菜と異なり、カリフラワーのビタミンCは加熱による損失が少ないのが特徴。高温・多湿に弱いので買ってきたら冷蔵庫へ。

茎

ビタミン・ミネラルの貯蔵庫!

太い茎は成長のためのミネラルやビタミンを貯蔵する役割があるため、捨てるのはもちろんNG!下の硬い部分だけ切り落とせば茹でたり炒めたりして食べられます。

葉

たんぱく質はほかの部位の2倍!

葉の部分にはたんぱく質がほかの部位の約2倍も含まれているほか、カルシウムや鉄分、β-カロテンも含まれています。葉物野菜感覚で、炒めものなどに使うのが◎。

Wの抗酸化力を生で丸ごと!

ブロッコリーと同様にアブラナ科の野菜であるカリフラワーは、抗酸化成分スルフォラファンに加え、ビタミンCも豊富。生で食べられるカリフラワーは、スルフォラファンを加熱によって変化させることなく摂ることができるのです。

生でも
おいしく食べられる！

花蕾の部分に水分を多く含むカリフラワーは、似た野菜であるブロッコリーよりも生で食べやすいのが特徴。水溶性成分を多く含むため、加熱する場合も短時間がおすすめ。硬めに仕上げてもおいしく食べることができます。

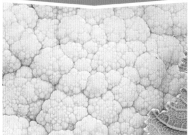

生

みじん切りで活性化！

スルフォラファンは切ることで活性化します。噛むだけでももちろんOKですが、みじん切りにして活性化させるのも◎。サラダなどに加えるとコリコリとした食感がアクセントに。

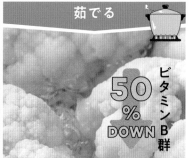

茹でる

50% DOWN ビタミンB群

ビタミンB群が流出

葉酸のほかにも、ナイアシン、パントテン酸などエネルギー代謝を助ける水溶性のビタミンB群。切って茹でる調理の場合には、約50％が失われてしまいます。

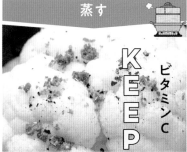

蒸す

KEEP ビタミンC

ビタミンCはほぼそのまま！

温野菜として食べたい場合には、蒸し調理がおすすめ。カリフラワーのビタミンCは加熱に強いのでキープでき、ビタミンB群やミネラルなど水溶性成分の流出も抑えます。

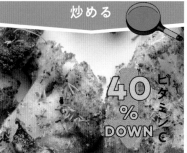

炒める

40% DOWN ビタミンC

大きめカット＆短時間で

通常、野菜のビタミンCは炒めると失われがちですが、カリフラワーの場合は最大4割程度に抑えることができます。ロスを少なくするためには、大きめに切って短時間加熱を。

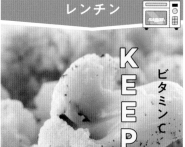

レンチン

KEEP ビタミンC

ひと口大にカットしてから

蒸し調理と同様、電子レンジ調理でもビタミンロスはほぼなし。大きめカットだと加熱ムラが出てしまうので、ひと口大のサイズに揃えてカットするようにしましょう。

油と和えることで
さらに最強食材に！

カリフラワーには血液を凝固させたり、骨密度を保ったりする働きのあるビタミンKも含まれていますが、この成分は脂溶性。みじん切りのカリフラワーをオリーブオイルなどの油と和えるサラダなら、ビタミン・スルフォラファンも余すところなく摂れる最強レシピに。

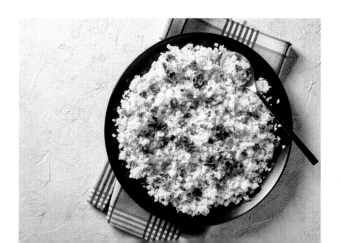

Column

茹でるなら「丸ごと」で
栄養と旨みを閉じ込める！

小房に分けない
のがポイント！

水分の多いカリフラワーは、小房に分けて茹でると、栄養損失だけでなく、ポロポロと崩れて食感も悪くなります。丸ごと茹でる方法なら、栄養も旨みも流出しづらく、適度に食感を残したまま加熱することができます。沸騰したお湯に茎から入れて1分、裏返して1分茹でればOK。

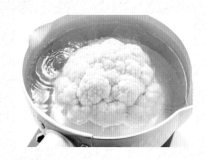

Carrot

【にんじん】

皮むきで抗酸化機能が3割ロス!

にんじんの部位図鑑

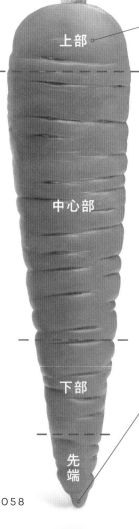

上部

中心部

下部

先端

葉

葉酸の量は根の3.5倍!

にんじんの葉は、β-カロテン量こそ根にかなわないものの、根と同等、またはそれ以上に栄養が多く含まれていて、カルシウムは約3倍、葉酸は約3.5倍もの量になります。

上部

ビタミンC量最大!

葉と一緒に切り落としてしまいがちな上部ですが、実はビタミンCが最も豊富な部位。中心部の1.4倍の量が含まれているので、切り落としすぎはもったいない!

Vegetable point

β-カロテン含有量ピカイチの抗酸化野菜!

先端

ビタミンの貯蔵庫!

上部に続いてビタミン量が多いのがこの先端部。ここも切り落としてしまう人が多いですが、実はβ-カロテン、ビタミンC共に中心部よりも豊富な部位なのです。

皮と中心部ではβ-カロテン量が大違い!

　にんじんの栄養といえば、やはり重要なのが抗酸化ビタミンのβ-カロテンです。にんじんの栄養は中心部から外側に向けて送られて成長するため、中心部の栄養は少なく、皮付近が多くなるのが基本。そのためβ-カロテンを比較すると、中心分に比べて皮付近には2.5倍もの量が含まれているのです。また皮つきと皮なしのものを比較すると、皮なしではその量が20～30%ダウンしてしまいます。ビタミンCも皮をむいたものではその量が30～40%ダウンしてしまうため、抗酸化力をしっかりと吸収したいならば皮つきのものがマストです。

にんじんの酵素は
ビタミンCを壊さない!

にんじんに含まれるアスコルビナーゼはビタミンCを「還元型」から「酸化型」に変えるため、ビタミンCを酸化させ壊してしまうと考えられていました。しかし、酸化型ビタミンCは体内に入ると、還元型ビタミンCと同じように働くので「ビタミンCが壊れる」は間違いなのです。

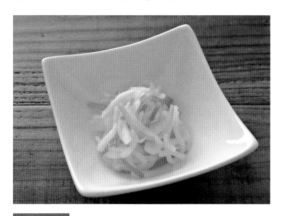

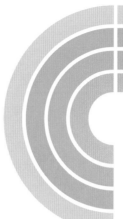

主な栄養成分 ✕ にんじんの体にいいこと!

- β-カロテン 8600μg
- リコピン 21μg
- カルシウム 28mg
- カリウム 300mg

■ 酸化を予防する
■ 免疫力を高める
■ 血糖値の上昇を防ぐ
■ 腸内環境を整える
■ 余分な塩分を排出する

抗酸化力&
免疫力アップに期待!

野菜の中でもトップクラスのβ-カロテン量を誇るにんじんは、身近な野菜でありつつも免疫力と抗酸化力を高めてくれる頼もしい食材です。葉酸などのビタミンやカルシウム、カリウムなどのミネラルとともに、食物繊維も豊富なので腸内環境も整えられます。

維管束

ビタミンCは
中心部の 2.5倍

水分や養分を全体に送る役割の維管束。栄養の通り道であるため栄養が多く含まれている部位になります。ビタミンCは皮層とほぼ同等で、中心部と比べると約2.5倍部。

中心部（木部）

古くなると栄養分が抜ける!

蓄えた栄養を、根を成長させるために外側に送る部位。そのために栄養成分は少なく、時間が経つと広がっていきます。時間が経ちすぎるとここに穴が開いてスカスカに。

皮層

β-カロテン中心部の 2.5倍

中心部から送られた栄養が豊富な皮付近。β-カロテンをはじめとしたビタミンに加え、ポリフェノールも皮に中心の4倍の量が含まれています。できるだけむかないのが◎!

Column ## にんじんのβ-カロテンはジュースがお得!

ジュースにすることで
β-カロテンの吸収率を2.7倍に

にんじんのβ-カロテンは、加熱したり細かく砕くことで吸収力が高まるといわれます。にんじんのピューレを原材料にしたジュースを用いたβ-カロテンの吸収率を調べた実験によると、生にんじんに比べてジュースの吸収率は約2.7倍にもアップしたのです。

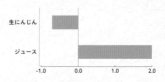

カゴメ株式会社「β-カロテンの効率的な摂取
方法に関する研究」(2015)

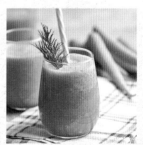

Carrot

にんじんの栄養吸収のコツ

にんじんは加熱&油で β-カロテン吸収2.7倍！

にんじんのβ-カロテンは油と調理がマスト

にんじんの最重要成分β-カロテンは細かく砕いたり加熱するのに加え、油と一緒に摂ることで吸収率2.7倍に。β-カロテンは脂溶性のため、油を加えることで溶け出してくれるからです。またにんじんには、β-カロテン同様、体内でビタミンAに変身するα-カロテンも含まれています。α-カロテンはビタミンAへの変換率は低いものの、β-カロテンよりも高いがん抑制効果が期待されています。油と摂れば、α-カロテンの吸収率もアップさせられます。

切り方で栄養丸ごと！
縦切りよりも輪切りか乱切りに

部位図鑑で説明した通り、にんじんは皮付近と中心部分で栄養素が大きく変わります。縦切りにすると、場所によってはビタミン類が1/2以下になってしまう場合も。切る場合には、中心と外側を一緒に食べられる「輪切り」か「乱切り」にするのがおすすめです。また、葉をつけたまま保存すると上部のビタミンが葉のほうに送られてしまうため、買ってきたら根と葉をヘタの部分から切り落としましょう。

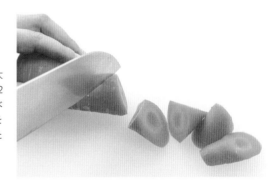

Vegetable point

葉っぱは
すぐ
切り落とす！

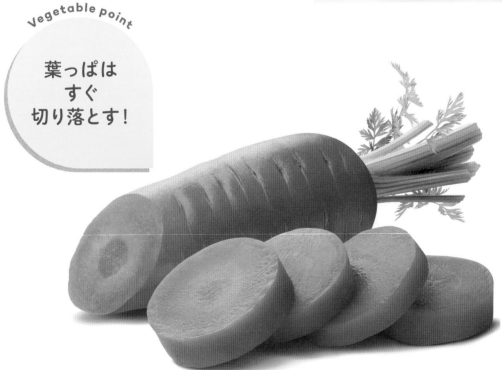

061

調理で栄養丸ごと！

β-カロテンは油炒めで吸収率を上げる！

にんじんのβ-カロテンは、体内にビタミンAが不足している場合には変換され、十分なビタミンAがある場合には変換されずに体外へ排出されるので、過剰摂取の心配はありません。加熱＆油で吸収を高めて摂りましょう！

生	茹でる	炒める	レンチン

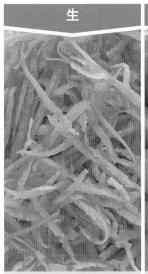

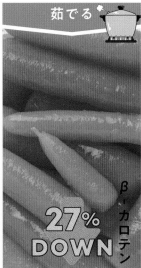

27% DOWN β-カロテン

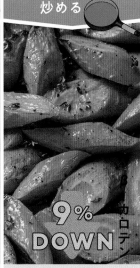

9% DOWN β-カロテン

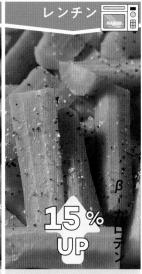

15% UP β-カロテン

β-カロテン吸収率は8％

にんじんは生でもサラダなどで摂取できますが、β-カロテンの吸収率はなんと1割以下。サラダで食べる場合でも、レンチンなどで加熱するのがおすすめです。

吸収率は加熱でUP

にんじんのβ-カロテンは、加熱して柔らかくすることでも吸収しやすくすることができます。ただし葉酸やカリウムなどの水溶性成分は水中へ溶け出します。

β-カロテン吸収率No.1！

β-カロテン量は微減しますが、加熱と脂質をプラスすることの両方が同時にできるため、β-カロテン吸収率が2.7倍にアップします。

β-カロテン量がUP

β-カロテン量が増えるレンジ調理ですが、吸収率のアップはやや低め。時間がない時に活用して、食べる時にオリーブオイルなどの脂質を加えるのがおすすめです。

保存で栄養丸ごと！

にんじんは切って保存がマスト？切って置いておくとビタミンC量が増える！

にんじんなど根菜は、切断のストレスによってビタミンCを増やすことがあります。切って2日間保存したにんじんのビタミンCが2倍以上になるという報告も。しかし、すりおろした場合には逆にビタミンが減ってしまいます。離乳食や介護食ですりおろす場合は、ビタミンC食材をプラスしましょう。

ビタミンC量

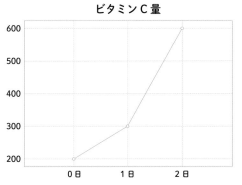

	0日	1日	2日
600			
500			
400			
300			
200			

Column

良質な脂質と合わせてβ-カロテンの吸収アップ！

生でも吸収率を上げて抗酸化作用をゲット

加熱によって吸収率が上がるβ-カロテンですが、良質な脂質と合わせれば生でも吸収率がアップします。DHA・EPAを多く含むツナ缶や、リノール酸豊富なアボカドがおすすめ。アボカド＋生にんじんの場合、β-カロテンの吸収力は6.5倍になったという報告も。

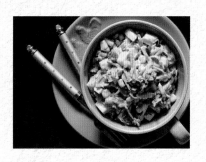

大羽和子「野菜の切断・放置,生食調理に伴うビタミンC量およびアスコルビン酸オキシダーゼ活性の変化」(1990),日本家政学会誌,41(8),P.715〜721

【じゃがいも】 Potatoes

スライスでミネラル**8割**ダウン!

皮

ポリフェノールは皮に**20倍**!

じゃがいもの皮と皮の下の部分には、強い抗酸化作用を持ち、悪玉コレステロールを下げる働きや老化防止にも役立つポリフェノール・クロロゲン酸が中心部の約20倍も含まれているほか、葉酸やミネラルも集中しています。

新じゃがと
普通のじゃがいも
ビタミンC量なら
新じゃが!

春になると出回る新じゃがは、ビタミンCが普通のじゃがいもより2～4倍も多く、季節になったら積極的に食べたい野菜。水分量が多く傷みやすいので、早めに食べ切るのを忘れずに。

Vegetable point

Wの
抗酸化力で
体を守る!

じゃがいもの部位図鑑

中心部

GABA量は
外側の**4倍**!!

近年の研究では、じゃがいもにはリラックス効果で知られるGABAも豊富なことがわかっています。脳内の神経伝達物質として働くほか、血圧上昇の抑制効果も期待できるのです。

意外なビタミンC野菜!

でんぷんなどの炭水化物を多く含み、カロリーを気にする人も多いじゃがいもですが、実はカロリーはお米の約半分。またビタミンCが豊富でりんごの約5倍の量が含まれています。しかもじゃがいものビタミンCはでんぷんに守ら

含有量はりんごの5倍!

れていて、加熱しても壊れにくいという特徴があります。また脳の働きを活発にしたり、ストレスを緩和したりするGABAも豊富。余分な塩分を排出し、体内の水分バランスを保つカリウムも多く含む、意外な健康野菜なのです。

じゃがいもの栄養は
切れば切るほどソン！

じゃがいもに含まれるカリウムなどのミネラルは、切って水にさらしてから調理すると、減少する傾向に。薄くスライスした場合、その量は約2〜3割に減少！　切ってから加熱することでビタミンCも減少するので、調理する場合にはスライスは避けた方が◎。できるだけ丸ごとがおすすめです。

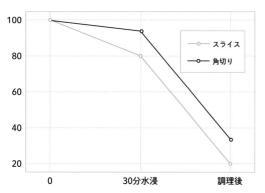

江後迪子「調理による野菜の無機成分の動向(第4報)-じゃがいも調理について-」1988, 別府大学短期大学部紀要第7号, P15-20

主な栄養成分 ✕ じゃがいもの体にいいこと！

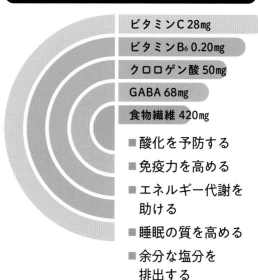

ビタミンC 28mg

ビタミンB6 0.20mg

クロロゲン酸 50mg

GABA 68mg

食物繊維 420mg

- 酸化を予防する
- 免疫力を高める
- エネルギー代謝を助ける
- 睡眠の質を高める
- 余分な塩分を排出する

皮をむくと栄養価が
半分に激減！

じゃがいもの皮には、紫外線による酸化などから身を守るため、クロロフィルだけでなく様々な栄養が豊富。ビタミンCや食物繊維が多く、厚めに皮をむいてしまうとその量はほぼ半分に激減してしまいます。できるだけ皮ごと食べることが栄養面ではおすすめ。

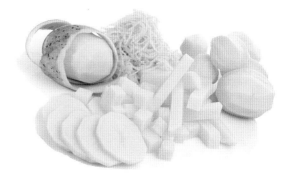

実（塊茎）

でんぷんに包まれた
ビタミンC！

根菜とはいうものの、じゃがいもの可食部分は根ではなく「茎」。茎が大きく肥大した塊茎という部位です。塊茎には、でんぷんが豊富に含まれており、ビタミンCを守っています。

Column　じゃがいもの毒素は食べても大丈夫？

子供は特に注意！
緑色の皮も取り除こう

芽に含まれるソラニンは、大人では200mg〜、子どもではその1/10量で食中毒症状を起こすことがあります。通常、100gのじゃがいもに含まれるソラニンは数10gなので、大人なら問題なくても子供には注意が必要。緑色になった皮や実にも含まれるので、一緒に取り除きましょう。

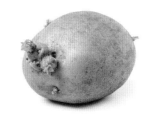

Potatoes

じゃがいもの栄養吸収のコツ

茹でるなら皮ごと、おすすめは「レンチン」!

加熱する前に切ってしまうとビタミンCが70％減少!

じゃがいものビタミンCは、ほかの野菜に比べて調理による損失は少ないのが特徴です。ただし、小さく切ったり、水にさらしたりすると、やはり切り口からビタミンCが溶出してしまいます。じゃがいもは生のまま食べることが難しい野菜なので加熱するのが基本ですが、加熱する前に切ってしまうのはソン!　最大でビタミンCを7割も失ってしまいます。調理の際には丸ごと加熱してから切ったり潰したりすれば、旨みやミネラルも流出しづらくなります。

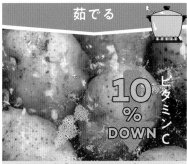

調理での
ビタミン損失は
少なめ

Vegetable point

調理で栄養丸ごと!
加熱する時の切りすぎはNGです!

ビタミンCとともに、ビタミンB₆やカリウムなどのミネラルも水溶性のため、カットすると切り口から流出してしまいます。できるだけ「皮付き・丸ごと」の調理を基本にしましょう。やむを得ず切る場合にはレンチン加熱を。

生

生でも食べられるけど…
加熱が基本のじゃがいもですが、生で食べることも可能。ただし、じゃがいものでんぷんは生のままでは消化しづらくお腹を壊すこともあるので注意しましょう。

茹でる

10% DOWN　ビタミンC

必ず「水から」茹でよう
丸ごとのじゃがいもは水から茹で、沸騰してから約20分ほど加熱します。沸騰したお湯に入れる調理よりも栄養の流出が少なく、甘みもしっかりと引き出すことができます。

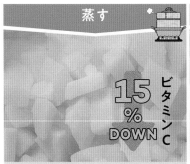

蒸す

15% DOWN　ビタミンC

丸ごと蒸してホクホクに
蒸し調理も栄養ロスは少ないものの、ビタミンCの減少は丸ごと茹でよりやや多め。蒸しの場合にもできるだけ丸ごと蒸したほうが、栄養的にもおいしさの面でもおすすめです。

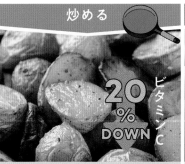

炒める

20% DOWN　ビタミンC

焦がさないように注意!
炒める、揚げるなどの調理は丸ごとだと時間がかかりすぎるためカットせざるを得ません。そのためどうしても栄養の流出は避けられません。また茶色くなるほど焦がすのはNG。

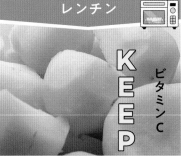

レンチン

KEEP　ビタミンC

ビタミンCはそのまま
レンジでの加熱は短時間で済み、水も使わないので栄養はほぼそのまま。濡れたキッチンペーパーに包んでからラップをして3分加熱（硬いようなら短時間ずつ追加）を。

調理で栄養丸ごと！

冷ますことで腸内環境改善効果がアップ！

でんぷん質で糖質が高いイメージのじゃがいもですが、実はいも類の中でも最も糖質が低くビタミンCや食物繊維も豊富なので、日常的に食べてほしい野菜なのです。また、じゃがいもをはじめとしたでんぷんの多い食材は、一度冷ますことで「レジスタントスターチ」という成分に変化します。レジスタントスターチは大腸の善玉菌のエサとなり、腸内環境を整えるのに役立ちます。一度レジスタントスターチに変化したでんぷんは、再加熱してもそのまま。じゃがいもを使った料理は、作り置きするのもおすすめなのです。

	カロリー	糖質(g)
じゃがいも	59	17
やまいも	118	25.7
さつまいも	126	30.9
ながいも	64	14.1

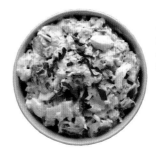

じゃがいもを冷まして使うポテトサラダは、腸活におすすめのレシピ。じゃがいもを茹でる際には細かく切らず、丸ごと茹でるかレンチン加熱を。

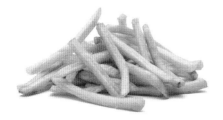

揚げるならレンチンしてから

全体に濃い色がつくほどの揚げ調理は、体を酸化させる「アクリルアミド」を発生させやすくなります。アクリルアミドの発生は調理時間に比例するため、揚げる時間を短くするのがポイント。一度レンチンしてから揚げれば調理時間を短くすることができますよ。

仕上がり	1	2	3	4	5
加熱の目安	焦げ色がほぼつかない	ごく薄い揚げ色	全体に軽い揚げ色	全体に揚げ色	
状態					

Column

＋昆布でGABAを1.5倍に！

GABAたっぷりじゃがいもの味噌汁

じゃがいもの注目成分・GABAは旨み成分のグルタミン酸を加えると増加するという報告がされています。そこでおすすめなのが、じゃがいものGABAを増やした味噌汁です。

<作り方>
1 ひと口大に切ったじゃがいもを、昆布と一緒に水に漬けて6時間以上置く。
2 1を鍋に入れて火にかけ、じゃがいもに火が通ったら止め、味噌を溶き入れれば完成！

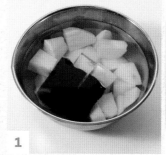

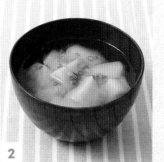

皮と種を除いてしまうと
９割栄養ロス！

皮

リコピンの**8**割が皮に

やわらかい果肉を守るトマトの果皮は高い栄養価を持ちます。特に抗酸化作用の高い色素リコピンは全体の約8割、果肉の約1.7倍の量が含まれています。またβ-カロテンは全体の約6割、ビタミンCは全体の約3割が皮に存在しています。

種子

種子には**6**割の
ポリフェノール

トマトの果肉の内側にある種子には抗酸化作用を持つフェノール類が多く含まれており、その量は全体の約6割に相当します。そのため、種子を取り除くと抗酸化作用が大幅に失われるという研究結果も報告されています。

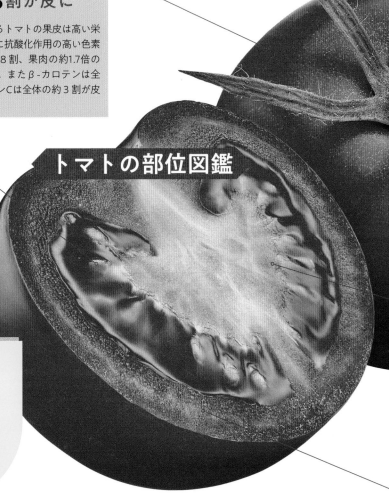

トマトの部位図鑑

赤い
リコピンは
健康の味方！

Vegetable point

皮と種子を取り除くのは大ゾンです！

　赤い色素の中に高い免疫力アップの効果を秘めたトマト。口当たりが悪くなるからと皮を湯むきしたり、種子を取り除いたりする調理法もありますが、栄養的には大ゾンなのです。特にトマトの皮には全体の部位の中でも最も多くの

リコピンが含まれているため、ここを取り除くだけでも8割の栄養を失ってしまいます。種子や胎座にもアミノ酸をはじめとした栄養が豊富。皮と種子を取り除いたトマトの栄養は、全体の1割程度になってしまいます！

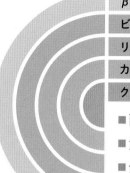

皮と種子を除くと抗酸化作用も8割ロス!

皮や種子にはβ-カロテンの他にもビタミンCやポリフェノールも豊富に含まれているため、抗酸化作用も非常に高い部位になります。皮と種子を取り除いて抗酸化作用を測定した実験によると、約8割もダウンしたという結果に。せっかく食べるなら、栄養は余すところなく摂りましょう!

部位別の抗酸化作用

- 種子 10%
- 果肉 20%
- 皮 70%

主な栄養成分 ✕ トマトの体にいいこと!

- β-カロテン 540µg
- ビタミンC 15mg
- リコピン 10mg
- カリウム 210mg
- クエン酸 240mg

- ■ 酸化を予防する
- ■ 免疫力を高める
- ■ 余分な塩分を排出する
- ■ 疲労を回復させる

免疫アップに抗酸化疲労回復効果も!

免疫機能の改善を促すリコピン、酸化を予防するβ-カロテンと体を健やかに保つ効果が満載のトマト。豊富な栄養成分は疲労回復にも効果があるという報告も。運動直後の疲労感の軽減や疲労物質の代謝効果も高いため、トレーニング時の水分補給にもトマトジュースが◎。

切り方で栄養丸ごと!

トマトの栄養を守る切り方!

トマトはお尻から伸びる白い線に沿って、一列に種子が並んでいます。切る時にはこの白線の上を避け、間を切るようにするのがおすすめです。種子と胎座を収めている果肉の部分に包丁が当たるため、種子と胎座に含まれている栄養が流出するのを防ぐことができます。

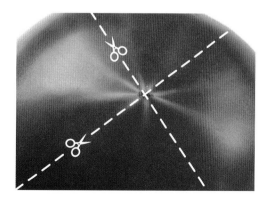

胎座

GABA量は果肉の倍!

種子を守っているゼリー部分は「胎座」。全体の8割のアミノ酸が集中しているため、ここを取り除いてしまうと旨みのほとんどが失われてしまいます。またGABAも果肉の倍近くの量が含まれています。

果肉

9割の水分とミネラルが

爽やかな酸味の果肉部分ですが、実はほとんどが水分。みずみずしい果肉の中に、カリウムやリンなどのミネラルが含まれています。果肉は赤ければ赤いほどリコピン量が豊富なので、鮮やかな色のものを選びましょう。

トマトの栄養吸収のコツ

トマトを食べるなら
加熱して2倍お得に!

リコピンもβ-カロテンも加熱で吸収率アップ

生のままサラダなどにして食べることが多いトマトですが、実はリコピンを摂るなら加熱して食べたほうがお得なのです。トマトの重要成分リコピンは、加熱して細胞壁を壊すことで吸収しやすくなるため、吸収率が約2倍にアップします。トマトに含まれるβ-カロテンも加熱することで吸収しやすくなるため、できるだけ加熱して食べるほうがおすすめです。またリコピンもβ-カロテンも脂溶性なので、油をプラスすればさらにお得に摂ることが可能です。

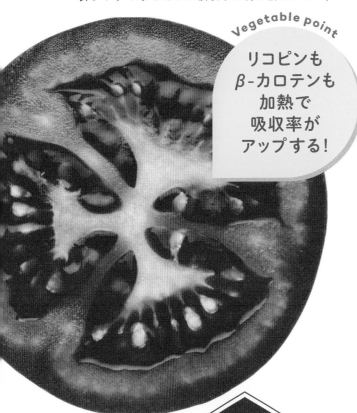

Vegetable point

リコピンも
β-カロテンも
加熱で
吸収率が
アップする!

肝臓中のリコピン濃度

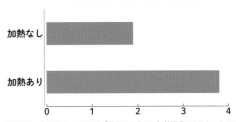

	0	1	2	3	4
加熱なし					
加熱あり					

竹村諒太、本田真己、深谷哲也「特定の野菜との加熱調理によるトマトリコピンの cis 異性化の促進」2019, 日本調理科学会誌, 52号, P57〜66

冷凍でも吸収率はアップする?

リコピンの吸収率は細胞壁を壊すと高まるため、冷凍によって細胞壁を壊せば同様の効果が期待できます。冷凍ならビタミンCやβ-カロテンもキープできるので、一度に食べきれなければ冷凍保存もおすすめです。冷凍トマトは加熱するとすぐにやわらかくなるので、時短調理も可能に。

Column 食べる時間で
摂れる栄養が変わる!

リコピンなら朝
GABAなら夜

栄養成分の中には、食べる時間によって消化・吸収できる量が変化したり、効果が変わるものがあります。トマトのリコピンは朝に摂ると昼の1.3倍、夜の1.4倍の吸収率に。一方リラックス効果のあるGABAは睡眠の質を高めてくれるため、夜に摂ると効果的です。

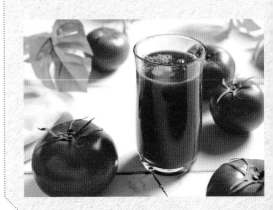

調理で栄養丸ごと！

加熱＆油が最適調理

リコピンやβ-カロテンの吸収率が上がることに加え、加熱するとトマトの抗酸化力もアップします。また、旨みのもとのアミノ酸が甘みに変わるので、おいしさの面でも加熱はおすすめ。

生	煮る	炒める	レンチン

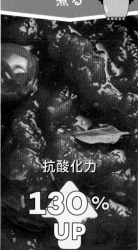
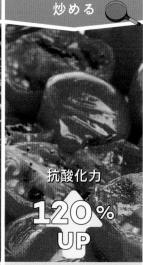
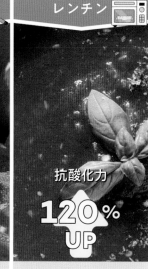

抗酸化力
130% UP

抗酸化力
120% UP

抗酸化力
120% UP

ミネラルはキープ

トマトを生で食べる場合、ビタミンCやミネラルはキープできるものの、β-カロテンやリコピンの吸収率はそのまま。脂質をプラスして吸収率を上げましょう。

煮込みにはトマトを

トマトの抗酸化力は、加熱すると高まる傾向にあります。煮込みの場合、30分で1.3倍にアップします。またリコピンの吸収率は加熱だけでも2倍になります。

＋油で吸収率アップ

炒め調理でも抗酸化力はアップ。油を使う炒め調理は、リコピンの吸収率を約3倍に、β-カロテンの吸収率も約2倍に高められる、おすすめの調理法です。

手軽でお得！

電子レンジの加熱の場合、抗酸化力とともにリコピンも増加する可能性が。またビタミンCやカリウムなど、水溶性の栄養素の損失も最小限に抑えることができます。

保存で栄養丸ごと！

保存するなら常温で！

水分が多いトマトは冷蔵庫で保存したくなりますが、実は常温での「追熟」でリコピンを増やすことができます。少し硬さのあるものや、緑の部分が残るトマトは常温で追熟させると60％リコピン量がアップする場合も。

1

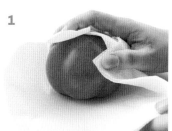

1つずつキッチンペーパーか新聞紙に包む

2

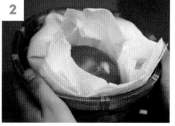

通気性のいいカゴなどに入れ、直射日光の当たらない場所で保存

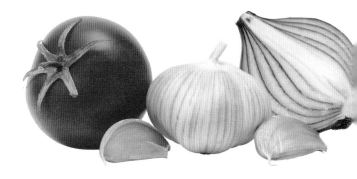

組み合わせで栄養丸ごと！

にんにくや玉ねぎと加熱でさらにリコピン吸収率アップ！

トマトのリコピンは、にんにくや玉ねぎと一緒に調理することでさらに吸収率を上げられることが近年の研究で報告されています。にんにくや玉ねぎを加熱すると発生する「ジアリルジスルフィド」がリコピンを吸収しやすい成分に変化させるため、一緒に加熱するのがベストです。

Pumpkin

【カボチャ】

カボチャの"皮"には エース級の栄養!

主な栄養成分 × カボチャの体にいいこと!

β-カロテン 4000μg

カルシウム 43mg

カリウム 5.2mg

■ 酸化を 予防する

■ 免疫力を 高める

■ 肌の老化を 防ぐ

抗酸化力は皮にこそあり

ビタミンやでんぷんを多く含む緑黄色野菜であるカボチャの大事な栄養素といえば、やはりβ-カロテン。β-カロテンは果肉にも豊富ですが、実は皮に果肉の約3倍の量が含まれているため、皮も一緒に食べないともったいないのです。

Vegetable point

高栄養・低糖質のスーパーフード!

外皮

皮には約3倍の β-カロテン!

皮は果肉以上の栄養がある部分。果肉の約3倍のβ-カロテンのほか、カルシウムは果肉の約5倍、鉄分は約2倍が含まれています。

果肉

カリウム含有が断トツ!

果肉に多く含まれるのは、体内の水分量を整えるカリウム。むくみを解消する効果のあるカリウム含有量は、きゅうりの約2倍の量に。

種子&ワタ

稀少栄養素・亜鉛が4倍!

カボチャの種子やワタにはミネラルやビタミンがたっぷりで、亜鉛は果肉の約4倍も含まれます。種子には良質な脂質であるリノール酸も豊富です。

カボチャの部位図鑑

切り方で栄養丸ごと!

カボチャを安定 させてからカット!

皮ごとのカボチャは「硬くて切るのが苦手」という人も多いはず。ケガを防ぐためには切り口をしっかりまな板につけ、安定させてから切るようにするのがポイント。丸ごとのカボチャを切る場合には、まずはヘタを刃元で取り除きましょう。

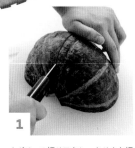

1 カボチャの切り口をしっかりまな板に押しつけ、安定させてから両手で包丁を押さえて皮ごと切る。

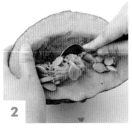

2 水分の多いワタは、必ずすぐに取り除く。取り出したワタは、レンチンしてからポタージュなどに。

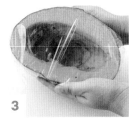

3 すぐに使わない場合には、切り口にぴったりとラップを被せてから野菜室で保存。

カボチャは火が
入ることで栄養たっぷりに

カボチャに含まれるβ-カロテンとビタミンEは脂溶性のため、脂質を加えた調理がお得です。またカボチャのビタミンCは、じゃがいもと同じようにでんぷんに守られているため、加熱によって減りにくくなっています。

生	茹でる	炒める	レンチン

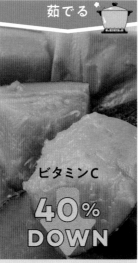

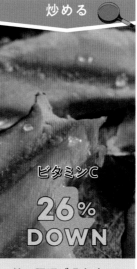

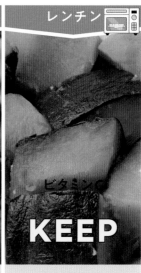

ビタミンC
40% DOWN

ビタミンC
26% DOWN

ビタミンC
KEEP

カボチャは加熱が基本

生のままではでんぷんが消化しづらく、β-カロテンやビタミンEなどの栄養も摂取しづらい野菜ですが、近年はコリンキーなど、生で食べられる品種も登場しています。

切り口から流出！

カボチャのビタミンCは加熱で壊れにくいとはいえ、切って茹でる場合にはやはり4割ほど流出してしまいます。少ない水で蒸し煮にすれば、流出を抑えられます。

炒め調理で吸収率UP

ビタミンCはやや減少するものの、β-カロテンとビタミンEは油と調理すると吸収率が上がるため、効率的に吸収するなら炒め調理がベスト。

ビタミンをキープ！

水を使わない電子レンジでの加熱にすれば、カボチャのβ-カロテンやビタミンCもほぼ100％をキープしてミネラルの流出も防げます。短時間で調理できるのもうれしい。

手軽に蒸すなら
フライパン調理を

カボチャは蒸し調理であれば栄養の流出を少なく仕上げることができます。レンジ調理と同様に、フライパンを使った蒸し煮ならば手軽にできるのでおすすめです。

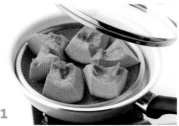

1 食べやすいサイズに切ったカボチャをザルにのせる。フライパンにザルが浸からない程度の水を入れて火をつける。

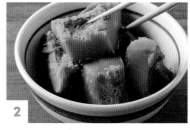

2 沸騰したらふたをして15分程度加熱し、柔らかくなれば完成。

冷凍すると
栄養価は上がる？

カボチャが一度に使いきれない場合には、使いやすい大きさに切ったカボチャを1回分ずつラップに包んで冷凍するのも◎。ビタミンCやミネラルはキープでき、わずかですがβ-カロテンが増加します。汁物なら凍ったまま入れれば解凍なしでOKです。

カボチャの種は
スーパーフード！

カボチャの種には、悪玉コレステロールの上昇を抑えるリノール酸のほか、女性ホルモンに似た働きをするリグナンも豊富で、更年期症状の改善効果が期待できます。よく洗ったカボチャの種をフライパンでローストすれば、おつまみやサラダのトッピングとして活躍します。

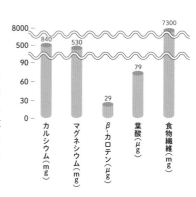

グラフ：カルシウム（mg）840、マグネシウム（mg）530、β-カロテン（μg）29、葉酸（μg）79、食物繊維（mg）7300

【なす】 Eggplant

なすのヘタを捨てると 抗がん 作用が ○ に！

ヘタ・ガク

ヘタには天然の**抗がん剤**が！

なすのヘタはイボを取る効果があるとして民間療法などで活用されていましたが、なんとヘタやガクに含まれる天然化合物が、子宮頸がんのがん細胞を死滅させることが、マウスを使った実験で発見されたのです。

切り方で栄養丸ごと！

ガクのお得な切り落とし方

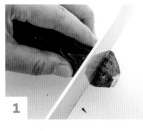

1 ヘタと果肉がつながっているところに、包丁でぐるっと切り込みを入れる。

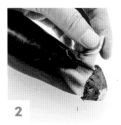

2 切り込みを入れた部分から下のガクを取り除き、残ったヘタごと調理を。

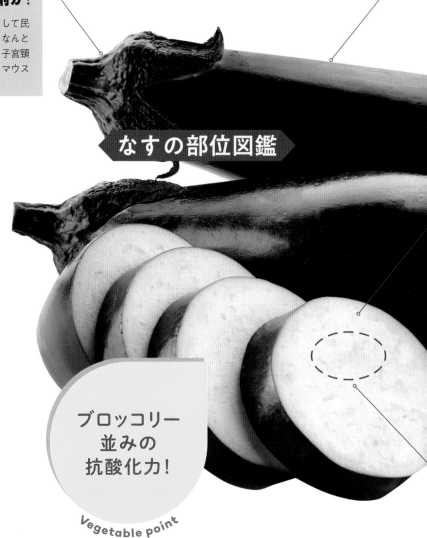

なすの部位図鑑

ブロッコリー並みの抗酸化力！

Vegetable point

ヘタごと調理するのがお得！

栄養価が少ないと考えられていたなすですが、近年はさまざまな栄養効果が発見されています。アントシアニンのナスニン、クロロゲン酸などのポリフェノールが含まれていて抗酸化性能が豊富なうえ、ヘタやガクには抗がん作用がある

ことが報告されています。ガクは口に残るのでそのまま食べるのは難しいですが、ヘタは切り落とさずにスープに入れたり、炒めたりして食べることが可能です。ガクごと干して、きんぴらなどで食べる方法もあります。

皮

抗酸化力は
果肉の**2～3倍**

なすの皮にはアントシアニンの一種であるナスニンなどのポリフェノールが豊富に含まれているため、抗酸化力は果肉の2～3倍ほども高いと考えられます。なすの皮をむくと、抗酸化成分をほぼ捨てることに。

果肉

下部にGABAが豊富!

スポンジ状の果肉は90％以上が水分。栄養成分は少なめですが、カリウムや食物繊維、ビタミンB群などがバランスよく含まれています。睡眠の質を高めるGABAは下部(果頂部)により豊富に含まれています。

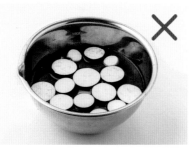

アク抜きで抗酸化効果
大ゾン!

なすのアクの正体は、ポリフェノールのクロロゲン酸。抗酸化作用のほか、糖分の吸収を抑えて脂肪の蓄積を防ぐとして、糖尿病をはじめとした生活習慣病の予防効果も期待できる成分。アク抜きをしてしまうとせっかくの栄養が抜けてしまうのです。

種子

多ければ多いほど
抗酸化成分アップ!

果肉の黒い点々は「食べても大丈夫?」と思うかもしれませんが、これは種子。クロロゲン酸が最も多く含まれている部位なので、多ければ多いほど抗酸化力は高くなります。茶色く変色している場合も問題はありません。

主な栄養成分 ✕ なすの体にいいこと!

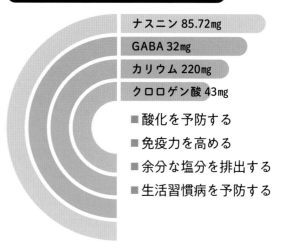

- ナスニン 85.72mg
- GABA 32mg
- カリウム 220mg
- クロロゲン酸 43mg

■ 酸化を予防する
■ 免疫力を高める
■ 余分な塩分を排出する
■ 生活習慣病を予防する

「なすが体を冷やす」
のは本当?

なすは水分が多く、確かに体の熱を下げる食材ではありますが、余分な水分や塩分を排出する「巡りを良くする」というのが正しいかもしれません。体を冷やしたい夏は、トマトやきゅうりなどの夏野菜と、体を冷やしたくない季節には、しょうがなどの体を温める食材と合わせるようにしましょう。

Column

新発見! ほかの食品の
1000倍の血圧改善効果

なすで血圧改善&リラックス!?

2016年に発見された「コリンエステル」は、ほかの食品の1000倍以上の量がなすに含まれている機能性成分で、血圧が高い場合には降下させ、交感神経の働きを抑えてリラックスさせてくれます。コリンエステルは加熱に強いので、調理して摂取することも可能ですが、アク抜きすると流出するので注意を。

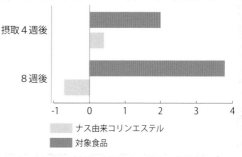

コリンエステルによる血圧改善効果

摂取4週後
8週後

-1　0　1　2　3　4

□ ナス由来コリンエステル
■ 対象食品

Nishimura, M.; Suzuki, M.; Takahashi, R.; Yamaguchi, S.; Tsubaki, K.; Fujita, T.; Nishihira, J.; Nakamura, K.Daily "Ingestion of Eggplant Powder Improves Blood Pressure and Psychological State in Stressed Individuals: A Randomized Placebo-Controlled Study" Nutrients 2019, 11, 2797.

Eggplant

なすの栄養吸収のコツ

なすのGABAは
60℃加熱で4割UP!

睡眠の質を上げるなら「蒸し」がおすすめ

なすの果肉に含まれているGABAは、60℃の低温加熱をすると約40%増加するため、リラックスしたり、睡眠の質を高めたりするGABAの効果を最大にするのであれば、おすすめは「低温蒸し」。蒸し器になすを入れたら火を止め、ふたをずらしてしばらく置くことで、60℃程度の温度をキープできます。またアミノ酸の一種であるGABAは、グルタミン酸などの旨み成分を加えることでも増加します。「低温蒸し＋味噌やチーズを加える」の合わせ技なら、GABAは約2倍に！

合わせワザ
でGABAを
2倍に！

Vegetable point

調理で栄養丸ごと！

なすの抗酸化力は加熱で引き出す！

なすのナスニンやクロロゲン酸などのポリフェノールが持つ抗酸化性能は加熱することで引き出されます。しかし成分自体は加熱しすぎると減少するので、高温・長時間ではなく低温加熱、または短時間加熱で。

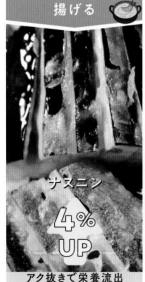

揚げる	蒸す	炒める	レンチン
ナスニン 4% UP	抗酸化力 50% UP	ナスニン KEEP	ナスニン KEEP

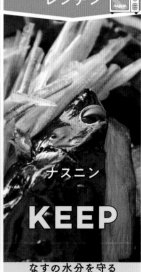

アク抜きで栄養流出

野菜のポリフェノールは切断や加熱で増加する場合がありますが、なすのナスニンも揚げ調理ならわずかに増加します。クロロゲン酸も、揚げ調理ならほぼキープ。

蒸して機能性アップ！

なすに含まれるポリフェノールの抗酸化力は、加熱すると増加します。ただし茹でると流出するため、おすすめは水を使わない蒸し調理。GABAの効果もアップできてお得です。

油でコーティング！

なすの栄養を丸ごと摂るなら、油でコーティングするのもおすすめです。ナスニンやカリウムなど、水溶性の成分が溶け出しにくくなるので、栄養ロスが少なくてすみます。

なすの水分を守る

なすの中の水分を逃さないため、電子レンジも栄養ロスが少ない調理法です。丸ごとレンチンする場合には、なすが爆発しないよう切り込みを入れるのを忘れずに。

油を摂りすぎない
調理のコツ

なすの果肉はスポンジ状になっているため、普通に切って炒めると驚くほど油を多く吸い、仕上がりが油っぽくなってしまうことも。油を少なめにさっぱりと仕上げるなら、最初に油を絡めておくと◎。切ったなすに小さじ1の油を絡めてしばらく置いて、しんなりしてきたら調理スタート。レンチン調理の場合も、最初に油を絡めておくとジューシーに仕上がります。

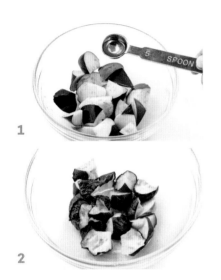

1

2

なすは常温が鉄則！

暖かい国が原産のなすは、5℃以下の寒いところが苦手。室温が15℃程度までであれば常温保存がおすすめです。水分が蒸発するとしなびてしまうので、ひとつずつラップに包んでおきます。冷蔵庫に入れる場合には、温度が高めの野菜室へ。

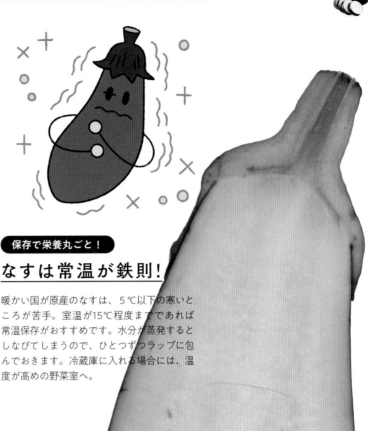

牛乳でなすがジューシーに！

フリットやソテーなど、なすをジューシーに仕上げたい場合に効果的なのが「牛乳に漬け込む」こと。なすの果肉に牛乳が入り込むと同時に、油を吸いすぎないためべちゃっとしません。切ったなすを30分ほど牛乳に漬け込み、オリーブオイルなどで両面を焼きます。チーズで旨みを足せば、GABAの効果も期待できる一品に。

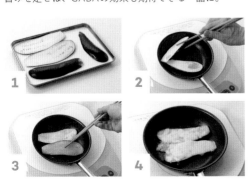

1   2

3   4

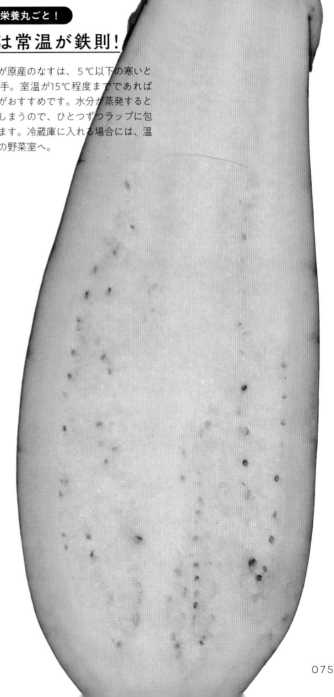

【きゅうり】

Cucumber

＋酢でビタミンB群が2倍に！

主な栄養成分 ✕
きゅうりの体にいいこと！

カリウム 200mg
ビタミンC 14mg
マグネシウム 15mg
シトルトリン 9.6mg

■ 余分な塩分を
排出する

■ 炎症を抑える

■ 血圧を正常に
する

きゅうり酢で肝機能をアップ！

ほとんど水分のきゅうりですが、酢に漬けてピクルスにすると栄養効果が急上昇！ 生のきゅうりとピクルスを比較すると、ビタミンB_2は2.4倍、葉酸は2倍にアップします！ ポリフェノールも1.4倍に大幅に増えます。

果根部

ビタミンCは全体の**2割**

花弁側の下部には全体の2割のビタミンCが含まれていますが、減少スピードが速く、1週間で10%ほどに減ってしまいます。また下部は甘みが強い部分ですが、どんどんここから味が抜けてしまうため、できるだけ早く食べましょう。

果皮

皮の緑は**β-カロテン**

きゅうりのビタミン類は皮に多く含まれており、特にβ-カロテンはほぼ皮にのみ含まれているため、できるだけむかずに食べましょう。皮にイボがある品種の場合は、よりごつごつしているもののほうが新鮮です。

果頂部

ヘタ側には**2倍のミネラル**

ヘタ側には他の部位よりも多くのミネラルが含まれ、ビタミンCも果肉より豊富。苦みのもとのひとつ、ククルビタシンも多く含まれますが、抗炎症作用などの機能もある成分なので切り落とさずに食べるのが◎。

きゅうりの部位図鑑

ミネラル成分が
夏の水分補給に
役立ち！

Vegetable point

維管束

苦み成分があるのは皮の下

きゅうりの苦みのもとのひとつ、ギ酸が含まれるのは皮の下にある維管束。苦みが気になる場合は、ヘタを切り落としてから切り口同士をこすり合わせると、苦みのもと・ギ酸の働きを抑えることができます。

種子

ビタミンCの**4割**がここに

種子周辺にはもっとも多くのビタミンCが含まれ、その量は全体の4割。ただしやはり減少スピードは速いので、できるだけ2〜3日中に食べるのがおすすめです。食べきれない場合には酢漬けなどにして保存を。

実は加熱もお得だった！

生で食べることが多いきゅうりですが、加熱することでむくみを解消する効果を高めたり、体を冷やす働きを弱めたりすることが可能です。季節や体調によって食べ方を変えるのが、きゅうりの栄養をお得に摂るコツです。

生	煮る	炒める	レンチン

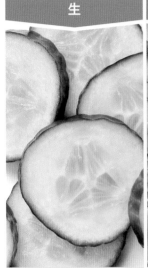 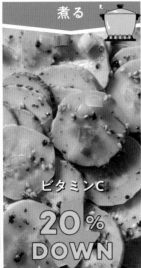 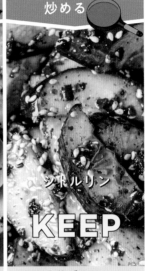 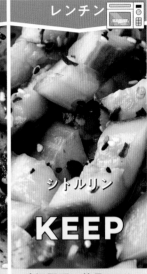

ビタミンC 20% DOWN （煮る）

シトルリン KEEP （炒める）

シトルリン KEEP （レンチン）

夏に食べるなら生
体に熱がこもりやすく、水分補給が必要な夏には生で食べるのがおすすめです。きゅうりの食物繊維には消化を助ける効果もあるので、食べ過ぎた翌日にも◎。

煮るとビタミンロスに
加熱調理をする場合、煮ると水の中にビタミンCやカリウムをはじめとしたミネラルが流出してしまいます。水を使わない調理で加熱したほうがお得ですよ。

血流改善で体温もUP！
きゅうりのシトルリンは、血流改善効果・疲労回復効果やリラックス効果のあるきゅうりの機能性成分で、加熱にも強いので、体を冷やしたくない時におすすめです。

時短調理の効果もアリ！
レンチンも炒め調理と同様に、体を冷やしたくない時期におすすめ。味が染み込みやすくなるので、ナムルや浅漬けを作る際に軽くレンチンすると時短調理になります。

薄切りにすれば抗酸化力がアップする！

きゅうりにはグルタチオン酸という抗酸化力の高いアミノ酸が含まれていますが、この成分は切ると活性化することが報告されています。またポリフェノールをはじめとした抗酸化成分も増加し、丸ごとのきゅうりと比較して、細切りにした5時間後の抗酸化成分の総量が1.35倍、皮をむいた場合は1.51倍、スライスした場合は1.78倍に増加しました。切断によるストレスで、きゅうりの持つ身を守る力が組み合わされることによって高まったことが考えられます。ビタミンCのみを取り出すと、切断や放置によって減少してしまいますが、抗酸化力全体は上がるので、切っておいたり、作り置きにきゅうりに使うのも実はおトクなのです。

（グラフ：縦軸 32〜72、横軸 0〜4、凡例「スライス」「切断なし」）

Column トマトときゅうりは夏の栄養補給にお役立ち！

きゅうりとトマトのサラダは温めるのがお得？

加熱したきゅうりとトマトを合わせることで、それぞれ別に食べるよりも抗酸化性能をぐんと上げることができるのだそう。そこにお酢を加えれば、抗酸化性能はさらにアップ。冷たいままよりも、ホットサラダにしたほうがどうやらお得なようです。

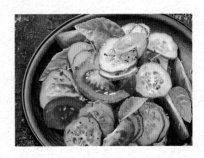

Yuge Guan, Wenzhong Hu, Lei Wang and Bailu Yang "Different Cutting Methods Affect the Quality of Fresh-Cut Cucumbers by Regulating ROS Metabolism" 2023, Horticulturae, 9(4), P514

【ピーマン】 Green pepper

「縦切り」で血液サラサラ成分を逃さない!

苦みは流出させると栄養ロスに

ピーマンはビタミンCやβ-カロテン、ビタミンEを含む栄養価の高い野菜。そしてピーマン独自の栄養素といえば香り成分のピラジン。このピラジンがポリフェノールのクエルシトリンと結びつくことで独特の苦みに変身するので

す。ピーマンの繊維は縦に並んでおり、この繊維を断つように切ると成分が流出して苦みを抑えられます。しかしピラジンは血液をサラサラにし、脳梗塞や心筋梗塞の予防に役立つと考えられる成分。失くしてしまうのはもったいない!

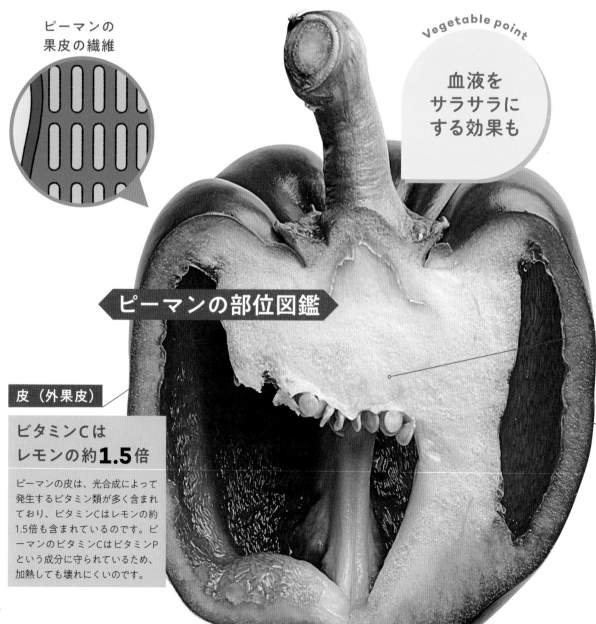

ピーマンの
果皮の繊維

Vegetable point

血液を
サラサラに
する効果も

ピーマンの部位図鑑

皮(外果皮)

**ビタミンCは
レモンの約1.5倍**

ピーマンの皮は、光合成によって発生するビタミン類が多く含まれており、ビタミンCはレモンの約1.5倍も含まれているのです。ピーマンのビタミンCはビタミンPという成分に守られているため、加熱しても壊れにくいのです。

横切りよりも縦切りに！

ピーマンは横切りにすると繊維を断ち切るため、やわらかくなり苦みも抑えられますが、ピラジンが減ってしまいます。繊維に沿って縦切りにすれば、ピラジンの流出を抑えられて、食感もシャキシャキになります。

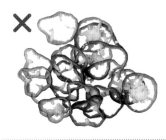

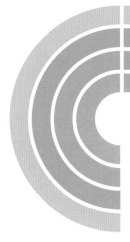

- β-カロテン 76mg
- ビタミンC 400mg
- ビタミンE 0.8mg
- ピラジン

- ■ 酸化を予防する
- ■ 肌の老化を防ぐ
- ■ 血流を改善する

ピーマンのビタミンCは熱に強い！

加熱に強いビタミンCの抗酸化効果のほか、肌の老化を防ぐビタミンEや血液サラサラ効果のピラジンと、健康にも美容にもうれしい成分が満載のピーマン。一年中買える野菜ではありますが、旬は6〜8月頃になります。

Column

お湯に浸けてから保存すれば栄養価をキープ！

50℃のお湯に浸してから保存を

ピーマンは常温保存が可能な野菜ですが、冷蔵保存する場合には「お湯漬け」がおすすめ。50℃のお湯（沸騰したお湯に同量の水を足す）に1〜3分浸してから水分をよく拭いてラップなどに包んでから冷蔵庫へ。ビタミンの減少を抑えることができます。

ワタごとロスなしの切り方！

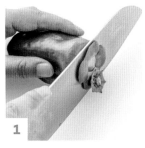

1 ピーマンの上部をヘタごと切り落とす。ヘタだけを取り除き、その周辺はほかの部位と一緒に調理する。

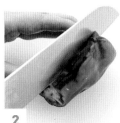

2 ピーマンの実に包丁を入れ、ワタごと切り込みを入れる。

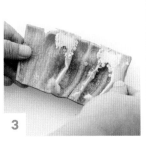

3 切れ目から手でピーマンを開き、平らな状態にする。

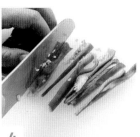

4 端から種とワタごと縦切りにする。

種子・胎座

ピラジンは果皮の**10**倍

「種とワタが苦みのもと」と思われがちですが、実は苦みのもとは実の部分。食べても問題ないどころか、これらの箇所にはピラジンが果皮の10倍量含まれています。実や皮と一緒に調理しましょう。

実

苦み成分はポリフェノール

ピラジンと結びつき苦みを発生させるクエルシトリンですが、これは野菜を守るポリフェノールの一種。血圧を下げる効果や抗炎症作用が期待できる成分なのです。クエルシトリンは脂溶性のため、油と合わせた調理が◎。

Green pepper

ピーマンの栄養吸収のコツ

焼きピーマンで
ピラジンが増える！

種とワタにも豊富な血液サラサラ成分

ピーマンの血液サラサラ成分・ピラジンは、実は焼いた肉などの香ばしさに含まれる香りと同じ。よく煮込んだシチューなどのコク成分でもあるため、あえてピラジンを添加してコクを出すこともあるそうです。ピラジンは加熱に強いだけでなく、ある程度の高温で加熱することで増えるとする研究結果も報告されているため、焼く、炒めるなどの調理に向いています。ピラジンは種とワタにこそ豊富なので、調理する際にはそのまま使うのが原則です！

調理で栄養丸ごと！

油を加えて加熱で
栄養を丸ごと吸収！

ピーマンにはβ-カロテン、ビタミンE、クエルシトリンなど脂溶性の成分が多く含まれます。そのため、油で調理すると吸収率を上げることができてお得です。ピーマンのビタミンCやピラジンも熱で壊れにくいので加熱調理もOKです。

生	煮る	炒める	レンチン
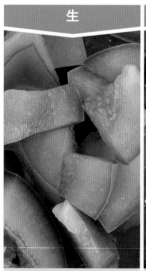	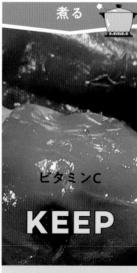	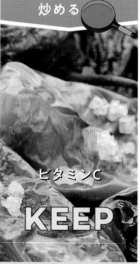	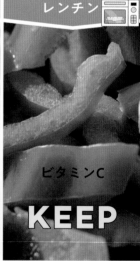
	ビタミンC KEEP	ビタミンC KEEP	ビタミンC KEEP
丸ごと氷漬けがおすすめ	**煮込むなら切らずに！**	**吸収力をアップ！**	**サッと加熱が◎**
加熱調理が多いピーマンですが、生でもおいしく食べられます。おすすめは「ピーマンの氷漬け」。口当たりがシャキッとし、驚くほど甘みが感じられます。	熱に強いビタミンCは煮込み調理でもキープ。ただし切ってからだとビタミンやミネラルが流出するため、できるだけ切らないで煮るのがおすすめです。	ビタミンCを守りつつ、油で調理をすることでβ-カロテン、ビタミンEの吸収力をアップ。ピラジンは吸収力だけでなく成分自体の増加も見込むことができます。	シャキッとした歯応えを残しつつ加熱もしたいなら、短時間のレンチン調理がおすすめ。ビタミンCやミネラルをキープしつつ、時短調理にもなります。

切ってから3時間でビタミン5倍

野菜に含まれるビタミンCは、切断するとそのストレスで増えることがあります。ピーマンのビタミンCも、切って放置することで増えることがあり、3時間後に5倍の量になったという報告も。切って保存することも可能ですが、傷みやすくなるので、12時間以内に食べるようにしましょう。

ビタミンC量

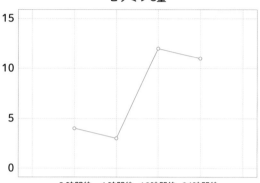

| | 3時間後 | 6時間後 | 12時間後 | 24時間後 |

今堀義洋・周燕飛・上田悦範・阿部一博・茶珍和雄「切断傷害によるストレスがピーマン果実のアスコルビン酸代謝に及ぼす影響」1997,園学雑.(J.Japan.Soc.Hort,Sci.)66(1),P.175-183

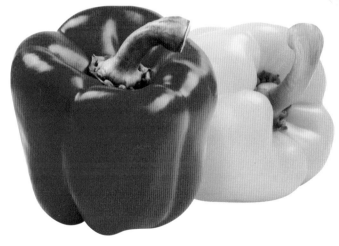

ピーマンは
加熱すれば
糖度も
上昇する！

Vegetable point

色で甘みも栄養も変わる

一般に流通している緑色のピーマンは、実は未熟果。熟すと赤や黄色、オレンジになり栄養価も上がります。赤ピーマンはβ-カロテンが緑の2倍以上、ビタミンEは5倍以上になりますが、ピラジンは緑ピーマンのほうに多く含まれています。またパプリカは同じトウガラシ属の別品種です。

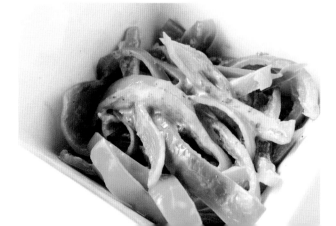

ピーマンと組み合わせるベスト食材はこれ！

ピーマンに含まれる脂溶性の栄養素を余すところなく摂るためには、脂質をプラスすることが大切。おすすめは「すりごま」。ごまのセサミンで抗酸化力も倍増するため、ぜひ食卓の「あと一品」に追加を。作り方は縦切りにしてレンチンしたピーマンをすりごまと和えるだけ！

【だいこん】

Japanese white radish

だいこんはすりおろしで
がん抑制成分が7倍に

甘みが強いのは
上部

だいこんの葉元となる上部は、葉から取り入れた水分や、葉で作られたでんぷんなどの養分がいちばん多く含まれているため、特に甘くなる部分です。千切りにしてサラダにするなど、生で食べるのもおすすめです。

Vegetable point

保存するなら
葉はすぐに
切り落とそう

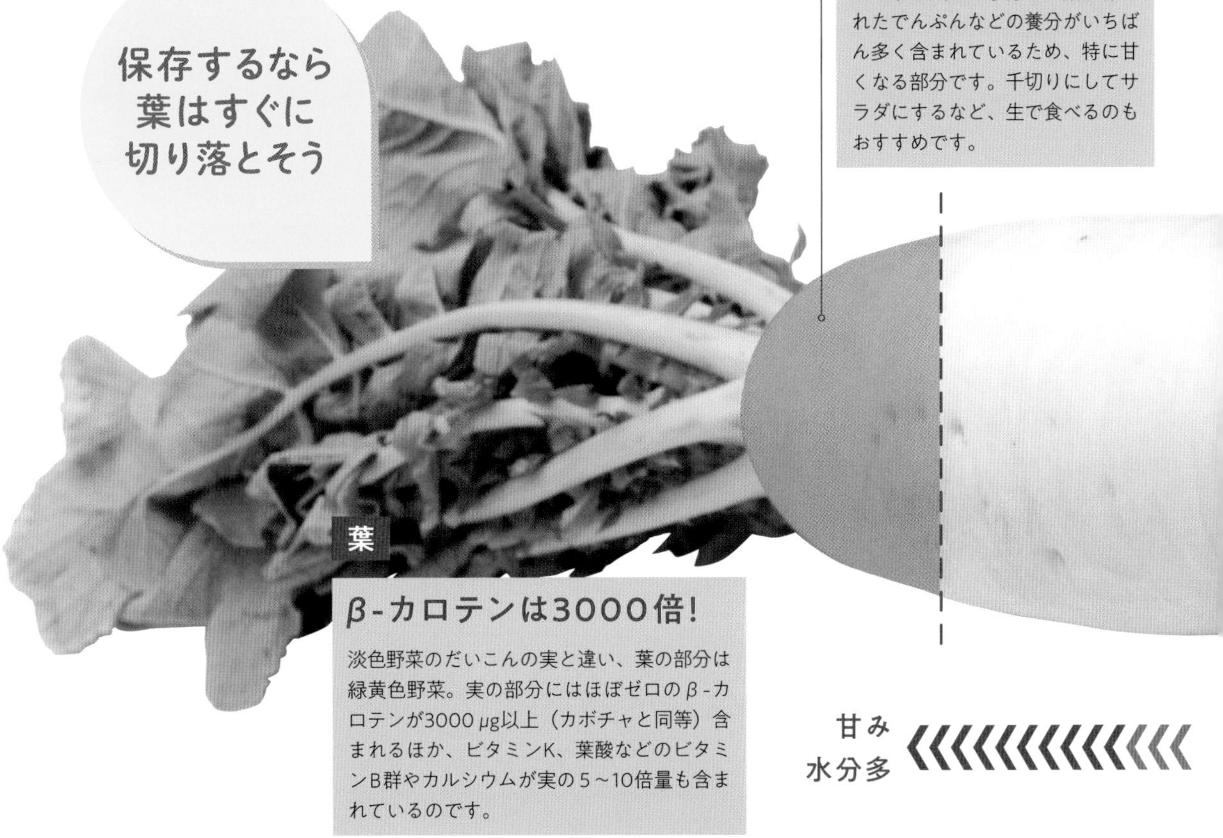

葉

β-カロテンは3000倍!

淡色野菜のだいこんの実と違い、葉の部分は緑黄色野菜。実の部分にはほぼゼロのβ-カロテンが3000μg以上(カボチャと同等)含まれるほか、ビタミンK、葉酸などのビタミンB群やカルシウムが実の5〜10倍量も含まれているのです。

甘み
水分多 《《《《《《《《《《《《《

下部はすりおろして食べれば7倍お得です

だいこんのぴりっとした辛みのもとは、グルコシノレートから発生した抗酸化成分のイソチオシアネート。アブラナ科の野菜に特徴的な成分で、抗炎症作用などのほか、がんの予防効果も期待されています。イソチオシアネートは切ったりすりおろしたりすることで発生します。だいこんをすりおろした時とカットした時では、すりおろしたほうがイソチオシアネートが約7倍も活性するので抗酸化物質が多い下部がおすすめ。

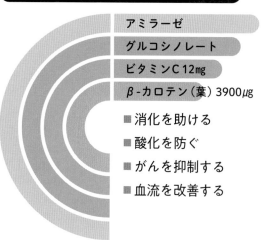

主な栄養成分 ✕ だいこんの体にいいこと！

- アミラーゼ
- グルコシノレート
- ビタミンC 12mg
- β-カロテン（葉）3900μg

- ■ 消化を助ける
- ■ 酸化を防ぐ
- ■ がんを抑制する
- ■ 血流を改善する

中心部

だいこんに含まれるアミノ酸は外側よりも内側に含まれている場合が多く、旨み成分のグルタミン酸は外側の約1.7倍、疲労回復効果の高いアルギニン酸は外側の約2.2倍も含まれているのです。

皮部

ビタミンCは中心部の**2**倍

だいこんに含まれるビタミンCは、皮〜皮のすぐ下にある栄養の通り道・維管束にその多くが含まれ、その量が中心部よりも２倍ほど多いと考えられます。だいこんの皮は硬いからと厚くむく場合がありますが、捨てるのは大ゾンです！

胃腸の働きを整え 酸化も防ぐ！

だいこんに含まれるアミラーゼはでんぷんを分解する酵素。消化を助け、胃腸の働きを整えます。またグルコシノレートはアブラナ科の野菜に含まれ、解毒・抗炎症作用がある辛み成分・イソチオシアネート（スルフォラファン）を発生させる機能性成分です。

だいこんの部位図鑑 ▶

下部・先端

抗がん成分は上部の**10**倍！

だいこんのイソチオシアネートは、辛みの強い先端部に豊富に含まれています。活性化させるため、先端部はすりおろしていただくのがおすすめです。でんぷん分解酵素のアミラーゼも下部に豊富。

辛み
水分少

夏と冬で栄養を含む部位が変わる！

だいこんの旬は冬ですが、辛み成分のイソチオシアネートが多いのは春〜夏に収穫されるだいこんです。辛みの強い部分が多い夏のだいこんは、下半分以上はすりおろしがベスト。冬のだいこんは糖が多くなりますが、皮付近にイソチオシアネートが増えるので、硬い皮周辺もすりおろして食べましょう。

イソチオシアネートの部位別含有量

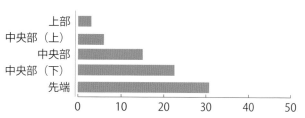

枚本哲史、浅尾浩史、川島伸一、越智康治、梶田季生「ダイコン栽培品種におけるイソチオシアネート含有量の差異」2012, 近畿中国四国農業研究, 20号, P.21-28

Japanese white radish

だいこんの栄養吸収のコツ

加熱すると抗酸化作用が
1.5倍に！

加熱で腸内環境改善にも

だいこんのイソチオシアネートやジアスターゼ、プロテアーゼは生の状態で摂るのが望ましいため、加熱しただいこんは栄養価が減少すると考えられてきましたが、実は加熱すると抗酸化力が上がることがわかってきました。イソチオシアネートの解毒・殺菌作用は減少してしまいますが、抗酸化力は上昇します。また、だいこんの食物繊維も加熱したほうが消化吸収しやすくなるため、腸内環境改善効果を期待するのであれば、加熱が1.5倍お得です。

調理で栄養丸ごと！

食物繊維なら茹で、
ビタミンCならレンチン

だいこんは季節や部位によって栄養が変わるだけでなく、生、加熱でもそれぞれ得られる栄養素が変化します。得たい栄養素によって調理法を変えたり、それぞれの部位に合った調理法をするようにしましょう。

生	煮る	レンチン

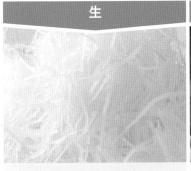
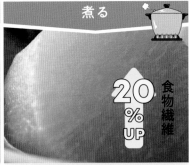
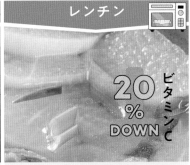

20%UP 食物繊維

20%DOWN ビタミンC

おろすのは食べる直前に！
生で食べるなら、イソチオシアネートを活性化させられるだいこんおろしにするのがおすすめ。イソチオシアネートは15分ほどで半減してしまうので、食べる直前に用意を。

食物繊維で腸内環境改善
甘みと辛みのバランスのいい中央部が加熱するのにおすすめ。食物繊維の消化吸収が約2割アップするほか、抗酸化性能もアップします。切断によってビタミンCは減少します。

ビタミンCのロスを最小に
ビタミンCのロスが少ないのは、水を使わないレンチン調理。水溶性成分は守ることができますが、皮はやわらかくなりづらいので、漬物やおろしに活用しましょう。

Column

煮ると甘くなるのはなぜ？

ゆっくり加熱ででんぷんが
甘みに変化

だいこんの甘みは炭水化物に含まれるでんぷん。加熱すると糖類に変化して甘くなりますが、夏場に収穫されるだいこんはでんぷんの量が少なく、加熱してもさっぱりした味わいに。ゆっくり加熱することがポイントなので甘くするならレンチンよりも煮込みに。

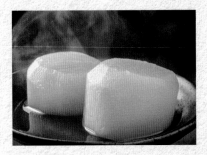

抗酸化なら先端は
必ずだいこんおろし

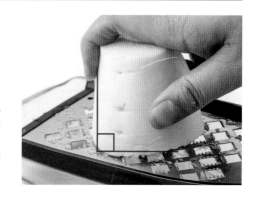

季節や得たい効能で調理法が変わるとはいえ、先端の
イソチオシアネート量の多い箇所はやはりだいこんお
ろしがおすすめです。だいこんおろしは直角におろし
器に当てると、細かく口当たりが良くなり、斜めに当
てると粗めの仕上がりに。

だいこんおろし のビタミンCを 守るには「＋酢」

だいこんのビタミンCは酵素によって壊れる
ため、おろすことで酵素と反応して10分で
約2割が失われます。イソチオシアネートの
効果とともにビタミンCを守るならば、酢を
加えるのがおすすめ。ビタミンCを酵素
の分解から守り、味が落ちるの
も防いでくれますよ。

だいこんおろしのビタミンC量

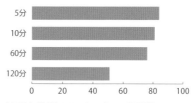
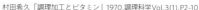
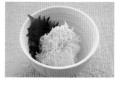

5分	
10分	
60分	
120分	

0　20　40　60　80　100

村田希久「調理加工とビタミン」1970,調理科学Vol.3(1),P2-10

組み合わせで栄養丸ごと！

焼魚に
だいこんおろしは必須!
発がん成分を抑制

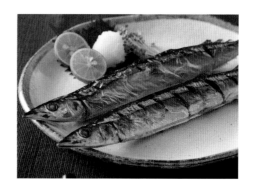

香ばしい焼魚の焦げは美味しいもの。もちろん少量な
ら体に影響はありませんが、大量に摂ると細胞を老化
させる原因に。だいこんのイソチオシアネートはがん
を予防する効果が期待できるほか、だいこんのリグニ
ンという食物繊維も発がん性物質を抑制します。

漬物ならGABA、
切干大根ならミネラル!

漬物や干しだいこんなど、加工することでもだいこんの栄養価は大
きく変わります。たくあんなどの漬物は辛味が抜けるに従ってイソ
チオシアネートは減少するものの、天日干しの工程を経ることで
GABAが約7倍に増加することがわかりました。たくあん中のGABA
は血圧を下げる効果が期待される、健康に寄与する成分なのです。
まただいこんを干して作る切り干しだいこんは、ミネラルが凝縮す
るため、なんとカルシウムは生のだいこんの約20倍にも増加しま
す。切り干しだいこんのミネラルは戻し汁に流出するため、必ず戻
し汁も調理に使いましょう。

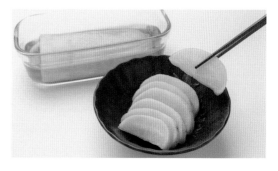

【枝豆】 Green soybeans

枝豆は蒸し焼きで ビタミンCを守る!

さやごと調理で甘みもアップ

大豆の未熟果である枝豆ですが、近年はおいしさや栄養価を高めた枝豆専用の品種が増加。枝豆は茹でるのが一般的ですが、ビタミンCは茹で調理で半分に! さやごと蒸し焼きにすることで、ビタミンを守ると同時に甘みもアップします。

主な栄養成分 × 枝豆の体にいいこと!

- ビタミンC 27mg
- 葉酸 320μg
- カリウム 590mg
- サポニン

- ■ 酸化を防ぐ
- ■ コレステロールを下げる
- ■ 血圧を正常にする
- ■ 肥満を予防する

高い抗酸化作用のサポニン

大豆や枝豆に含まれるサポニンは、抗酸化、血流改善、肥満の予防などさまざまな効果が期待できる成分。サポニンは加熱しても残存しますが、ビタミンCは茹で調理で半減します!

実

薄皮

筋

Vegetable point

鮮度が落ちやすいので栄養摂取は時間との勝負!

枝豆の部位図鑑

さや

2倍以上の食物繊維にカルシウムも豊富

枝豆のさやの食物繊維は、可食部分の約2倍が含まれているほか、カルシウムも1.7倍含まれており、β-カロテンも豊富。さやごと活用するのもおすすめです。

調理で栄養丸ごと!

さやペーストで無駄なし!

「枝豆のさやを食べるのはさすがに無理」と思われそうですが、食べづらいのは枝豆をぐるりと囲む筋の部分と、プラスチックのような薄皮の部分。これを取り除いてペーストにすれば、スープなどに入れて食べることができます。ペーストが難しいようなら野菜スープの出汁などに活用しましょう。

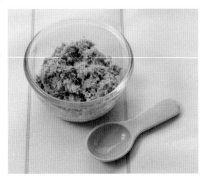

【さやえんどう】

さやえんどうは+脂質で抗酸化作用アップ

主な栄養成分 ✕ さやえんどうの体にいいこと！

- β-カロテン 560μg
- ビタミンC 60mg
- 食物繊維 3g
- リジン 130mg

- 酸化を防ぐ
- 代謝を助ける
- 腸内環境を整える

さやごと食べられて栄養価が高い

さやえんどうは成長するとグリーンピースになり、さやごと食べられる成熟果はスナップエンドウと呼ばれます。エンドウマメ科の野菜に含まれるビタミンKは特にさやえんどうに豊富で、脂質と合わせると吸収率が約8倍にアップします。

Vegetable point

旨みの強さはトマト以上！

さや

さやには β-カロテンも！

緑黄色野菜であるさやえんどうには、β-カロテンをはじめとしたビタミンが豊富。種子である実の部分を守る成分として、ビタミンはさやに多く含まれています。

種

成長に必要なアミノ酸「リジン」

種子にはたんぱく質やアミノ酸が豊富に含まれていますが、特徴的なのが必須アミノ酸のリジン。体の成長や修復を助け、カルシウムの吸収も促進してくれます。

さやえんどうの部位図鑑

卵で抗酸化作用アップ＆美肌に！

さやえんどうのビタミンKやβ-カロテンの脂溶性の栄養素は、卵の脂質と合わせて吸収力を上げることができます。卵にはビタミンCが含まれないため、さやえんどうと組み合わせるとグッと栄養バランスが良くなります。

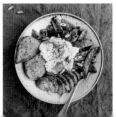

ビタミンCの減少率

0分　5分

ビタミンCは5分加熱で6割減！

さやえんどうのビタミンCは豊富でトマトの約6倍。しかしさやえんどうのビタミンCは加熱に弱く、5分加熱すると約6割が減少！火の通りが早いので、1分ほど茹でればOK。水にはさらさないようにしましょう。

農研機構「調理・加工工程におけるビタミン含量変動情報」

軸を捨てると 70％の栄養ロス！

栄養成分も旨み成分も軸が上！

食べる時に切り落としてしまう軸ですが、カサよりも豊富な栄養も多く、疲労回復などに関わるGABAは軸のほうに約2.2倍、肝臓の働きを助けるオルニチンは約2.3倍、エネルギー生産を助けるアスパラギン酸は約1.5倍も含まれています。

主な栄養成分 × しいたけの体にいいこと！

- ビタミンB1 0.13mg
- ビタミンD 0.3μg
- エルゴチオネイン 9.6mg
- 食物繊維 4.9mg

- ■ 免疫力を高める
- ■ 生活習慣病を予防する
- ■ 腸内環境を整える

毎日のしいたけがコレステロールを下げる！

しいたけのカサの裏に含まれるエリタデニンは、コレステロールを低下させる機能が期待される成分。毎日摂取することで、血液中のコレステロールの低下が期待できるそう。1週間で生しいたけで約8％、干ししいたけで約12％の低下が報告されているのです。

洗うと抗酸化力が大幅ダウン！

しいたけに限らず、きのこは水分が多く、水で洗うだけで水溶性ビタミンや抗酸化成分が流出してしまいます。きのこ類は洗わずに、汚れがある場合にはペーパーなどで拭き取るようにしましょう。

きのこの部位図鑑

菌ひだ

ビタミンEの 7000倍の 抗酸化力！

カサの裏（菌ひだ）に多く含まれるエルゴチオネインは、抗酸化ビタミンであるビタミンEと比較して7000倍もの抗酸化力を秘めている成分。ビタミンDのもとになるエルゴステロールもカサの裏に豊富なので、天日干しの際には裏返すようにしましょう。

いしづき

カサ

軸

食物繊維が生活習慣病を予防

しいたけには不溶性食物繊維が豊富に含まれているため、腸内環境を整える効果が期待できます。しいたけには「菌床栽培」と「原木栽培」がありますが、原木栽培のほうが食物繊維が1割以上多く含まれています。

アミノ酸の 60％が軸に！

しいたけの軸には旨み成分のグルタミン酸をはじめとしたアミノ酸が豊富で、全体の6割近くが含まれています。軸を切り落としてしまうと、旨みも栄養も6割ソン！ 切り落とすのは先のいしづきの部分だけにしましょう。

先端の硬い部分

いしづきとは、軸の先にある黒っぽい硬い部分。有害物質があるわけではないですが硬くて食べられないので取り除きます。硬い部分だけをむくようにすると、ロスが少なくてすみます。

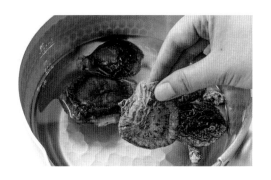

調理で栄養丸ごと！
干ししいたけは水戻し不要！

干ししいたけは水に浸けて時間をかけて戻すのが基本ですが、水に入れてそのまま調理するか、電子レンジにかけて軽く戻してから調理することも可能。水溶性の栄養が流出しすぎるのを防ぎます。

調理で栄養丸ごと！
ゆっくり加熱が旨み増加のカギ

しいたけに含まれる抗酸化成分は加熱しても減少しづらいほか、旨み成分などのアミノ酸は加熱して細胞を壊すことで活性化します。また急な加熱よりもゆっくり加熱したほうが成分を引き出しやすくなります。

生	茹でる	炒める	レンチン
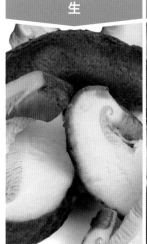	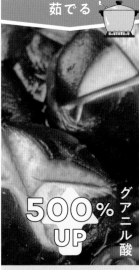 **500% UP** グアニル酸	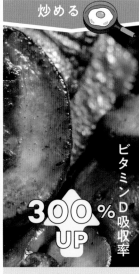 **300% UP** ビタミンD吸収率	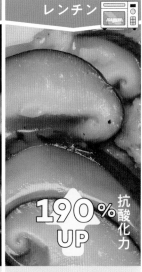 **190% UP** 抗酸化力
生で食べると危険！	**70℃でじっくり加熱**	**ビタミンDの吸収率アップ**	**水を使わずに栄養キープ！**
しいたけを含むきのこ類は、生食NGなものがほとんど。アレルギーや食中毒、皮膚炎を引き起こすこともあるので、必ずしっかり火を通してから食べるようにしましょう。	しいたけの旨みのひとつ、グアニル酸は70℃程度の加熱でじっくり火を入れることで劇的にアップします。お湯ではなく、水から茹でて弱火で加熱するのがおすすめです。	じっくり加熱よりも下がるものの、炒め調理でも旨み成分はアップさせることができます。またビタミンDは脂質をプラスすることで吸収率を上げることができます。	レンジ加熱をすると抗酸化性能がアップするという報告もあります。短時間加熱だと軸に火が入りづらいので、軸は煮るか炒める調理でしっかり加熱を。

 Column

しいたけは天日干しでビタミンDを10倍に！

自作の「干ししいたけ」でビタミンDを10倍に

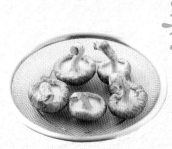

しいたけに含まれるビタミンDは、カルシウムの吸収を助け、免疫力を上げる体にとって大事な成分。生しいたけに比べて干ししいたけは30倍以上のビタミンDを含んでいます。また生しいたけを天日干しすれば、30〜60分で約10倍に増やすことができるのです。

【きのこ】

Mushroom

冷凍して免疫アップ 効果を13倍に!

主な栄養成分 ✕
きのこの体にいいこと!

β-グルカン
ビタミンD
カリウム
食物繊維

■ 免疫力を高める

■ 腸内環境を
整える

■ 生活習慣病を
予防する

冷凍で旨みも栄養もアップ!

　きのこの旨み成分・グアニル酸は生の状態ではほぼゼロで、加熱して細胞を壊すことで活性します。加熱ではなく冷凍することでも細胞を壊すことができます。冷凍で特におすすめなのがえのきだけ。免疫アップ効果が13倍にアップします。

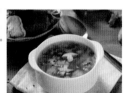

疲労回復にはβ-グルカンとビタミンB群も摂れるスープに。

毎日のきのこで 免疫力アップ!

きのこ類に含まれるβ-グルカンという食物繊維の一種には、腸に働きかけて血中の白血球を活性化し、免疫力を高める働きがあります。インフルエンザや風邪などのウイルスの増殖を抑えて、体を異物や外敵から守ってくれるので、毎日少しずつでも食べるのがおすすめなのです。

旨みの強さ
20倍アップの秘訣

旨み成分には、「グアニル酸」のほか、昆布などに含まれる「グルタミン酸」、鰹節などに含まれる「イノシン酸」がありますが、きのこにはとグアニル酸とグルタミン酸の両方が含まれるため旨みが強く、昆布と比較すると20倍以上になることも。

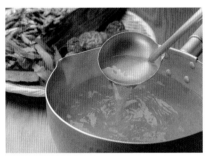

相乗効果による旨みの強さ（昆布出汁のみを1とした場合）

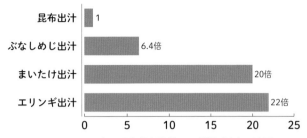

昆布出汁	1
ぶなしめじ出汁	6.4倍
まいたけ出汁	20倍
エリンギ出汁	22倍

きのこラボ（ホクト）「きのこで減塩！うま味のチカラ」

きのこ出汁は低い塩分でも満足感が得られるので、減塩調理にもおすすめ。きのこは1種類だけでなく、複数を混ぜるとさらに旨みがアップします。

No.1 えのきだけ

1位は「えのきだけ」！
栄養効果が13倍！

えのきだけに含まれる抗酸化成分で、ダイエット効果も期待できるキノコキトサンは冷凍で約12倍に増加。しめじも冷凍でグアニル酸が約8倍に。まいたけは冷凍で細胞を壊すことで、血流改善と内臓脂肪減少効果のMXフラクションが活性化するため、冷凍するか細かく切るのがマスト。

Vegetable point

冷凍しないと
もったいない
きのこ
BEST3!

No.2 しめじ

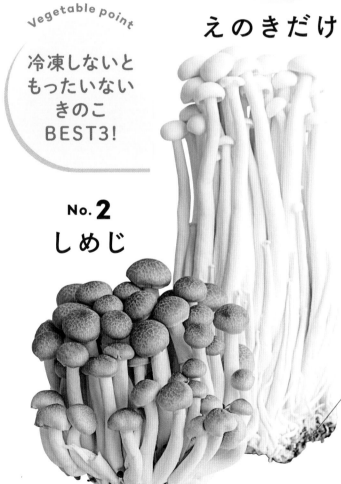

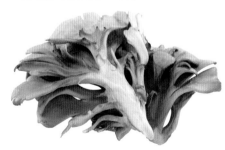

No.3 まいたけ

いしづき

切り落とすのは
ほんの少しでOK!

しいたけと同じように、ほかのきのこも切り落とすのはいしづきの先のほうだけでOKです。まいたけはいしづきがないため、切り落とさずにほぐすだけで調理が可能です。

Burdock

【ごぼう】

薄切り&レンチンで 抗酸化力 最大 **2倍** に!

主な栄養成分 ✕
ごぼうの体にいいこと！

食物繊維 5.7g
マグネシウム 54mg
クロロゲン酸
タンニン

■ 腸内環境を 整える
■ 疲労回復
■ がんを予防する

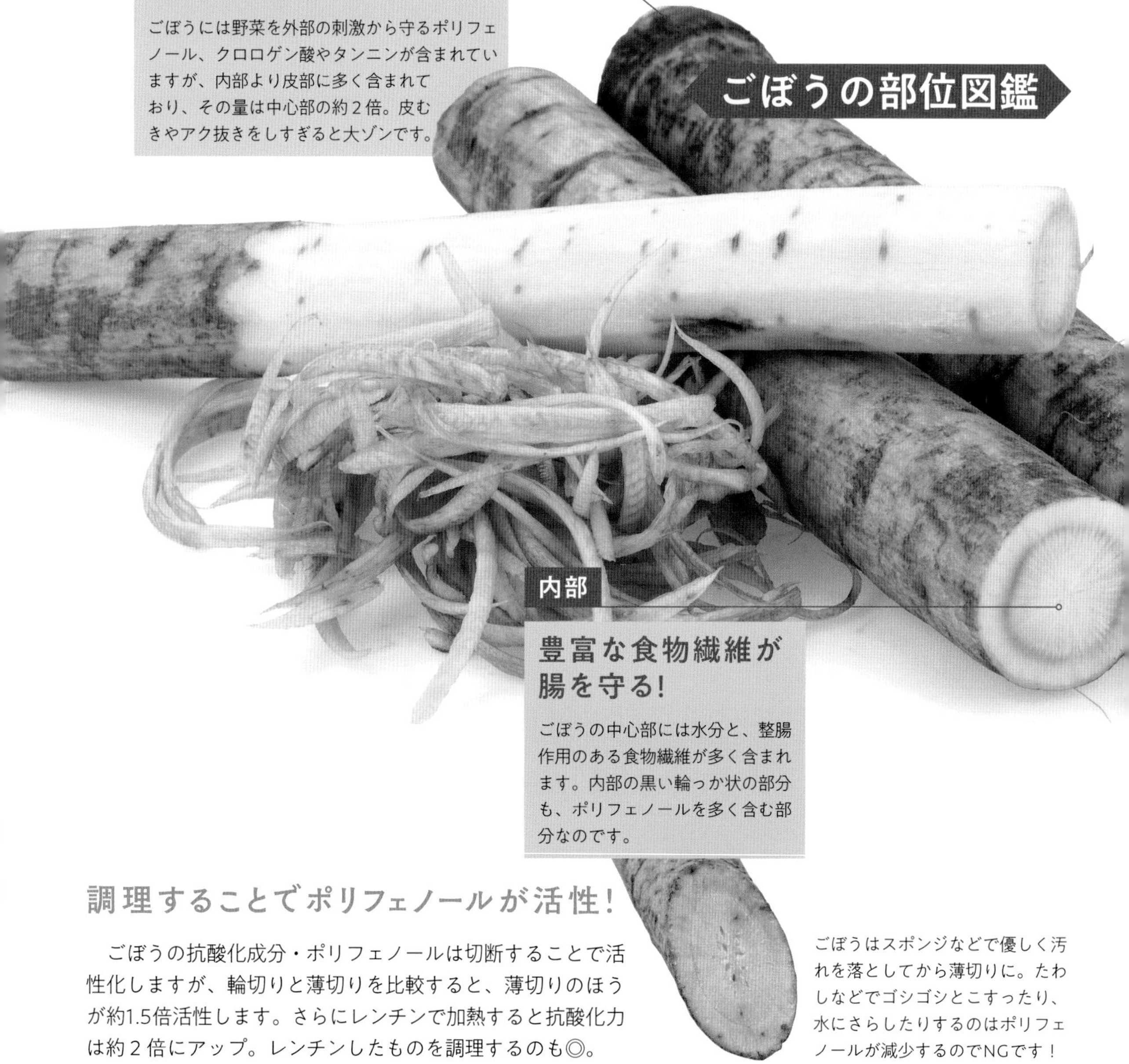

表皮

ポリフェノールは 内部の **2倍**量！

ごぼうには野菜を外部の刺激から守るポリフェノール、クロロゲン酸やタンニンが含まれていますが、内部より皮部に多く含まれており、その量は中心部の約2倍。皮むきやアク抜きをしすぎると大ゾンです。

ごぼうの部位図鑑

内部

豊富な食物繊維が 腸を守る！

ごぼうの中心部には水分と、整腸作用のある食物繊維が多く含まれます。内部の黒い輪っか状の部分も、ポリフェノールを多く含む部分なのです。

調理することでポリフェノールが活性！

ごぼうの抗酸化成分・ポリフェノールは切断することで活性化しますが、輪切りと薄切りを比較すると、薄切りのほうが約1.5倍活性します。さらにレンチンで加熱すると抗酸化力は約2倍にアップ。レンチンしたものを調理するのも◎。

ごぼうはスポンジなどで優しく汚れを落としてから薄切りに。たわしなどでゴシゴシとこすったり、水にさらしたりするのはポリフェノールが減少するのでNGです！

薄切りで ポリフェノールは **1.5倍** に 活性化

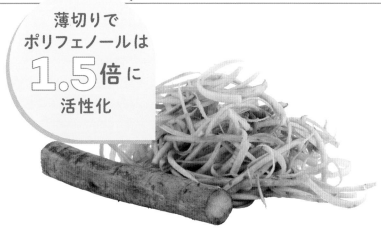

きんぴらごぼうで 大腸のクリーニング！

ごぼうの食物繊維には水溶性・不溶性の両方が含まれているため、大腸のクリーニングに最適。ごぼうのポリフェノールには脂質を下げるサポニンも含まれているため、体内をしっかりと掃除してくれるのです。レンチンで加熱すれば、抗酸化作用も活性化します。

野菜を守るポリフェノールは、切断ストレスなどで活性化する場合も。ごぼうのポリフェノールも薄く切ることでより増加します。

矢島エイ子、三枝由香莉「調理操作によるポリフェノール量の変化—食品からのポリフェノール抽出—」(2012)，長崎女子短期大学紀要第36号, P.57-61

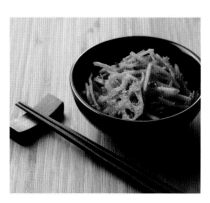

茹でると ポリフェノールが流出！

ポリフェノールをはじめとした抗酸化成分は加熱することで活性化します。しかし、切ってから調理することが多いため、茹で調理では水に流出してしまいます。できるだけ水を使わない調理がおすすめ。

生	茹でる	蒸す	レンチン
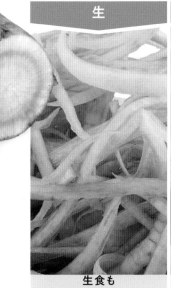	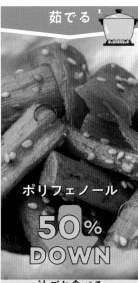	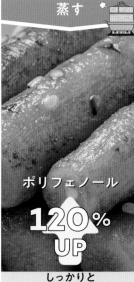	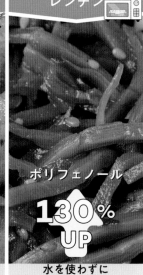
	ポリフェノール **50% DOWN**	ポリフェノール **120% UP**	ポリフェノール **130% UP**
生食も可能だけど…	**汁ごと食べる調理ならOK**	**しっかりと活性化！**	**水を使わずに栄養キープ！**
ごぼうはささがきなどで薄く切ることで生のまま食べることも可能ですが、たくさん食べると内臓に負担がかかるので、短時間でも加熱がおすすめです。	ごぼうのポリフェノールは、茹でるとそのまま水中に流出します。加熱で壊れるわけではないので、茹でる場合には汁ごと食べられるレシピにしたほうがお得です。	ごぼうの抗酸化力をしっかりと摂取するなら、蒸し調理も◎。水を使わないので水溶性成分が失われず、レンチンとほぼ同等の抗酸化力の活性化が可能です。	ごぼうの調理でいちばんのおすすめはレンチン調理。短時間で簡単に加熱できる上、抗酸化力の活性も最大になります。茹でる代わりにレンチンで調理しましょう。

【れんこん】Lotus root

加熱すると抗酸化力が半分に！

主な栄養成分 ✕
れんこんの体にいいこと！

ビタミンC 48mg
カリウム 440mg
食物繊維 2g
タンニン

■ 酸化を防ぐ
■ 余分な塩分を排出する
■ 腸内環境を整える

抗酸化力なら生がお得！

　れんこんの切り口を黒く変色させる主な成分はポリフェノールのタンニン。活性酸素を抑える抗酸化力の高い成分ですが、加熱することで4〜5割減少します。れんこんは加熱調理するイメージですが、生で食べるほうが栄養面ではお得です。

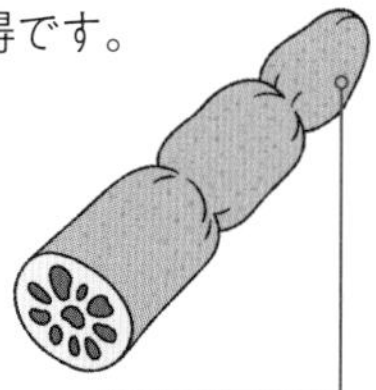

れんこんは複数の節が連なって成長します。小さな下位節（若い節）はでんぷんやたんぱく質が少なく、シャキシャキした食感、上位節は加熱でホクホクとした食感に。

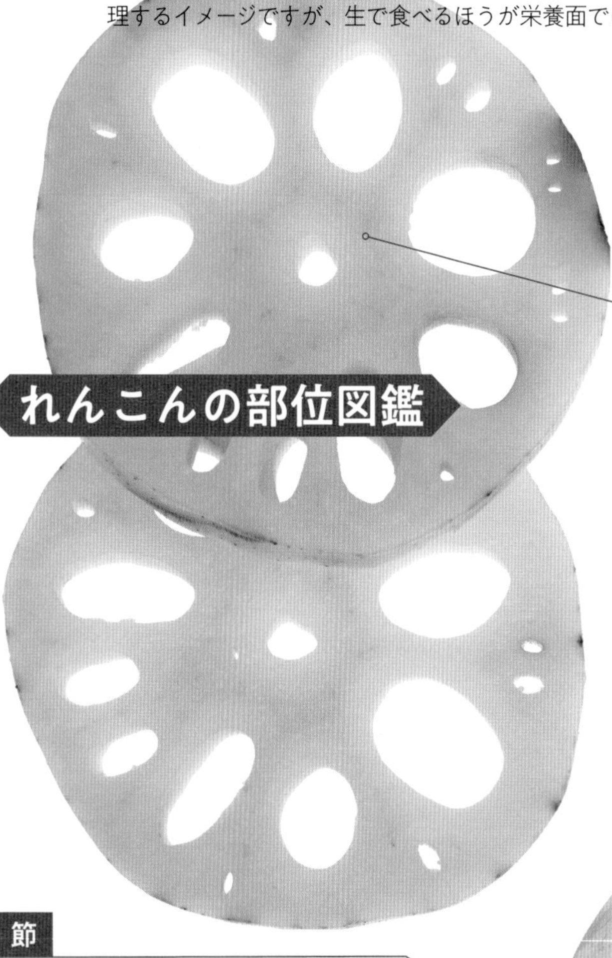

下位節

実（地下茎）

れんこんの部位図鑑

節の最大2倍のポリフェノール量！

下位節のポリフェノール量は、ほかの節に比べると豊富で最大2倍含まれています。また、れんこんは意外にもビタミンCが豊富な野菜。みかんの約1.5倍の量が含まれています。

皮

ポリフェノールは実の2倍！

ポリフェノール量は皮に多く、実の2倍が含まれています。ポリフェノールが多いために変色しやすい部位ですが、皮はむかずに洗って調理すれば○Kです。

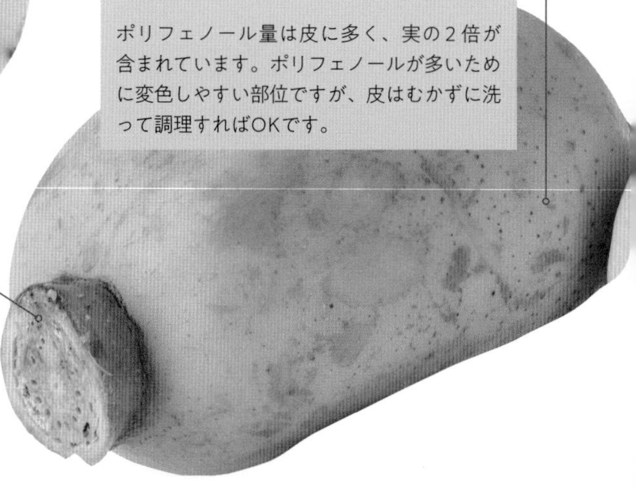

節

ポリフェノール含有量5倍！

切り落としてしまいがちなれんこんの節ですが、ポリフェノールは実の約5倍、アミノ酸や鉄分も豊富に含まれている部位。捨てずに一緒に調理しましょう。

アクの正体はポリフェノール！
水さらしNG

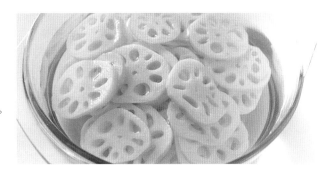

タンニンを豊富に含むれんこんは切り口から変色しやすいため、酢水などにさらしてアクを抜くのが一般的です。しかしアクを抜くということは、このタンニンの抗酸化成分を捨ててしまうということ。できるだけアク抜きなしでそのまま調理したほうがお得です。

調理で栄養丸ごと！
加熱で抗酸化力は
ぐっと下がっちゃう！

きんぴらや煮物など、加熱して食べることが多いれんこんですが、タンニンを含むポリフェノールの抗酸化力は加熱に弱く減りやすいため、生で食べるのがおすすめ。小さめの下位節は繊維が細くてやわらかく、生のままで食べるのに適した部位です。

生	茹でる	炒める	レンチン
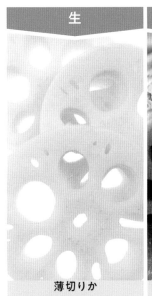	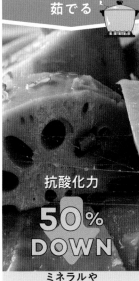	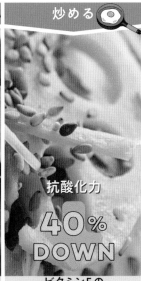	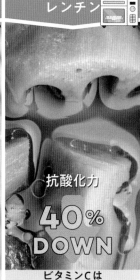
	抗酸化力 **50% DOWN**	抗酸化力 **40% DOWN**	抗酸化力 **40% DOWN**
薄切りかすりおろしに	**ミネラルやビタミンもロス**	**ビタミンEの吸収力はUP**	**ビタミンCはほぼキープ**
れんこんの食べ方のおすすめは生。端の小さな節は薄切りにしてサラダや酢の物などに。やや繊維の太い上位節は、おろしてすり流しにすると食べやすくなります。	加熱調理の場合、れんこんの抗酸化力は基本的に4〜5割はダウンします。茹でて調理の場合、さらにカリウムやビタミンもロスしてしまうので避けたほうが◎。	炒め調理でも抗酸化力はダウンしますが、減少率は少し低めです。また脂溶性であるビタミンEの吸収率は上がるので、短時間加熱なら炒め調理もOK。	電子レンジ加熱によっても、抗酸化力は落ちるものの、短時間調理なら減少率は抑えられます。れんこんのビタミンCは加熱に強いのでほぼキープできます。

れんこんを生で食べる
場合はここをチェック！

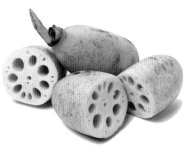

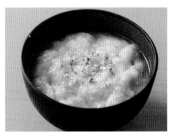

れんこんを生で食べるなら、やはり新鮮なものがおすすめ。時間が経って切り口が黒ずんでしまっているものは、加熱したほうが安心です。秋に出回る旬のれんこんは、特にやわらかくみずみずしいので生食がおすすめです。

【かぶ】 Turnip

かぶは「茹で」より「レンチン」でビタミンも甘みもソンなし！

- ビタミンC 19mg
- β-カロテン（葉）2800μg
- カリウム 280mg
- グルコシノレート

- 酸化を防ぐ
- 余分な塩分を排出する
- 消化を助ける

ビタミンCは加熱で半分以下に！

大根と同じアブラナ科の野菜であるかぶ。栄養もやはり大根に近く、実（茎）の部分にはビタミンCやカリウム、消化酵素のジアスターゼ、抗酸化成分のグルコシノレートが含まれます。ビタミンCを守るなら水を使わない調理を。

調理で栄養丸ごと！

蒸しかレンチンでビタミンCを守れ！

かぶは生で食べてもおいしく食べられますが、加熱すると甘みがグッと上がります。短時間の加熱であればビタミンCもキープできるので、温かくして食べるのも◎。生で食べるならすりおろしがおすすめです。

生	茹でる	蒸す	レンチン
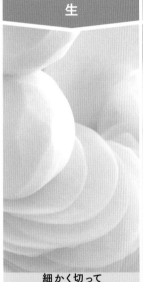	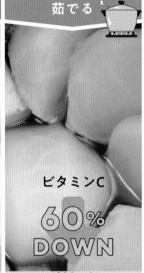	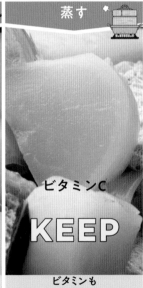	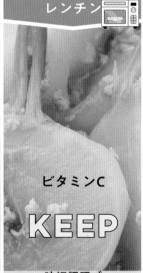
	ビタミンC **60% DOWN**	ビタミンC **KEEP**	ビタミンC **KEEP**
細かく切って抗酸化力アップ！	**ビタミンもミネラルもダウン！**	**ビタミンも甘みも◎**	**時短調理で栄養もお得！**
かぶのグルコシノレートは、酵素と反応して抗酸化物質スルフォファンに変換されるため、生で食べるならすりおろしなどで細かくすると活性が高まります。	かぶに含まれるビタミンCは加熱に弱いため、茹で調理で60%が失われます。切って茹でることでカリウムも流失。茹でる場合には細かく切らず丸ごとで。	かぶを加熱するなら、ビタミンCがキープでき、水溶性のミネラルも流出しない蒸し調理が適しています。皮ごと蒸すことで炭水化物の中にある糖の甘みが上がります。	蒸し調理と同様に、レンチンも栄養素をキープしながら甘みもアップできる調理法です。短時間で蒸し調理と同等の甘みになるので、忙しい日にもおすすめです。

レンチンなら時短調理に！

レンチンで加熱する場合、皮ごと調理すると実の水分を守ってジューシーに仕上がります。葉も一緒に加熱しておひたしやナムルにすれば一気に2品が完成！　皮は多少歯ごたえが残るので、気になる場合には皮をむいて細切りに。ポン酢などに漬ければ簡単な漬物になります。

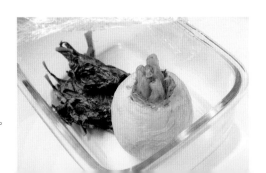

葉

ビタミンは
実の**2800**倍!

葉つきで売られていることが多いかぶ。かぶの葉は緑黄色野菜で、実にはほぼ含まれないβ-カロテンが豊富。ビタミンCも2倍以上含まれていて、捨てずに食べないとソン! β-カロテンの吸収力を上げるため、炒め物などがおすすめです。

皮

実と同等の栄養価、
むいちゃダメ!

かぶの皮は実に比べて繊維がしっかりとしているため、厚めにむいてしまうことも多い部位ですが、ビタミンCが皮の下に集中しているため、むきすぎるとソン! 皮つきのまま調理するか、むくなら漬物などに活用しましょう。

かぶの部位図鑑

実(茎)

消化酵素効果が
必要な時は生で!

かぶも大根と同様に、消化を助ける酵素・ジアスターゼを含む野菜。でんぷんを分解してくれる酵素なので、食べ過ぎた時にもおすすめ。ただしジアスターゼは熱で失活するため、効果を得るなら生で食べましょう。

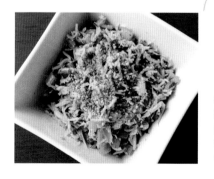

かぶの葉は、β-カロテンの吸収率を上げるために油炒めがおすすめ。またかぶの葉のビタミンCはカルシウムの骨を丈夫にする効果を高めるので、ちりめんじゃこなど、カルシウムの多い食材と合わせるとさらに◎。

葉も食べれば
健康効果ぐんとアップ!

淡色野菜であるかぶの実と、緑黄色野菜であるかぶの葉とは栄養素に大きな違いがあります。β-カロテンやビタミンC以外にも、骨粗鬆症や動脈硬化を予防するビタミンK、造血ビタミンの葉酸、カルシウムも豊富で、かぶの葉は実に不足している栄養素を補ってくれるのです。

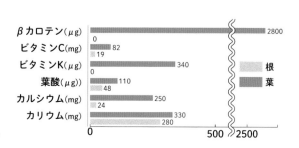

	根	葉
βカロテン(μg)	0	2800
ビタミンC(mg)	19	82
ビタミンK(μg)	0	340
葉酸(μg)	48	110
カルシウム(mg)	24	250
カリウム(mg)	280	330

Ginger

【しょうが】

「蒸し」で代謝アップ
成分を**3倍**に!

ジンゲロール 3mg
カリウム 270mg
マグネシウム 27mg
マンガン 5.01mg

- 血行を促進する
- 代謝を活発にする
- 免疫力を高める
- 酸化を防ぐ

しょうがは加熱でパワーアップ!

しょうがに含まれる、血行を良くするジンゲロールは、加熱するとショウガオールに変化します。体を温める効果が高まり、代謝アップ、殺菌、抗酸化など様々な効果が期待できる成分で、加熱方法によっては3倍の量に増加します!

加熱と乾燥で薬効が変化

ジンゲロールは、ぴりっとした辛味で血行を良くしますが、加熱や乾燥することで抗酸化成分のショウガオールに変身します。ショウガオールは体の深部から温めるため、免疫力・抗酸化力を高めると同時に代謝もアップしてくれるほか、抗がん作用も期待できます。

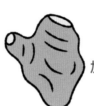

加熱 ▶▶▶ 乾燥

調理で栄養丸ごと!

じっくり加熱がポイント、おすすめは「蒸し」!

しょうがのジンゲロールは、ゆっくりと加熱することで水分が抜けて抗酸化成分のショウガオールに変化していきます。短時間の加熱よりもじっくりと加熱する調理のほうが、ショウガオールへの変換率は高くなります。

生	茹でる	蒸す	レンジでチンする
	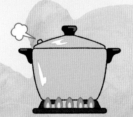	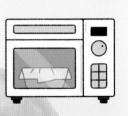	
	ショウガオール	ショウガオール	ショウガオール
	330% UP	**360% UP**	**KEEP**
血行は良くなるけれど…	**茹で加熱で 3.3倍に!**	**蒸し調理なら 3.6倍!**	**短時間加熱では 変化はわずか**
生のしょうがのジンゲロールは、血管を広げて短時間で血行を良くしますが、その効果はあまり継続しません。温め効果を期待するなら加熱したほうが良いでしょう。	しょうがのジンゲロールは、茹で加熱後10分からショウガオールに変化し始め、60分の加熱で約3.3倍に増加! 鍋や煮込み料理に入れて加熱するのも◎。	しょうがを蒸し調理した場合には、加熱後30分からショウガオールが増加し始め、60分後には約3.6倍の量に。高い抗酸化力を保ったスペシャルしょうがの完成!	加熱できるショウガオールですが、長時間の加熱が難しいレンチン調理の場合はあまり変化しません。体を温める効果は高まるため、代謝アップは期待できます。

表皮

7割の栄養は
皮に集中!

しょうがのポリフェノールであるジンゲロールは皮や皮のすぐ下にその多くが含まれます。皮をむくとしょうがの独自成分の多くを捨てることになってしまうので、皮ごと使うことを基本にしましょう。

💡 スペシャル蒸ししょうが

蒸ししょうがの作り方 ——

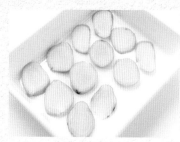

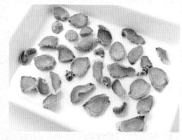

薄切りにしたしょうがを蒸し器などで60分間蒸したあと、さらに1日干して水分を抜くと抗酸化力を保ったまま、保存ができる「スペシャル蒸ししょうが」になります。紅茶などの飲み物に入れるなどで、常備して日常的に摂取すると免疫力アップが期待できます。

しょうがの部位図鑑

根茎

香り成分は
切ることで生まれる

しょうが独自の香り成分には、ジンゲロールのほかに発汗を促進するシオネールがあります。この成分は切ることで発生するため、風邪のひき始めなどには、すりおろしたしょうがを摂るのがおすすめ。

【オクラ】

Okra

＋酢で生活習慣病予防効果が倍増！

ペクチン 0.9mg
β-カロテン 520μg
ビタミンB$_1$ 0.09mg
カリウム 280mg

- 生活習慣病を予防する
- 免疫力を高める
- 余分な塩分を排出する

オクラ酢で血糖値を下げる！

オクラのネバネバ成分のひとつは、食物繊維のペクチン。ペクチンは血糖値を下げ、血管を元気にして生活習慣病を予防する効果が期待できる成分です。同じく血糖値を下げるお酢と合わせて摂ることで、Wの健康効果が期待できます。

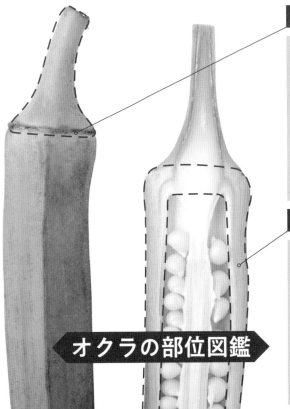

オクラの部位図鑑

ガク

硬いのはガクのふちの部分

オクラのガクを全て切り落としてしまうと、食べられる部分が大きく減るだけでなく、調理している最中に水溶性の栄養素やペクチンが流出してしまいます。切り落とすならガクのふちと、先端の黒くなった部分だけでOK。

表皮

産毛は取っても問題なし！

新鮮なオクラには、びっしりと産毛が生えています。この産毛は特に栄養成分が含まれているわけではないので、口当たりが気になるようなら取っても問題ありません。保存する際にも産毛は取った方が長持ちします。

種子

食物繊維はごぼうの**2**倍！

オクラの食物繊維は種子の周辺だけでなく全体に含まれ、その量はごぼうの約2倍！　不溶性食物繊維と水溶性食物繊維がバランスよく含まれているので、腸内環境を整える効果も高い食材です。

生食なら板ずりを

オクラを下茹でせずに生食をする場合には、オクラの産毛は取った方が食べやすくなります。塩をまぶしてまな板の上で転がす「板ずり」をしてから、食べやすく切ります。

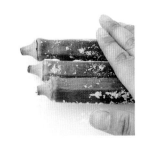

食べる順番は「オクラファースト」で！

オクラの血糖値を抑制する効果を最大限に活かすなら、食事の時には最初にオクラから食べるようにするのがおすすめです。オクラのペクチンが血糖値の急上昇を抑制して体に脂肪を蓄えづらくしてくれるので、健康だけでなく、ダイエット中にも積極的に摂りたい野菜です。

β-カロテンなら炒め、血糖値を抑えるなら生！

オクラにはペクチンのほかにも β-カロテンやカリウムなどの栄養が豊富に含まれています。ペクチンの血糖値抑制効果は生で摂るのがおすすめですが、β-カロテンの吸収率を上げるなら炒め調理で食べるのも◎。

生	茹でる	炒める	レンチン

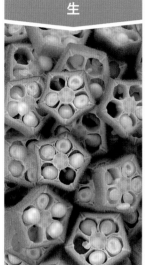
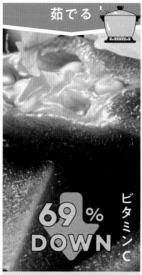
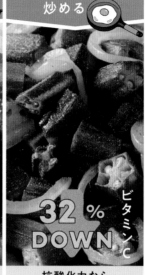
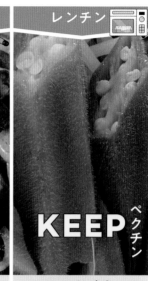

69% DOWN ビタミンC

32% DOWN ビタミンC

KEEP ペクチン

旬のオクラは下茹でなしで

6〜9月の旬を迎えたオクラはやわらかいため、下茹でなしでも生でおいしく食べることができます。下茹でする場合には、切らずにサッと茹でるようにしましょう。

茹で調理ではビタミンCがダウン！

ペクチンやカリウムは水溶性のため、茹で調理では流出してしまいます。またビタミンCも約4割減少してしまうので、グツグツ茹でる調理は避けた方がベターです。

抗酸化力なら炒めもアリ

オクラには β-カロテンやビタミンE、ビタミンKなど脂溶性のビタミンも含まれます。抗酸化力を摂りたい場合は、油を加えた炒め調理で吸収率をあげましょう。

レンチンなら栄養をキープ

加熱して食べる場合には、短時間の調理ですむレンチンがお得。ペクチン、ビタミンB₁、ビタミンCなどの水溶性の栄養素の減少を抑えられます。

細かく刻んでネバネバを活性！

ペクチンのネバネバ効果は、細かく切って細胞壁を壊すことで活性します。細かく切ることで生のオクラが食べやすくなり、ガクの部分も一緒に刻めば口当たりも気になりません。ペクチンには胃腸を整える効果があるので、夏バテなどで疲れた体の栄養補給食材としても活躍。

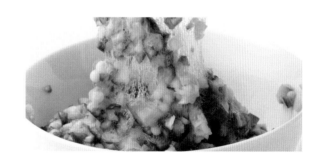

Column 生命力のあるオクラで睡眠の質が上がる！

睡眠の質が上がれば肌の老化も防ぐ！

オクラは成長スピードが早く、1日で2倍近くになることもあるそう。成長が早すぎて収穫時期を逃すオクラが出てしまうほどです。そんなオクラには、睡眠の質の改善、疲労回復、集中力向上によるテストの得点アップなどの効果もあると考えられています。

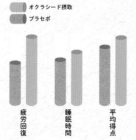

■ オクラシード摂取
■ プラセボ

疲労回復　睡眠時間　平均得点

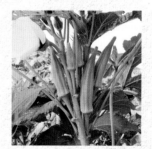

BHN株式会社「完熟オクラシード・ヒト試験による臨床試験の結果」を元に作成

【セロリ】Celery

細かく切って抗酸化成分30%アップ!

主な栄養成分 × セロリの体にいいこと!

アピイン
ピラジン
カリウム 410mg

- リラックスする
- 酸化を防ぐ
- 免疫力を高める
- がんを予防する
- 余分な塩分を排出する

ポリフェノールが切断で増加!

セロリには香り成分のアピインをはじめとしたポリフェノールが含まれています。ポリフェノールは外敵から身を守るため切断されると量が増えることがあり、セロリのポリフェノールは細かく切ると約3割アップするという報告も。

根

筋の正体は食物繊維。取るなら根元のみ

セロリの茎の部分にある筋は食物繊維。食物繊維が豊富なイメージのあるセロリですが、実は含有量は少なめで、ほぼこの筋にしか含まれていません。セロリの整腸作用をしっかり摂るなら、筋取りは根元の硬い部分だけにしておきましょう。

セロリの部位図鑑

保存するならアルミ包みに

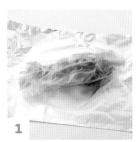

1

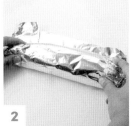

2

茎

買ってきたらすぐに葉を分けよう

セロリは茎のほうから葉に栄養が送られるため、保存期間が長くなればなるほど茎の栄養が減少するため、必ず茎と葉は切り分けましょう。ラップの上からアルミホイルで包むと、乾燥による栄養ロスを防げます。

葉

β-カロテンは茎の2倍!

セロリの葉には抗酸化成分のβ-カロテンが豊富。セロリの葉はどう食べていいのか分からないという人も多いかもしれませんが、β-カロテンは脂溶性の成分なので、炒め調理などで油を足すのがおすすめです。

セロリが老化の特効薬になるかも？

セロリのエキスと、トマトやソバなどに含まれるポリフェノール・ルチンを組み合わせると、さまざまな老化の原因となる「AGEs」の生成を抑えられるという研究が発表されました。玉ねぎのケルセチンや、ブロッコリーのスルフォラファンなどと同様、セロリも老化・酸化防止の強い味方の食材になるのかもしれません。

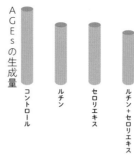

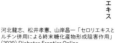

AGEsの生成量

コントロール｜ルチン｜セロリエキス｜ルチン+セロリエキス

河北龍志、松井孝憲、山岸昌一「セロリエキスとルチン併用による終末糖化産物形成阻害作用」(2020),Diabetes Frontier Online

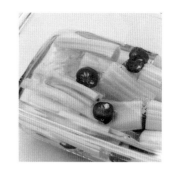

Vegetable point
しょんぼり葉っぱは氷水に浸けてシャッキリ！

冷蔵庫に入れっぱなしですっかりしなびてしまったセロリ。特に葉の部分はすぐにしんなりとしてしまいます。そんな時はあきらめずに冷水に浸けておけば、細胞が水を吸ってこんなにシャッキリに！

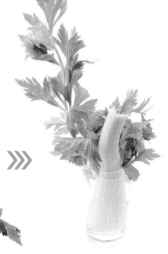

調理で栄養丸ごと！
加熱でポリフェノールは増加！

セロリのポリフェノールには加熱することで増加するものもあるため、カレーやポトフなど、煮込み料理などに加えると◎。アピインやピラジンなど、揮発する香り成分で食欲も増進するため、夏バテにも◎。

生	煮る	炒める

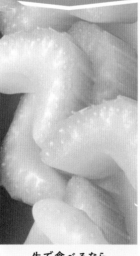

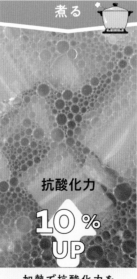

抗酸化力
10% UP

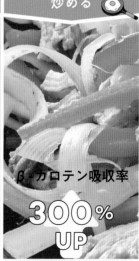

β-カロテン吸収率
300% UP

生で食べるなら小口切りに！
スティック状に切ることもあるセロリですが、繊維に逆らって切る方がおすすめ。食物繊維である筋を切断するので、筋を取らなくても食べやすくなります。

加熱で抗酸化力をアップ！
セロリのポリフェノールであるアピインやピラジンは、加熱することで増加し、抗酸化力を増してくれるのです。セロリの葉も一緒に煮込むのがおすすめ。

脂質をプラスすれば吸収力アップ！
セロリの葉に多く含まれるβ-カロテンやビタミンEは、脂質をプラスして吸収率を上げるのも◎。葉はハーブ感覚でサラダにしてもおいしく食べられます。

【もやし】 Bean sprouts

ひげ根を切ると ビタミンC 4割 減！

主な栄養成分 ✕ もやしの体にいいこと！

ビタミンC 4g
葉酸 44μg
カリウム 160mg
食物繊維 870mg

- ■ 代謝を促進する
- ■ 酸化を防ぐ
- ■ 余分な塩分を 排出する

もやしのカギはひげ根だった！

　カロリーが低く、栄養価も少ないと思われがちですが、豆類のたんぱく質のほか、ビタミンCなど水溶性の栄養素が含まれています。もやしはひげ根を取ると口当たりが良くなるものの、調理過程で栄養の約4割が流出してしまいます。

調理で栄養丸ごと！

ビタミンCは 失くなりやすい！

　もやしのビタミンCは失われやすく、加熱するほど消失してしまいます。ビタミンC以外にもビタミンB類やミネラルなど、水溶性の栄養素も豊富なもやし。加熱する際には注意が必要です。茹でたあとに水に浸すのももったいない！

生	茹でる	炒める	レンジでチンする
	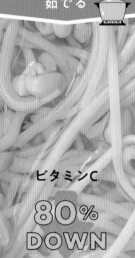	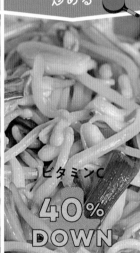	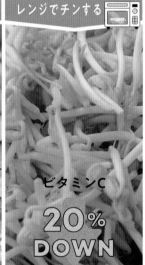
	ビタミンC **80% DOWN**	ビタミンC **40% DOWN**	ビタミンC **20% DOWN**
基本的に 生食はNG！	**茹でて水さらしで 大幅ロス！**	**ビタミン吸収率が 6倍に！**	**水を使わずに 栄養キープ！**
鮮度が落ちやすいもやしは、加熱することを前提にして生産されています。保存状態によっては菌が繁殖することもあるため、加熱が基本なのです。	もやしのビタミンCは茹で調理では失われやすく、2分の調理で7～8割が減少してしまいます。茹でで火を通すなら、短時間で茹でるか、湯通しにするのが◎。	炒め調理にする場合には、ビタミンC残存は4割ほど。炒める過程でも失われますが、とろみをつけるなどで流出分も摂れるようにすると2割ほどのロスで済みます。	火の通りやすいもやしは、レンジ調理ならロスは最小限に。ビタミンCの流出率は2割ほど。ビタミンB類やカリウムなどのミネラルもキープすることができます。

もやしの肝は保存法！ 冷凍もおすすめ

　水分が多く傷みやすいもやしは、冷蔵保存だと2～3日しか持ちません。多少風味や食感は落ちますが、すぐに食べない場合には冷凍保存がおすすめです。袋のまま冷凍して、調理する際には凍ったまま使いましょう。

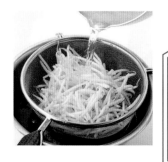

湯通しで さっと加熱が◎

もやしは茹ですぎると、栄養流出だけでなく歯応えも悪くなってしまいます。もやしに熱湯をかける湯通しなら、茹ですぎが防止できます。耐熱ボウルに入れたもやしに熱湯をかけてさっとひと混ぜしてからザルにあげ、水にさらさずに自然に冷ましましょう。

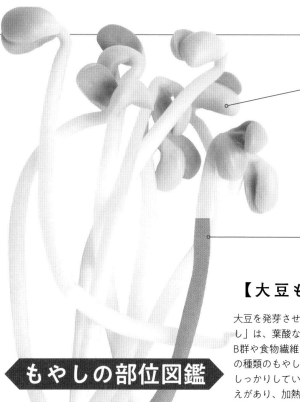

子葉

たんぱく質は胚軸の**3倍**!

もやしの頭は、豆から発芽した芽（子葉）の部分で栄養が豊富。たんぱく質が軸や根に比べても3倍以上の量が含まれているほか、ビタミンB群や豆類のイソフラボンやGABAなども含まれています。

胚軸

水分が抜けるので加熱は短時間が◎

もやしの茎は胚軸と呼ばれる部位。水分が多く、その中にカルシウムやカリウムといったミネラルが含まれているのです。

【大豆もやし】

大豆を発芽させた「大豆もやし」は、葉酸などのビタミンB群や食物繊維が豊富。ほかの種類のもやしよりも太くてしっかりしているため歯ごたえがあり、加熱してもシャキシャキとした食感が残りやすいのが特徴です。

もやしの部位図鑑

もやしの種類別栄養素

青臭さが少ない「ブラックマッペ」や、みずみずしい「緑豆もやし」は細長いため、さっと火が入ります。大豆もやしに比べてビタミンCが豊富に含まれているのが特徴。

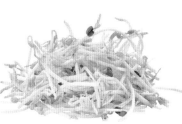

【ブラックマッペ】

根

ビタミンCは全体の**40%**!

取り除いてしまうこともあるひげ根は食物繊維が豊富。ビタミンCも全体の4割が含まれているため、できるだけ取らずにそのまま食べましょう。

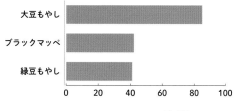

葉酸含有量

	0	20	40	60	80	100
大豆もやし						
ブラックマッペ						
緑豆もやし						

【緑豆もやし】

Column

もやしには疲労回復効果が満タン!?

疲労回復のアスパラギン酸はアスパラガスの2倍!

もやしに含まれるアミノ酸のアスパラギン酸は疲労回復効果の高い成分。名前の通りアスパラガスに豊富な成分ですが、実はもやしには、アスパラガスの約2倍ものアスパラギン酸が含まれているのです。

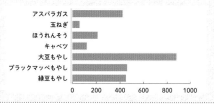

	0	200	400	600	800	1000
アスパラガス						
玉ねぎ						
ほうれんそう						
キャベツ						
大豆もやし						
ブラックマッペもやし						
緑豆もやし						

【さつまいも】 Sweet potato

いちょう切りで抗酸化力 **1.5倍** に

主な栄養成分 × さつまいもの体にいいこと！

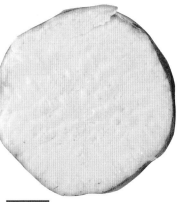

食物繊維 28mg
ビタミンC 25mg
β-カロテン 380mg
アントシアニン 124mg

■ 腸内環境を
　整える
■ 酸化を防ぐ
■ 免疫力を高める

表皮

ポリフェノールの約**8**割が皮付近に

さつまいもに含まれるポリフェノールは、目の健康にも関わるアントシアニンと、高い抗酸化性能を持つクロロゲン酸。皮とそのすぐ下の部位には、このポリフェノールの約8割が含まれています。

さつまいもの部位図鑑

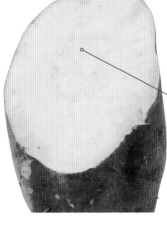

塊根

熱に強いビタミンCが豊富

さつまいもはビタミンCが豊富で、実は風邪予防にもおすすめの野菜です。さつまいものビタミンCはじゃがいもと同様にでんぷんに守られているため、加熱してもほぼ減少しません。食物繊維が豊富で便秘予防にも最適。

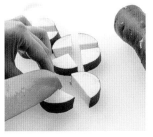

さつまいものポリフェノール量はスライスかいちょう切りにすると増加しますが、細かく切りすぎたり、保存が長すぎると減ってしてしまうので注意。保存袋に入れて野菜室で保存し、4〜6日を目処に食べましょう。

切って保存でポリフェノールが増加！

さつまいものポリフェノールには高い抗酸化力がありますが、4日以上の保存で徐々に減少します。ただし適度な大きさに切ると、そのストレスによってポリフェノールが増加し、6日後には4〜6割もアップ。抗酸化力も高まってくれますよ。

NASAの宇宙食にも
選ばれたスーパーフード!

さつまいもはNASAに「準完全食」として研究されているほど、栄養素が高い食材。玄米やトマトといった栄養食材と比較しても負けない栄養価が含まれています。腸内環境も整えてくれて、元気になる効果に期待。

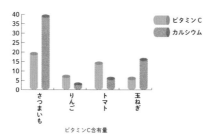

ビタミンC含有量

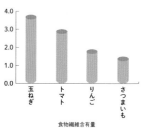

食物繊維含有量

調理で栄養丸ごと!

加熱で
抗酸化力アップ!

さつまいもにはビタミンCやポリフェノールなどの抗酸化成分が豊富。ビタミンCは比較的熱に強く、クロロゲン酸、アントシアニンのポリフェノールは調理で増加するため、加熱で抗酸化力が引き上げられます。

生	茹でる	蒸す	レンチン

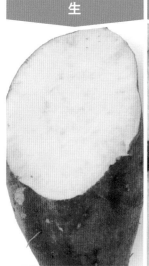
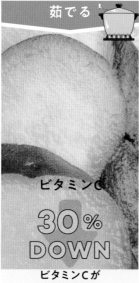
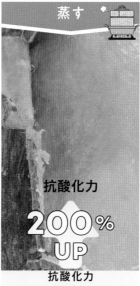
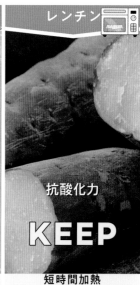

	ビタミンC **30% DOWN**	抗酸化力 **200% UP**	抗酸化力 **KEEP**

生食はNGが基本！だけど……

生のでんぷんは消化しづらいため、加熱して食べることがほとんど。薄切りでサラダなどでも食べられますが、食べ過ぎると腹痛の原因になるので注意しましょう。

ビタミンCが水に流出

加熱に強いさつまいものビタミンCですが、切って茹でることで流出してしまうため、残存は6割程度に。時間はかかりますが、茹でるなら丸ごとで。

抗酸化力が2倍に！

さつまいもの抗酸化力は高温の加熱では減少してしまうため、じっくりと加熱することがおすすめ。20分ほどで抗酸化力が1.5〜2倍に増加してくれるのです。

短時間加熱は増加少

電子レンジは短時間で高温加熱するため、抗酸化力はあまり上がらず、ビタミンCも減少してしまいます。甘みも増えにくいので、できればほかの加熱方法に。

Column 麦芽糖を5倍にすれば、腸活にも効果大！

加熱の時間で
増加率が大きく変わる

さつまいもの甘みのもとである麦芽糖のカロリーは砂糖の約半分で、血糖値の急上昇を防ぎ、腸内環境を改善する効果もあります。麦芽糖は70℃近辺の低温で加熱することで発生するため、レンチンより蒸しやオーブン加熱が◎。

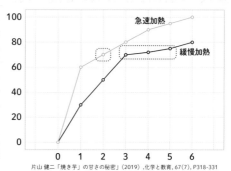

片山 健二「焼き芋」の甘さの秘密」(2019), 化学と教育, 67(7), P318-331

x

【ゴーヤ】Goya

茹でたらビタミンC **6割** 消失!

主な栄養成分 × ゴーヤの体にいいこと!

- モモデルシン
- ビタミンC 76mg
- β-カロテン 210μg
- カリウム 260mg

- ■ 血糖値を下げる
- ■ 酸化を防ぐ
- ■ 余分な塩分を排出する

夏バテの改善効果が抜群!

ゴーヤの特徴である苦みのもと・モモデルシンは胃腸や肝機能を回復させる効果があり、夏バテ改善効果が抜群です。ゴーヤに含まれるビタミンCも体の強い味方ですが、茹で調理では約6割が失われてしまいます。

調理で栄養丸ごと! 茹でると ビタミンが大ゾンに!

ピーマンと同等のビタミンCを含むゴーヤですが、調理によってビタミンC量は減少してしまいます。「茹でる」「炒める」「蒸す」の順に損失が多くなるため、茹で調理はできるだけ避け、下茹でもしないほうが安心です。

生	茹でる	炒める	蒸す
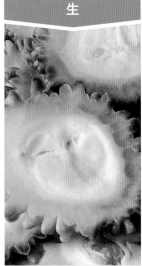	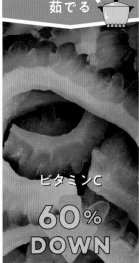	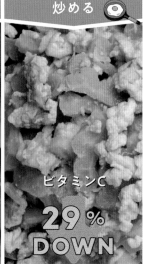	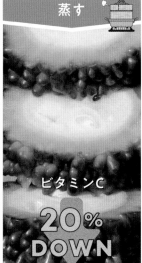
	ビタミンC **60% DOWN**	ビタミンC **29% DOWN**	ビタミンC **20% DOWN**
薄切りにすれば生でもOK	**10分以上茹でで大幅に減少**	**β-カロテン吸収率を油で高める**	**ビタミンCの損失は少なめ**
加熱調理のイメージが強いゴーヤですが、薄切りにしてサラダにするのもおすすめ。ワタも取り除かなくてOK。苦みは鰹節などの旨み成分と合わせると抑えられます。	ゴーヤのビタミンCは比較的加熱には強いものの、茹で調理では5分弱で半分に、10分以上で4割に減少。アミノ酸・モモデルシンも流れ出てしまいます。	炒め調理のビタミンCロスは3割とやや低め。ただし脂溶性ビタミンの吸収率が上がるので、抗酸化力を摂りたいならOK。5分以内のさっと加熱がおすすめです。	蒸し調理はもっともビタミンCのロスが少なくてすむ加熱方法。15分の蒸し調理で2割ほどの減少ですむうえ、モモデルシンやカリウムもほぼロスなしです。

下茹でも塩揉みも必要なし!

ゴーヤの苦みを減らすために下茹でや塩揉みをするのは、栄養をわざわざ失くしているようなもの。ゴーヤの苦みは油と合わせること、鰹節や豚肉の旨み(イノシン酸)を加えることで気にならなくなります。どうしても苦手、という人以外は下処理なしがお得です。

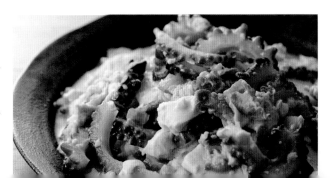

ゴーヤの部位図鑑

皮

9割のモモルデシン

ゴーヤの苦み成分・モモデルシンは、ワタにも多少含まれていますが、皮とその下の実の部分にほとんどが含まれています。また皮にはβ-カロテンも豊富。皮がゴツゴツしていて、緑色の濃いものがより新鮮です。

ワタ

果肉の**1.8**倍のビタミンC！

捨てられてしまいがちなワタですが、ビタミンCは果肉の約1.8倍も含まれており、皮と果肉を合わせた量よりもワタの方が豊富！苦みもほぼなく、果肉と一緒に調理すれば口当たりも気になりません。

種

リノレン酸が豊富！

ゴーヤの種に含まれる共役リノレン酸は希少な不飽和脂肪酸。脂肪の燃焼に効果的でサプリメントにも活用される成分です。種とワタごと輪切りにしたゴーヤをそのまま天ぷらやソテーにするとおいしくて栄養も◎。

 Column

血糖値の急上昇防止にもお役立ち！

糖尿病の予防薬として使われていたことも

ゴーヤは古くから民間療法で「糖尿病」の薬と考えられてきました。この効果は研究によって「ゴーヤを摂取することで肝臓に働きかけてインスリンの分泌を増やし、食後の血糖値の急な上昇を抑える」と認められています。ゴーヤのどの成分が効くのかはまだはっきりしていませんが、糖尿病の予防・治療の強い味方になってくれる頼もしい食材です。

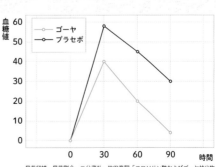

尾花留雄、尾花剛介、二分茂礼、竹田竜嗣「コロソリン酸およびゴーヤ抽出物含有食品が食後の血糖値に与える影響」(2023)、診療と新薬60, P.584-591

【ズッキーニ】 *Zucchini*

加熱厳禁
ビタミンE7割ソン!

ビタミンC 76mg
β-カロテン 310μg
ビタミンE 0.8mg
カリウム 320mg

- 酸化を防ぐ
- 肌の老化を防ぐ
- 余分な塩分を排出する

加熱でビタミンEが激減！

きゅうりに似た見た目のズッキーニですが、実はかぼちゃの仲間。ズッキーニのビタミンEは脂溶性のため、炒めればOKかと思いきや、実は加熱でビタミンEは激減。油で炒めたりフライにしたりすると、7割が失われてしまうのです。

ヘタ

ヘタには血圧降下作用

ヘタに含まれる苦み成分、ククルビタシンには血圧降下作用あり。摂り過ぎで中毒を起こす場合があるといわれますが、微量であれば問題ありません。

Vegetable point

黄色の
品種は
皮がやわらか

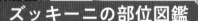

ズッキーニの部位図鑑

薄くスライスすれば
食感も楽しい

水分が多くやわらかいズッキーニ。栄養素を無駄にしないためには生食がおすすめ。ピーラーなどで皮ごと薄くスライスすれば、食感の楽しいサラダが完成！ オリーブオイルで和えれば、β-カロテンもビタミンEも吸収できます。

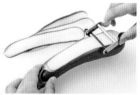

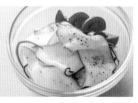

果肉と皮

果肉と皮には
β-カロテンとビタミンC

緑の皮にはβ-カロテンが、白い果肉にはビタミンCとカリウムなどのミネラルが多く含まれています。加熱するなら蒸し調理かレンチンで、ビタミンの流出を最小限にしましょう。

焼きらっきょうで抗酸化力を20倍

ビタミンC 23mg
フルクタン 18.6mg
カリウム 230mg
アリシン

■ 酸化を防ぐ
■ 疲労を回復する
■ 余分な塩分を排出する
■ 皮膚・粘膜を守る

実は「焼き」がお得です

ネギ類に含まれる機能性成分のアリシンは、らっきょうにも含まれています。らっきょうのアリシンは加熱することで血栓予防効果が期待できるシクロアリインに変化。加熱により抗酸化作用は、約20倍にもなるといわれています。

実

水溶性食物繊維の宝庫

アリシンとともに重要な成分が、水溶性食物繊維のフルクタン。腸内環境を正常にする効果が高く、血糖値の上昇を抑え、コレステロールを下げる効果も期待できる成分です。

らっきょうの部位図鑑

アリシンたっぷりの甘酢漬け

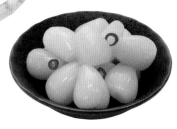

らっきょうのアリシンの血液サラサラ効果を得るなら、加熱するより生がお得。ビタミンCやミネラルも失わずに食べられます。甘酢漬けにする場合、栄養素が溶け出すため漬け汁ごといただくようにしましょう。

糖度は
何とメロンの
2倍！

Vegetable point

Column 食物繊維はキャベツの11倍！

加熱で甘みがグンと増す！

フルクタンを含むらっきょうの食物繊維量は野菜の中でもトップクラス。キャベツの11倍もの量が含まれているのです。フルクタンは糖度も高く、らっきょうの甘さはメロンの2倍になるほど。加熱するとフルクタンが糖に変換されるため、甘みがグッと増すのです。

Corn

【とうもろこし】

とうもろこしは芯も ヒゲも捨てると大ゾン

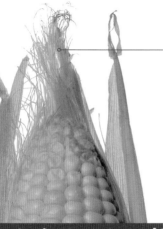

主な栄養成分 ╳ とうもろこしの体にいいこと！

リノール酸 530mg
ビタミンB₁ 0.15mg
食物繊維 3g
たんぱく質 3.6g

■ コレステロール 値を下げる
■ エネルギー代謝 を助ける
■ 疲労を回復する

ひげ根（絹糸）

「コーンシルク」と 呼ばれる高い栄養価！

とうもろこしの粒から伸びるひげは「めしべ」。むくみ改善、美肌、糖尿病予防など、高い美容・健康効果が知られています。ほんのりととうもろこしの香りがするひげは、炒めものなどに入れてもおいしく食べられます。

とうもろこしの部位図鑑

実（子実）

たんぱく質が ご飯の **1.4**倍！

穀類であるとうもろこしには、植物性のたんぱく質が豊富に含まれています。とうもろこしは血糖値を上昇させるGI値が低く、満腹感が得られやすいので、主食の代わりにすれば糖尿病対策やダイエットにも最適。

芯（茎）

胚芽のリノール酸 も見逃せない！

粒の根元（胚芽）には、コレステロール値を下げる効果が高い不飽和脂肪酸・リノール酸が豊富に含まれています。胚芽の部分は芯に残ってしまいがちなので、煮込み料理の出汁や、ご飯に炊き込むなどで使うようにしましょう。

全部の栄養入り 「炊き込みご飯」

とうもろこしの栄養を余すところなく摂るなら、ひげと芯を一緒に炊き込んだ「とうもろこしの炊き込みご飯」がおすすめ。芯は炊き上がったら取り除き、ひげは食べやすい長さに切ってご飯に混ぜ込みます。

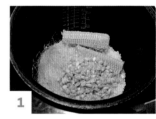

1

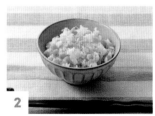

2

芯もひげも無駄にしないで！

日本では野菜というイメージの強いとうもろこしですが、穀類であり主食として食べる地域もあるほどに栄養価が高く、栄養バランスもばっちり。実（子実）の部分だけでなく、ひげや芯の部分もしっかり活用しましょう。

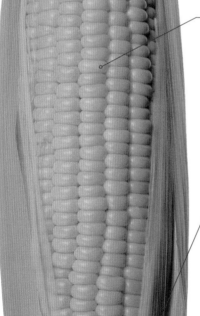

とうもろこしは鮮度が命!

とうもろこしは収穫後の劣化が非常に早く、糖分をでんぷんに変えるため甘みが減ってしまいます。6日の常温保存で半分以下になるので、買ってきたら早めに調理すると◎。保存する場合には野菜室ではなく、温度の低い冷蔵室だと劣化が抑えられます。

保存環境による糖度の変化

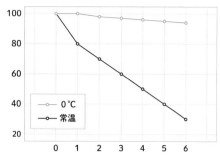

- 0℃
- 常温

千葉泰弘、八重樫誠次「スィートコーンの収穫適期と収穫後の品質変化」(1991),東北農業研究, 44, P.241-242

調理で栄養丸ごと!

新鮮なものなら生もおすすめ!

茹でる、蒸すなどの調理が必須と思われがちなとうもろこしですが、新鮮なものはやわらかく、生で食べることも可能。新鮮なとうもろこしの甘みは格別です。加熱する場合には水を使わない調理がおすすめ。

生	茹でる	蒸す	レンチン
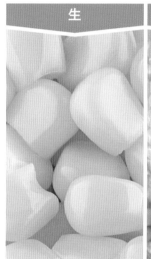	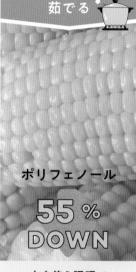	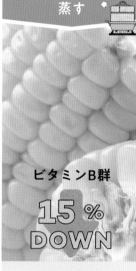	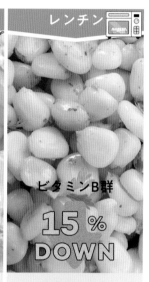
	ポリフェノール **55% DOWN**	ビタミンB群 **15% DOWN**	ビタミンB群 **15% DOWN**
甘みと食感は新鮮さの証!	**水を使う調理でビタミン流出**	**フライパンで蒸すのも◎**	**水を使わずに栄養キープ!**
生食できるほど新鮮なとうもろこしは、糖分が分解されていないため甘みが強く感じられます。食物繊維やビタミンB群なども最大限に摂取することができます。	とうもろこしの貴重な栄養素であるビタミンB群が水に溶け出すうえ、ポリフェノールも溶出して半分以下になってしまいます。茹でる加熱は避けた方がベター。	とうもろこしの甘みをしっかり引き出すことができる蒸し調理は、ビタミンB群、ミネラルの流出も抑えられます。フライパンに少しの水を入れて蒸すことも可能。	水を使わず、手軽に調理できるレンチン調理も栄養のロスが少ないおすすめの調理法です。皮を2枚ほど残してラップに包んでから、5分ほど加熱すればOK。

Column とうもろこしは目の健康にも◎

紫外線から目を守る成分が豊富

とうもろこしの黄色の成分は、紫外線から目を守る働きがあるルテインやゼアキサンチン。目から入る紫外線は、目だけなく体全体を酸化させる原因にもなるため、とうもろこしの旬を迎える夏にはぜひ摂っておきたい成分なのです。

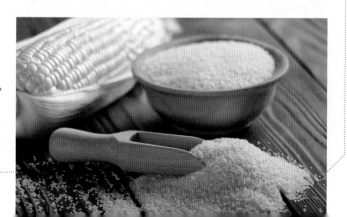

Part 2

鶏・豚・牛で栄養が大きく変わる!

ローカロリーな鶏肉、疲労回復効果の高い豚肉、鉄分が豊富な牛肉、というように、同じ肉類でも栄養効果は大きく変わります。また、部位によっても脂質が30倍以上変わることも!

体内の賢い吸収率を考えた食べ方

肉・卵・乳製品
100％活用術!

肉、卵、乳製品の栄養素を最大限に活用するには、加熱時間と温度がポイント。
また、肉の種類や部位によっても特性が違うので、
自分の体調や体質に合う調理法をチョイスして。

日常的に食べて
栄養補給を

体に必要なアミノ酸がバランスよく含まれた良質なたんぱく源の卵。従来の説と違い、1日1個以上食べてもコレステロールは増えないことが判明。栄養源としてさらに注目されてます。

吸収されやすい
カルシウム

人体に吸収されやすいカルシウムや、エネルギー代謝を助けるビタミンB₁₂が含まれる乳製品。不足しがちな栄養素を摂りやすい反面、食べ方で大きくソンをしがちな食材です。

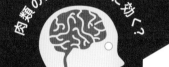

肉類の栄養はどこに効く?

たんぱく質

肉類のたんぱく質は動物性なので体への吸収率はバツグン。その分、飽和脂肪酸を多く含むので、健康上のリスクがある人はご注意を。

ビタミンB群

肉類は野菜よりビタミンB₁₂が豊富で、神経機能や赤血球の形成に必要です。肉類を食べない人は、ビタミンB群の補給が必須です。

カルシウム

動物性のカルシウム、特に乳製品では約50%と、野菜と比べて断トツの吸収率です。ただし、骨などを作るにはビタミンDも必要!

鉄分

肉類の鉄分は、ヘム鉄と呼ばれ、動物性食品にのみ含まれます。植物系の鉄分よりも吸収率が高く、ビタミンCと摂ればさらに◎!

【鶏肉】 Chicken

切り方で**ビタミンB群**が
1/2に!

パサつかない調理が肝心!

　ほかの肉類と比べて、脂質が少ない鶏肉。特に胸肉は高たんぱく低カロリーでヘルシーなためダイエットや筋トレにも最適な食材です。胸肉には、エネルギー代謝を助けるビタミンB群が豊富ですが、切り方に注意しないと、水分と一緒にこのビタミンB群が失われてしまうことに。鶏肉の筋繊維は加熱すると縮み、肉に含まれる水分を追い出してパサついてしまいますが、この水分の中にビタミンB群が含まれているために栄養が最大で約半分ロスしてしまうことに。

【胸肉】

疲労回復物質が
食物中**No.1**の含有量

胸肉にはビタミンB6やナイアシンなどのビタミンB群のほか、イミダゾールジペプチドという、疲労回復効果の高い成分が豊富。体の酸化を防ぐ効果があるアミノ酸で、羽を動かし続ける胸の筋肉に必要な存在なのです。

Meat point

もも肉より
必須
アミノ酸量が
多い!

鶏肉の部位図鑑

▶ **Chicken parts**

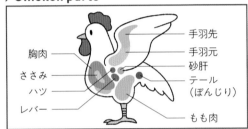

手羽先
手羽元
砂肝
テール
（ぼんじり）
胸肉
ささみ
ハツ
レバー
もも肉

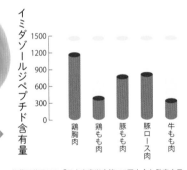

イミダゾールジペプチド含有量

1500
1200
900
600
300
0

鶏胸肉／鶏もも肉／豚もも肉／豚ロース肉／牛もも肉

佐藤三佳子ほか「日本畜産学会第107回大会」発表を元に作成

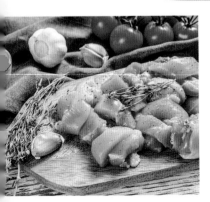

切り方で栄養丸ごと!

水溶性ビタミンを
逃さない切り方

鶏胸肉を切る場合は、筋繊維を断つのが大切。鶏胸肉は筋繊維の走る方向が場所によって違います。それぞれの筋繊維に対して垂直に切るようにすると、加熱した時の縮みを防ぎ、水分とともにビタミンB群が流れ出すのを抑えるとともに、パサつきにくくなります。

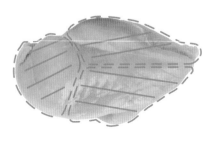

―― 切る方向

たんぱく質不足になりやすい現代人の救世主！

成人に必要なたんぱく質は女性約50g、男性約60gですが、現代の食生活には不足しがち。鶏肉はカロリーが低く低価格でたんぱく質補給の救世主。鶏胸肉2枚で1日に必要なたんぱく質が得られるうえ、エネルギー代謝を助け、疲労回復にも効果的。日常的に積極的に摂りたい食材です。

主な栄養成分 ✕ 鶏胸肉の体にいいこと！

- ビタミンB₆ 0.35mg
- ナイアシン 12mg
- たんぱく質 19.5mg
- イミダゾールジペプチド 1200mg

- ■ エネルギー代謝を助ける
- ■ 精神を安定させる
- ■ 疲労を回復する

【もも肉】

ビタミンB₂含有量No.1

ビタミンB群の中でも、健康な肌や髪を作り出して粘膜を保護する働きのあるビタミンB₂がほかの部位の約2倍も含まれています。骨や血液サポートするビタミンKも豊富なので、栄養が足りていないと感じる時におすすめ。

エネルギー
代謝
効果も

Meat point

Column

鶏皮は高カロリー？ 取り除くべき？

茹でるよりも「焼き」がおすすめ

鶏の皮は1枚につき約90kcalある脂質の高い部位ですが、エネルギー代謝を助けるナイアシンや、ビタミンKも豊富。脂質が気になるなら油をひかないフライパンで加熱し、カリカリに仕上げると◎。ナイアシンは加熱には強いですが、水溶性のため茹でるとソンです。

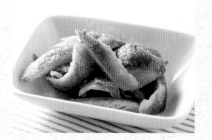

Chicken

鶏肉の栄養吸収のコツ

酢を加えてカルシウムも吸収率も2倍にUP！

カルシウム量も吸収率も上昇！

骨の周りの肉は、細胞が壊れにくく水分を長く保ち、ジューシーで旨みも栄養も多い部位です。しかも煮込むことで、骨から溶け出すカルシウムが摂れるというううれしい効果も。さらにお酢を加えて煮込めば、骨からカルシウムが溶け出しやすくなり、その量はただ煮込んだだけの時と比べて約1.8倍にアップ。カルシウムはそのままだと体内に30％ほどしか吸収できませんが、お酢を加えることで吸収率も約2倍に引き上げることができるのです。

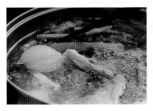

鶏肉×お酢なら、鶏手羽元や手羽先のお酢煮が◎。カルシウムが効率的に摂れて、骨離れが良く軟骨に含まれるコラーゲンも無駄なく摂取できます。食欲を刺激してさっぱりと食べられるので、食欲のない時にも最適。

Meat Point

酢を加えて煮込むだけでお得に！

調理で栄養丸ごと！ 「茹でる」なら汁ごと食べよう

生で食べることが難しい鶏肉は加熱がマストですが、主要な栄養素であるビタミンB群は基本的に水溶性。茹でたり煮込んだりする場合には、煮汁に溶け出してしまいます。煮込み料理なら、汁ごといただくのがお得です。

生	茹でる	焼く	レンチン
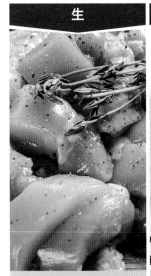	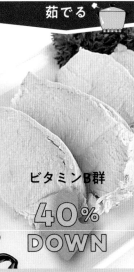	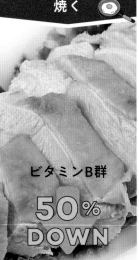	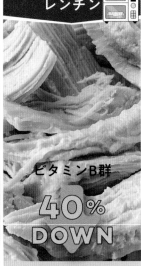
	ビタミンB群 **40% DOWN**	ビタミンB群 **50% DOWN**	ビタミンB群 **40% DOWN**
必ず中心部まで加熱を！	**煮汁に栄養が溶出**	**パサつかない調理を工夫**	**下味をつけてから電子レンジへ**
鶏肉にはカンピロバクターという細菌が含まれている場合が多く、中まで火を通さないと食中毒を起こすことがあります。70～80℃で少なくても2分以上は加熱をして。	ビタミンB群はほとんどが水溶性のため、茹でる、煮る調理の場合は半分近くが煮汁に溶け出すので、汁ごと食べられる料理が◎。茹で汁を出汁に応用してもOK。	ビタミンB₂やナイアシンなどは加熱に強いものの、やはりビタミンB₁など加熱で酸化しやすい成分は半分に。水分を保持できる調理法でできるだけ守りましょう。	鶏肉をレンチンする場合は、加熱のムラが出ないようにカットして酒やタレなど、水分を絡めてから調理を。ビタミン損失が少なく、時短調理も可能になります。

【ささみ】

脂質は
胸肉の**1/6**

鶏肉の中でも特に低カロリーなささみ。ヘルシーな食材ですが、脂肪が少ないため加熱でパサつきやすい部位でもあります。高温で加熱し続けると食感が悪くなるため、余熱でゆっくり火を通すのが栄養&旨みを守るコツ。

ささみの目からウロコ

パサつかせないコツ！

茹でささみの作り方

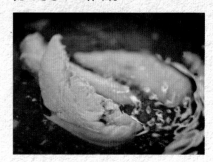

ささみは高温で加熱し続けると、水分を急激に排出してしまってパサパサになり、栄養も失われてしまうため、余熱で火を通します。
①水と酒、ささみを入れた鍋を火にかけ、沸騰したら火を止めて蓋をして10分置く。
②ざるなどにあげて冷ませば完成です。

【手羽】

カルシウムは
他の部位の**3〜4倍！**

手羽先や手羽元に豊富なコラーゲンは、体内に直接取り込むことはできないものの、食べることでコラーゲンの生成を活性化させます。鶏のコラーゲンは美容だけではなく、血管を強くする効果が近年報告されています。

骨ごと&皮ごと
調理がマストです

手羽先や手羽元には、コラーゲンが豊富。コラーゲンは食べて直接取り込むことはできませんが、食べることで体内のコラーゲンを生成させる働きを活性化してくれます。骨の周りや皮の下に豊富なので、骨ごと・皮ごと調理を。ビタミンCを合わせるとさらにコラーゲンの生成力がアップ。

Column パサつかない&栄養を守る調理のコツは？

Meat point

水分を保つのが栄養&おいしさの秘訣！

肉を焼く際によく「肉の水分を守るために表面を焼き固める」といいますが、鶏肉の場合は先に表面を焼くと、中が生焼けになってしまったり、焼きすぎてパサパサになってしまいます。コツは焼く前に水分をまとわせること。水分の損失を抑えてジューシーに仕上げることができます。

「表面を
焼き固める」
は間違い！

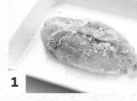

1 肉を料理酒か海水程度の塩水に浸し、2時間ほど置きます。水分が筋繊維に入り込み、水分を保った状態をキープしてくれます。

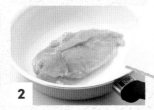

2 フライパンに油をひき、皮目から弱火でじっくりと焼きます。焼き色がついたら裏返し、中まで火を通して完成！

【豚肉】 Pork

エネルギー生産力は牛肉の**10倍**!

ビタミンB₁が糖をエネルギーに変換!

栄養バランスの高い豚肉ですが、特に注目すべき成分はビタミンB₁。糖質をエネルギーにする代謝の働きを助け、疲れにくい体を作るのに役立つ栄養素ですが、同じくビタミンB₁を含む牛肉に比べても豚肉には約10倍もの量が含ま

れています。また豚肉の旨みのもとのひとつ、カルノシンは老化防止や酸化ストレスを除去する働きがあるほか、認知症予防に効果的なアラキドン酸も含まれているなど、元気で健やかな生活に欠かせない成分が満載です。

▶**Pork parts**

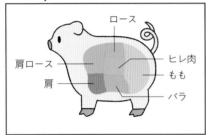

ロース
肩ロース
肩
ヒレ肉
もも
バラ

豚肉の部位図鑑

【ロース肉】

免疫UP成分が**1.6倍**

赤身と脂肪のバランスがよく、キメが細かくやわらかい豚ロース肉は、ポークソテーやとんかつ、ローストポークなどの料理に最適。豚肉の中では最もパントテン酸の含有量が多く、免疫力を高める効果が期待できます。

Meat point

ダントツのおすすめ部位はビタミンB群がダントツ!

【ヒレ肉】

ビタミンB群の含有量**No.1**!

脂質が少なく、豚肉の部位の中でもさっぱりと食べられるヒレ肉。脂質が少ない分、ビタミンの含有量が多く、すべてのビタミンB量がほかの部位と比べてNo.1!亜鉛などのミネラルもより多く含まれています。

豚肉の部位はどう選ぶ?

豚肉は部位によって含まれるビタミンBの量が変化します。ビタミンB₁を例にとると脂質の少ない部位の方が多く含まれているため、より疲労回復の効果を得たいなら、脂質の少ないヒレ肉や赤身のもも肉を選ぶと◎。

牛肉の17倍のビタミンB₁量

貴重なたんぱく源である肉類の中でも、エネルギー代謝効果と疲労回復効果の高いビタミンB₁が豊富な豚肉。夏バテなど体力が低下している時や、筋力をつけたい時には積極的に食べるのがおすすめ。低脂質な赤身の部位を選べば、カロリーが気になる場合にも安心です。

ビタミンB₁含有量

豚肉（ロース）	0.69
鶏肉（もも）	0.07
牛肉（ロース）	0.04

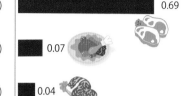

主な栄養成分 ✕ 豚肉の体にいいこと！（豚ヒレ肉）

- ビタミンB₁ 1.32mg
- ビタミンB₂ 11mg
- ビタミンB₃ 0.54μg
- カルノシン 22.2mg
- たんぱく質 899mg

■ エネルギー代謝を
  助ける
■ 酸化を防ぐ
■ 精神を安定させる
■ 疲労を回復する

糖質を効率的にエネルギー化

豚肉は糖質を効率的にエネルギーにする効果が高く、脂肪燃焼効果も高い食材。肉類はカロリーが高いからと避けがちな人も、豚肉はきちんと摂るのがおすすめなのです。豚バラ肉は脂質の多い部位ですが、豚肉は食後血糖が上がりにくいため、ダイエットの妨げにはなりにくいのです。

【バラ肉】

体に必須な脂質が6割！

豚バラ肉の脂質の主な成分は、不飽和脂肪酸であるオレイン酸。悪玉コレステロールを抑制する効果があり、血管を健やかにして生活習慣病の予防にも役立ちます。脂質が多いからといってむやみに避けなくてもOKです。

豚の脂質は脳の救世主!?

脳の働きを良くして幸福感ももたらす

豚肉の脂質に含まれる「アラキドン酸」は、魚に含まれるDHAと並んで脳の健康に深く関わる脂肪酸。子供の脳の発達や、大人の脳の働きを良くする効果も期待できます。アラキドン酸は脳に幸せをもたらす成分でもあり、食べることで満足感も得られるのです。

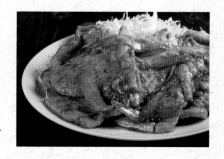

豚肉の栄養吸収のコツ

豚肉は組み合わせで
疲労回復効果**10倍**にも！

組み合わせでビタミンB1の吸収力を大幅アップ！

エネルギー代謝を助けるビタミンB1は体内に吸収されにくいという欠点があります。しかし、ビタミンB1を分解するある成分の働きによって、体に吸収されやすくなることが発見されました。その成分とは、にんにくやネギ類、ニラなどに含まれる香り成分の「アリシン」。ビタミンB1はアリシンと結びつくことで、体内への吸収率がビタミンB1の約10倍にもアップするアリチアミンという成分に変化。また、ニンニクでマリネすると、脂質の酸化が大幅に抑えられます。

調理で栄養丸ごと！
水を使わないのが
お得調理のコツ

エネルギー代謝に関わるビタミンB群はほぼ水溶性のため、水を使わない調理がおすすめ。ビタミンB1は加熱しすぎなければ含有量はほぼキープできます。

フルスルチアミン※服用時のビタミンB1排出量

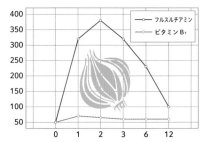

※アリチアミンを薬としての安定性を高め、かつニンニク臭を排除した物質
糸川嘉則、西野幸典、五十嵐省吾「薬物動態試験,血球移行性試験およびB1復元試験よりみたビタミンB1誘導体の評価」1992, ビタミン 66 巻1号, P35-42

生	茹でる	焼く	レンチン

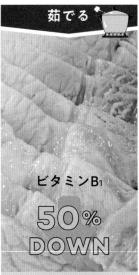

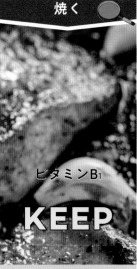

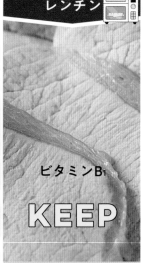

ビタミンB1　**50% DOWN**

ビタミンB1　**KEEP**

ビタミンB1　**KEEP**

**レアはNG！
しっかり加熱を**

豚肉には、O-157やカンピロバクターなど、食中毒やE型肝炎の原因となるウイルスが潜んでいる場合があり、少量でも発病してしまうために十分な加熱が必要です。

**茹でるなら
煮汁ごと！**

豚肉の大事な成分であるビタミンB1は水溶性のため、茹でる、煮る調理は煮汁へ溶出します。ただし煮汁といただけば、約8割近く摂取できます。

**さっと加熱で
損失を抑える**

炒める、焼く調理の場合は茹で調理に比べてビタミンB1のロスが抑えられます。長時間加熱で半減するため、薄切り肉をさっと焼くのがおすすめです。

**肉汁ごとで
ほぼキープ！**

レンチン調理の場合、水分が少し出てしまいます。タレを絡めて加熱するなどで溶出した水分ごと食べるなら、ビタミンはほぼキープできます。

豚レバーは肉類No.1の抗酸化力！ 鉄分も4倍！

ビタミンB群とともにビタミンAや免疫力を高めるアラキドン酸も豊富で、肉類の中でも突出した栄養を誇る豚レバー。鉄分は牛の3〜4倍も。独特の風味は長く加熱すると発生するため、高温でさっと加熱すれば出にくくなります。水に浸けるなどの下処理は、鉄分やミネラルなどの栄養が流出するので避けて。

臭みの出ない調理のコツ

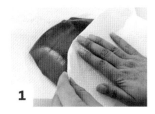

1 レバーから出た余計な水分をキッチンペーパーなどでしっかりと拭き取る。

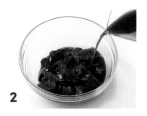

2 酒、しょうゆ、みりんを混ぜた調味料に10分ほど漬けて下味をなじませる。

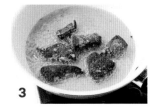

3 水分を拭きとったレバーを、フライパンに熱した油で両面を揚げ焼きにする。

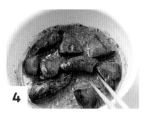

4 色よく揚がれば完成。フライパンの油を軽く拭き、にら、もやしと炒め合わせればレバニラに。

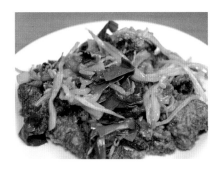

豚肉は2時間の「角煮」で脂質が変化する！

高カロリーなイメージの豚の角煮ですが、長時間煮込むことで栄養が高まる可能性が指摘されています。豚肉には飽和脂肪酸と不飽和脂肪酸が含まれていますが、2時間以上煮込むことで飽和脂肪酸は約半分に減り、悪玉コレステロールを下げる不飽和脂肪酸の比率が上がるのだそう。

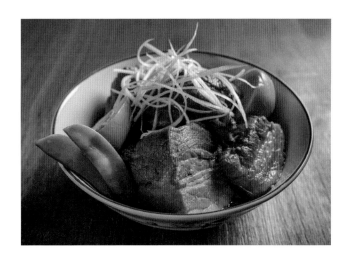

しょうがとにんにくが豚肉の酸化を48％防ぐ！

加熱による酸化から肉の栄養を守ってくれる

抗酸化成分の高い食材は、一緒に調理する食材の酸化を防ぐことがあります。豚肉の脂質に含まれるアラキドン酸などの成分は、加熱で酸化しやすい成分なので、しょうが、にんにくなど抗酸化作用の高い食材で酸化を抑えられます。また、しょうがやにんにくは冷凍中の肉の酸化にも効果あり。

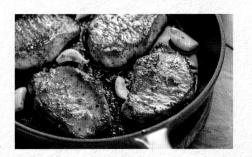

【牛肉】

Beef

牛肉の**鉄＆亜鉛**は鶏・豚の**4倍**！

慢性的なだるさや疲れやすさを感じたら

牛肉は鉄や亜鉛などのミネラルがほかの肉よりも約4倍も豊富です。牛肉に含まれる鉄分「ヘム鉄」は、野菜に含まれる「非ヘム鉄」と比較すると、体への吸収率が5倍。鉄分は日本人の食生活で不足しがちな成分なので、慢性的なだるさを感じる時には積極的に摂りましょう。亜鉛も同様に不足しがちな成分で、皮膚や骨の健康など、その働きは全身に及びます。鉄、亜鉛ともに赤身肉に多く含まれるので、元気が欲しい時には赤身肉がおすすめ。

▶ **Beef parts**

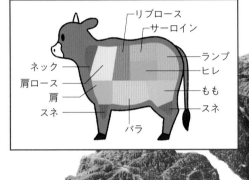

リブロース
サーロイン
ランプ
ヒレ
ネック
肩ロース
肩
もも
スネ
スネ
バラ

牛肉の部位図鑑

最新のやせる食べ方は「肉が先」！

「血糖値の急上昇を抑えるためには野菜から食べる」のが定番ですが、実は肉から食べたほうが効果的なのだそう。肉を食べると血糖値を抑えるインスリンが分泌されるうえ、満腹感も上がって食べすぎるのを防いでくれます。肥満防止だけでなく、生活習慣病予防にも効果的な食べ方です。

【ヒレ肉】

脂質はロース肉の**半分以下**！

良質なたんぱく質が豊富なヒレ肉。高たんぱく・低カロリーでコレステロールも低く、脂質を効率的にエネルギーにしてくれるため、ダイエットや筋肉をつけたい時にもおすすめ。鉄・亜鉛の含有量も多いので、疲労回復にも役立ちます。

食前・食後の血糖値の上昇

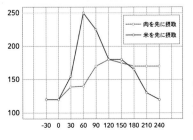

- 肉を先に摂取
- 米を先に摂取

-30　0　30　60　90　120　150　180　210　240

Hitoshi Kuwata, et al. "Meal sequence and glucose excursion, gastric emptying and incretin secretion in type 2 diabetes: a randomised, controlled crossover, exploratory trial" 2016, Diabetologia Vol.59, P.453−461

ビタミン・ミネラルに
脂肪燃焼効果成分も！

肉類のビタミンB群に加えて、鉄・亜鉛などのミネラルも豊富な牛肉。また、牛肉に多く含まれているL-カルニチンは、脂肪を燃焼させ、筋肉を動かすエネルギーを作り出す機能を持つアミノ酸。しかも牛のL-カルニチンは、豚肉や鶏肉よりも加熱による損失が少ないことが判明！

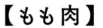

主な栄養成分 ✕ 牛肉の体にいいこと！（牛ヒレ肉）

- ビタミンB₁ 0.06mg
- ビタミンB₂ 0.17mg
- 鉄 0.7mg
- 亜鉛 4.6mg
- L-カルニチン 63mg

- ■ エネルギー代謝を助ける
- ■ 血を作る
- ■ 貧血を防ぐ
- ■ 脂肪を燃焼する

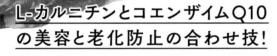

【もも肉】

脂肪燃焼成分は豚肉の4倍

もも肉には脂肪燃焼効果のあるL-カルニチンがもっとも多く含まれています。L-カルニチンは年齢とともに体内で作られる量が減ってしまう成分なので、定期的に摂取するようにしましょう。たんぱく質の消化を促進する大根やわさびなどの薬味を添えると◎。

L-カルニチンとコエンザイムQ10
の美容と老化防止の合わせ技！

L-カルニチンとの相乗効果で脂質のエネルギー変換をさらに助けてくれるのが、美容成分としても知られるコエンザイムQ10。牛肉、特に赤身には両方の成分が含まれていて、脂肪燃焼効果が非常に高いのです。老化防止にも重要な働きなので、意識して赤身肉を摂るようにしましょう。

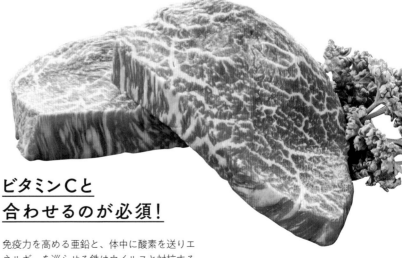

【肩・ロース肉】

亜鉛含有量No.1！

体を活性酸素から守り、免疫力を高めるパワーもある亜鉛は、牛肉ではこの部位が最大。亜鉛も吸収しづらい成分で、加工食品に含まれるリン酸などが吸収を阻害するため、現代の食生活では特に不足しがちなのです。

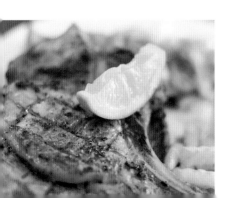

ビタミンCと
合わせるのが必須！

免疫力を高める亜鉛と、体中に酸素を送りエネルギーを巡らせる鉄はウイルスと対抗する体を作るためにも大事な成分。これらの成分はビタミンCと組み合わせることで吸収率を上げられるため、ビタミンCを多く含む野菜や果物をつけ合わせにするのがおすすめ。

Beef

牛肉の栄養吸収のコツ

薄切りより厚切りが
ビタミンB群**1.8倍**お得！

牛肉のビタミンB群は厚切りで逃さない！

牛肉にもほかの肉と同様、ビタミンB群を中心としたビタミンが豊富に含まれています。ビタミンB群はその多くが肉の水分に含まれているため、調理中に出る肉汁が多ければ多いほど溶出してしまいます。つまり肉汁が出やすい薄切り肉よりも、水分を閉じ込められる厚切りのほうがビタミンを守ることができるのです。厚切り肉の場合、冷たいままだと外側が焦げて、中までなかなか火が通らないため、焼く30分前に冷蔵庫から出し、常温にしておきましょう。

調理で栄養丸ごと！ ## 加熱しすぎないのがポイント！

肉は高温で焼き続けると筋繊維が縮みやすく、水分をすぐに排出して旨みも栄養もロスしてしまうため、弱火でゆっくりと火を入れるのを基本にしましょう。加熱後にしばらく休ませておいて、余熱で火を通すのも◎。

生	茹でる	焼く	レンチン

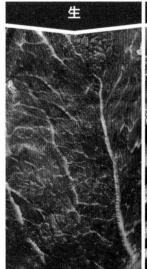
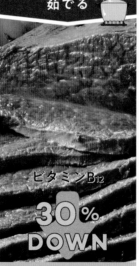
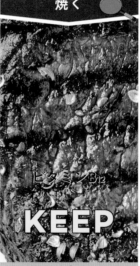
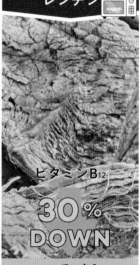

ビタミンB12 **30% DOWN**

ビタミンB12 **KEEP**

ビタミンB12 **30% DOWN**

なぜレアでも大丈夫なの？
牛肉は菌や寄生虫が肉の内部に存在しないため、表面だけ焼けばOKなのです。ただし時間とともに菌が浸透することがあるため、抵抗力の低い子どもや高齢者は注意を。

煮汁ごとなら9割をキープ！
牛肉に含まれるビタミンB12はアミノ酸と脂質の代謝をサポートする成分。茹で汁中に溶出しますが、加熱には比較的強いため汁ごと食べるなら9割をキープします。

オーブン焼きならほぼロスなし
香ばしく仕上がる牛肉の焼き調理の場合、フライパンで焼くとビタミンB12は1割ほど減少しますが、オーブン焼きならほとんど減少せずに摂ることができます。

レンチンなら薄切り肉に
レンチン調理の場合、厚切り肉は加熱にコツがいるため、薄切り肉にしたほうが◎。タレなどを絡めて加熱すれば、味つけと加熱が同時にできて時短調理になります。

牛肉の中心温度は何度？

レア、ミディアム、ウェルダンなど、肉の焼き具合によって肉の内部温度は大きく変化します。牛肉に含まれるたんぱく質のうち、肉を硬くする筋形質たんぱく質は60℃近辺で変性するため、ミディアムレアが肉をやわらかくしながらも、しっかり加熱できる焼き具合なのです。

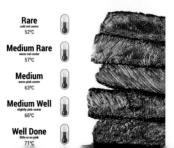

Rare
cold red center
52℃

Medium Rare
warm red center
57℃

Medium
warm pink center
63℃

Medium Well
slightly pink center
66℃

Well Done
little or no pink
71℃

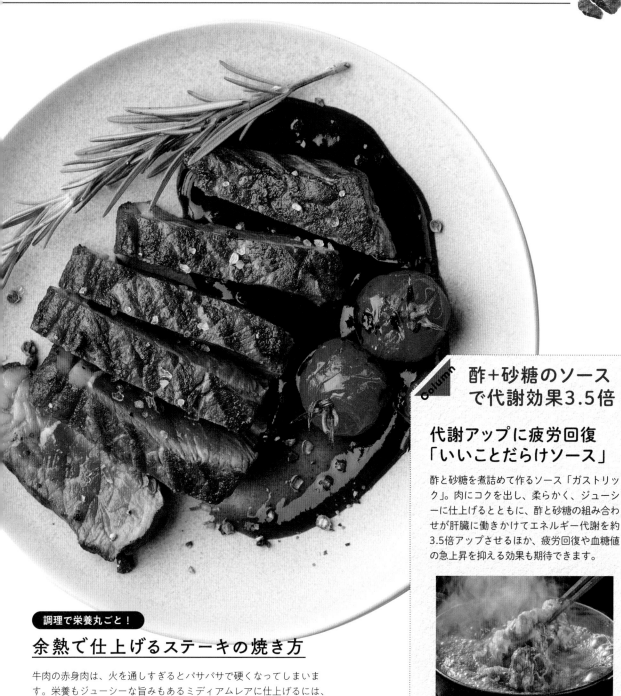

Column

酢＋砂糖のソース
で代謝効果3.5倍

代謝アップに疲労回復
「いいことだらけソース」

酢と砂糖を煮詰めて作るソース「ガストリック」。肉にコクを出し、柔らかく、ジューシーに仕上げるとともに、酢と砂糖の組み合わせが肝臓に働きかけてエネルギー代謝を約3.5倍アップさせるほか、疲労回復や血糖値の急上昇を抑える効果も期待できます。

調理で栄養丸ごと！

余熱で仕上げるステーキの焼き方

牛肉の赤身肉は、火を通しすぎるとパサパサで硬くなってしまいます。栄養もジューシーな旨みもあるミディアムレアに仕上げるには、少しだけコツが必要です。ある程度火を通したら余熱で仕上げて、中がほんのりピンク色になる焼き具合を目指しましょう。

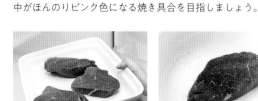

1

焼き始める30分〜1時間前に冷蔵庫から取り出します。

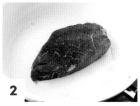

2

弱火〜中火で油を温めたフライパンに、肉を入れます。

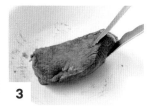

3

焼き目がつくまで3分ほど焼き、反対側も同様に焼きます。

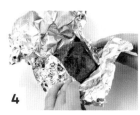

4

焼けた肉をアルミホイルに包み、10分ほど休ませたら完成！

卵を~~毎日~~1個食べて 心血管リスク45%ダウン

脳にも体にもいい効果が満載!

脳や神経の働きを助けるアミノ酸や、エネルギー代謝を助けるビタミンB群を含む栄養食品の卵。さらに注目される成分が、記憶力を高めてくれるアセチルコリンの原料となる「レシチン」です。レシチンは認知症の予防、肝機能の向上などの効果が期待できるほか、最新の研究では血管の中の悪玉コレステロールを分解する機能も。卵は食べすぎで健康を害する可能性は低く、1日1～3個の卵を習慣にすれば、将来心血管リスクが60%低くなるという報告があります。

黄身

大豆の**3倍**の 貴重成分・レシチン

脳機能を活性化させる働きがあるレシチンが豊富に含まれるのは卵の黄身の部分。レシチンは大豆にも含まれていますが、卵のレシチンは大豆の約3倍量が含まれているので、効率的に摂るなら卵がおすすめです。

白身

免疫力を高め 人体の吸収率**98%**!

白身に特徴的な成分・リゾチームは天然の殺菌成分で、卵を細菌から守る働きをします。体内に入ると有害なウイルスを撃退するとともに、免疫力を高めて風邪などの感染症から体を守ってくれる成分なのです。

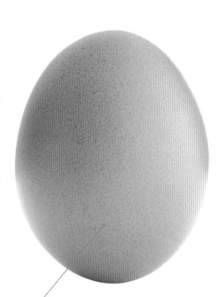

卵の部位図鑑

殻（卵殻）

殻のカルシウムは 吸収しやすい

卵の殻に含まれる卵殻カルシウムは、体に消化吸収されやすい性質を持っています。一般的な食品のカルシウムは非常に吸収されづらいため、卵殻カルシウムは体にとって理想的。卵殻パウダー（P.131）にしてぜひ摂取を!

1日1個 以上食べても コレステロール の心配なし!

Egg point

カラザ（卵帯）

貴重成分が含まれる

口当たりが悪くなるとして、取り除かれがちなカラザにも貴重な「シアル酸」が含まれています。ウイルスや細菌から細胞を守り、免疫を高めてくれる成分で、1日に必要な量の半分が、卵1個で摂取できてしまうのです。

脳・神経・細胞
体を作る重要食材

良質なたんぱく質で体のエネルギーとなる卵。脳の活性化、免疫力アップ、肝機能を高める効果など、体の様々な部位に働く必須アミノ酸を含んでいます。またビタミンA、B群、D、Eと鉄分、カルシウムが豊富。まさに毎日食べたい完全栄養食なのです。

主な栄養成分 ✕ 卵の体にいいこと！

- ビタミンD 3.8μg
- ビタミンB2 0.37mg
- ビタミンB12 1.1μg
- レシチン ●mg
- リゾチーム ●mg

- ■ 骨を丈夫にする
- ■ エネルギー代謝を助ける
- ■ 皮膚や髪の健康を維持する
- ■ 酸化を防ぐ

血中カルテノイド濃度

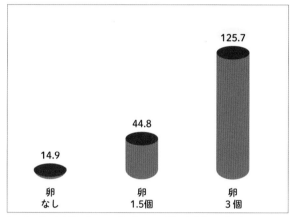

14.9 — 卵なし
44.8 — 卵1.5個
125.7 — 卵3個

Jung Eun Kim et al. "Egg Consumption Increases Vitamin E Absorption from Co-Consumed Raw Mixed Vegetables in Healthy Young Men" (2016), Journal of Nutrition, 146(11), P.2199-2205

組み合わせで栄養丸ごと！

β カロテン吸収質が
卵で8倍に！

緑黄色野菜に含まれるβ-カロテンは脂質と相性バツグンですが、卵の脂質一緒に食べることで約8倍もの吸収率になったと報告されています。同じく脂溶性で、かぼちゃやブロッコリーなどに含まれるビタミンEの吸収率も卵と食べれば約5倍にアップ！

アサリと一緒に食べれば
認知症予防効果アップ！

卵に含まれるレシチンの認知症予防などの脳機能活性効果は、ビタミンB12と組み合わせることでさらに高まることがわかっています。ビタミンB12は卵にも含まれますが、肉や乳製品、青魚、アサリなど動物性の食品に豊富。これらと卵を組み合わせるのがおすすめです。

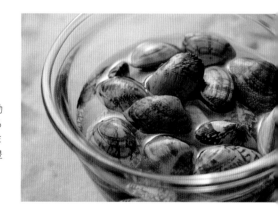

卵のルテインは
サプリの3倍の吸収率！

卵には目の健康を保つ効果のあるルテインも含まれていますが、同じくルテインが含まれるほうれんそうと、ルテインのサプリメント、そして卵を摂取した場合の血中濃度を比較すると、何と卵はサプリメントの3倍以上！卵は視力の維持にも効果的なのです。

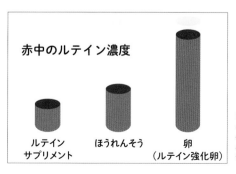

赤中のルテイン濃度

- ルテインサプリメント
- ほうれんそう
- 卵（ルテイン強化卵）

HoYoung Chung et al. "Lutein bioavailability is higher from lutein-enriched eggs than from supplements and spinach in men" (2004), The Journal of nutrition, 134(8), P.1887-1893

Egg

卵の栄養吸収のコツ

加熱法でビタミンDが最大40％ロス!

適度な加熱で食べないとビタミンDがもったいない!

卵にはさまざまなビタミンが含まれていますが、その中のひとつであるビタミンDは、カルシウムの吸収を助ける貴重な成分。ビタミンDは脂溶性であり加熱にも水にも強いものの、やはり調理法によってはロスしてしまう場合も。

特に高温での加熱では損失が大きく、最大40％が失われてしまいます。卵は生で食べるとアルブミンというたんぱく質がアレルギーを引き起こすことがあり、ある程度の加熱をしたほうが安心。焼きすぎず適度な火入れにすると◎。

調理で栄養丸ごと!

ふたをしないだけでソン!!

卵は生だとたんぱく質が吸収できない場合がある一方、加熱して硬くなりすぎると消化吸収に時間がかかり、レシチンやリゾチームも失活してしまいます。また、ふたをしないだけで栄養をロスするので、気をつけて。

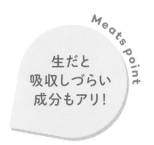

Meats Point

生だと吸収しづらい成分もアリ!

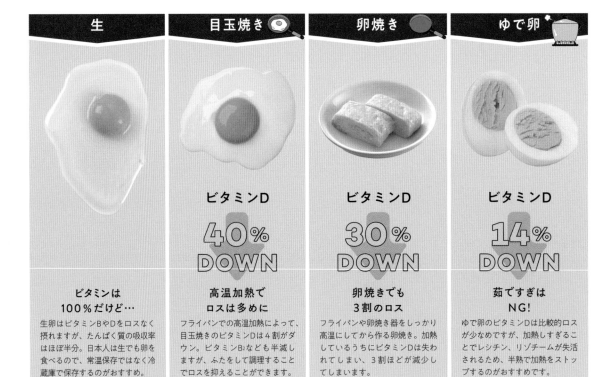

生	目玉焼き	卵焼き	ゆで卵
	ビタミンD **40％ DOWN**	ビタミンD **30％ DOWN**	ビタミンD **14％ DOWN**
ビタミンは100％だけど…	**高温加熱でロスは多めに**	**卵焼きでも3割のロス**	**茹ですぎはNG!**
生卵はビタミンBやDをロスなく摂れますが、たんぱく質の吸収率はほぼ半分。日本人は生でも卵を食べるので、常温保存ではなく冷蔵庫で保存するのがおすすめ。	フライパンでの高温加熱によって、目玉焼きのビタミンDは4割がダウン。ビタミンB₂なども半減しますが、ふたをして調理することでロスを抑えることができます。	フライパンや卵焼き器をしっかり高温にしてから作る卵焼き。加熱しているうちにビタミンDは失われてしまい、3割ほどが減少してしまいます。	ゆで卵のビタミンDは比較的ロスが少なめですが、加熱しすぎることでレシチン、リゾチームが失活されるため、半熟で加熱をストップするのがおすすめです。

卵のゆで時間、
最適なのはどれ？

卵は生だとたんぱく質が吸収しきれず、ゆですぎだとレシチンなどの貴重成分が失活してしまいます。理想は卵白も卵黄も適度なやわらかさを保った状態です。ゆで卵なら5～7分の間がおすすめです。また沸騰させずに65～70℃の間をキープしたお湯に20～30分浸けておくと、卵白も卵黄も硬くなりすぎない温泉卵が完成。沸騰した1ℓのお湯にコップ1杯の水を入れるとちょうどいい温度になるので、常温の卵を入れてふたをして置いて。

温度による卵の変化

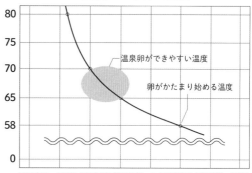

辰口直子、大雅世「温泉卵の凝固状態への加熱温度と保持時間の影響」
(2019)，日本調理科学会誌,52(5)，P.345-351

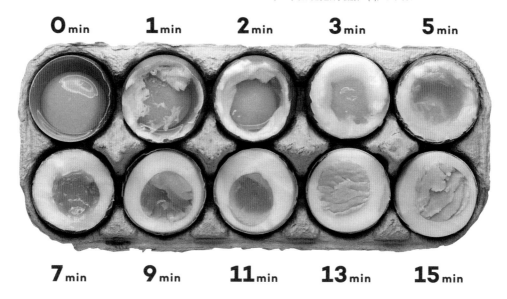

0min　**1**min　**2**min　**3**min　**5**min

7min　**9**min　**11**min　**13**min　**15**min

卵殻パウダーでカルシウムをお得に吸収！

スープや味噌汁、ホットケーキに混ぜて
カルシウムたっぷりに変身させよう！

健康食品としても販売されている卵殻パウダーですが、自作することも可能です。卵の殻を沸騰したお湯に入れ、1分以上加熱して消毒します。水分をしっかりと取った卵殻をフードプロセッサーにかけて細かくしたら、スープや味噌汁に加えたり、ホットケーキに混ぜ込んだりして、カルシウムをしっかり摂りましょう。

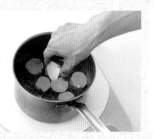
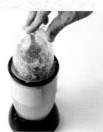
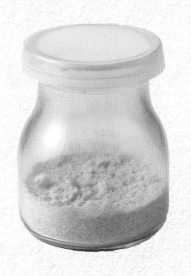

【バター】 Butter

バターは冷凍をすると **9か月**酸化しない

主な栄養成分 ✕
バターの体にいいこと！

ビタミンA 520μg
ビタミンD 0.6μg
ビタミンE 1.6mg
パルミチン酸 190mg

■ 酸化を防止する
■ カルシウムの
　吸収を助ける
■ 肌の老化を防ぐ

光と空気にめっぽう弱い！

　油脂の中でも特に消化しやすい乳脂肪で、ビタミンAは牛乳の13倍以上を含むバター。加熱で酸化しにくいものの、光と空気では酸化しやすいため、冷凍保存がおすすめ。温度変化を防げば、酸化から最大9か月守ります。

Butter point
実は
ビタミンAが
豊富！

バターは小分けにして
冷凍が正解！

塊のバターを冷凍していちいちカットして使うのは、面倒な上に取り出すたびにバターの酸化が進んでしまいます。冷凍の際には5〜10gを目安にカットしたものをラップで挟み、空気を抜いてからジップ付き保存袋へ。使う分ずつラップごと切って取り出します。

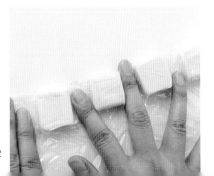

バターと牛乳の栄養成分比較(100gあたり)

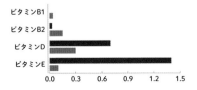

エネルギー
カルシウム
ビタミンA

0　100　200　300　400　500　600　700　800

ビタミンB1
ビタミンB2
ビタミンD
ビタミンE

0.0　　0.3　　0.6　　0.9　　1.2　　1.5

上西一弘ほか「日本人若年成人女性における牛乳，小魚（ワカサギ，イワシ），野菜（コマツナ，モロヘイヤ，オカヒジキ）のカルシウム吸収率」(1998)，日本栄養・食糧学会誌，51(5)，P259-266

牛乳の乳脂肪分から作られるバターにはビタミンAが豊富。中には体内でビタミンAに変わるβ-カロテンも含まれています。これは、牛の食べた牧草に含まれるβ-カロテンが影響しているのです。

バターは再加熱で品質が劣化する！

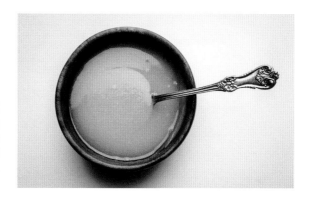

バターやオリーブオイルの油脂は、魚の脂質などと違って加熱で酸化しにくいもの。加熱調理の際に使うのに向いていますが、一度冷えたバターを再加熱すると、風味とともに酸化も進むため、バターを使った料理はできたてを食べるのがお得です。

バターvs.マーガリン 結局どっちが健康的？

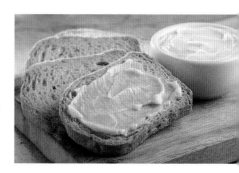

「マーガリンにはトランス脂肪酸が含まれているから体に悪い」といわれますが、現在のマーガリンには、トランス脂肪酸はほとんど使われていません。コクや風味がほしいならバター、軽い口当たりにしたいならマーガリン、など好みで選んでOKです。

普通のバターと発酵バターここが違う！

発酵バターとは、バターの原料となるクリームを乳酸菌の力で発酵させたもの。乳酸菌が含まれているため、腸内環境を整える効果が期待できるほか、コクや風味も発酵バターの方が強くなります。日本ではあまり多くない発酵バターですが、ヨーロッパではこちらのほうが主流です。

トランス脂肪酸の平均摂取量

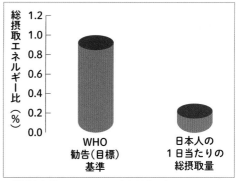

総摂取エネルギー比（％）

	WHO勧告（目標）基準	日本人の1日当たりの総摂取量

農林水産省「すぐにわかるトランス脂肪酸」(2021)

Column

バターが代謝リスクを減らす？

代謝リスクが下がり 幸福度が上がる可能性も

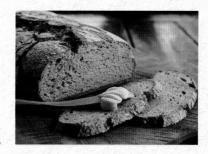

バターに含まれる飽和脂肪酸は、摂りすぎると心臓に悪影響を及ぼすと考えられてきました。しかし最新の研究では、バターの飽和脂肪酸に含まれるペンタデカン酸を適度に摂ることで、代謝のリスクを減らしたり、幸福感を向上させる可能性があると指摘されています。

【牛乳】 Milk

電子レンジで温めたら ビタミンの50%損失！

ビタミンB12はレンチンはぜったいにNG！

牛乳にはカルシウムやビタミンAやたんぱく質などが豊富に含まれており、これらの栄養素は加熱してもそれほど失われません。しかしエネルギー代謝を助けるビタミンB12だけは別。レンチンで加熱すると急激な加熱によって、ほぼ半分に減ってしまうのです。通常、電子レンジでの加熱は栄養を失いにくいものですが、急激な温度変化に弱いビタミンB12はどうしても損失が大きくなってしまうのです。牛乳を温めるなら、鍋でゆっくり加熱するようにしましょう。

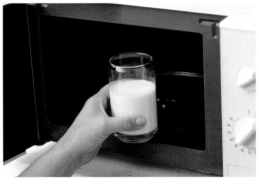

光に当てるだけでビタミン6割減！

肌を健やかに保つビタミンB2は光によって消失しやすく、ガラスビンに入れて4時間光に当てておくと6割もの量が減ってしまうのです。太陽光だけでなく、蛍光灯の灯りでも1割程度が減少するため、ガラスのコップに入れた牛乳を出しっぱなしにするのもソンです！

カルシウム吸収率の比較

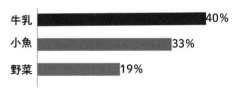

牛乳	40%
小魚	33%
野菜	19%

上西一弘ほか「日本人若年成人女性における牛乳、小魚（ワカサギ、イワシ）、野菜（コマツナ、モロヘイヤ、オカヒジキ）のカルシウム吸収率」1988,日本栄養・食糧学会誌, 51（5）, P.259-266

牛乳のカルシウムは吸収しやすい！

カルシウムは体内への吸収率が低く、小魚で約3割、野菜では2割以下しか吸収できません。しかし牛乳のカルシウムは、たんぱく質・カゼインと結びつくことで吸収されやすくなり4割も吸収してくれます。

1日の適量はどれぐらい？

牛乳はカルシウムをはじめとした豊富な栄養素の供給源。日常的に摂ることで骨や筋肉を強化してくれる頼もしい存在です。牛乳の毎日の適量はコップ1杯（約200ml・カルシウム約220mg）程度です。1日の運動量が多く、エネルギー消費の高い人は、少し多めの1杯半ほど摂るのがおすすめです。

アミノ酸スコア100の健康飲料

Milk Point

1日のカルシウム量
3〜4割が含まれる

日本は国土自体にカルシウム含有量が少なく、野菜や水からカルシウムを摂ることができません。そのため慢性的にカルシウムが不足しやすく積極的に摂る必要がありますが、1杯の牛乳で1日の必要量（800mg）の1/4が摂取できるので、毎日飲むようにしましょう。

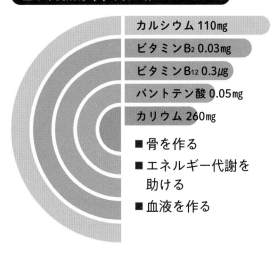

主な栄養成分 ✕ 牛乳の体にいいこと！

カルシウム 110mg
ビタミンB₂ 0.03mg
ビタミンB₁₂ 0.3μg
パントテン酸 0.05mg
カリウム 260mg

- 骨を作る
- エネルギー代謝を助ける
- 血液を作る

調理で栄養丸ごと！
加熱だけなら
ロスは少ない

牛乳は冷たいままでも温かくしても、栄養素にはそれほど変化はありません。ただし冷たい牛乳を飲むとお腹がゴロゴロする「乳糖不耐症」の場合には、温めることで乳糖を分解しやすくしつつ、胃の動きを活発にさせることで吸収しやすくなります。

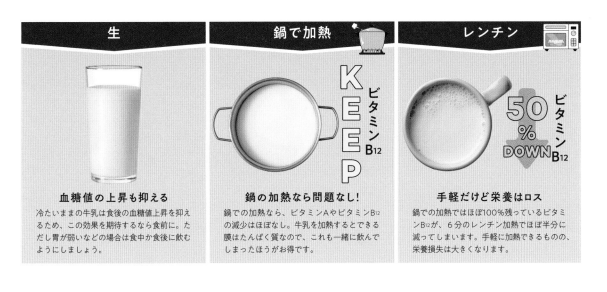

生
血糖値の上昇も抑える
冷たいままの牛乳は食後の血糖値上昇を抑えるため、この効果を期待するなら食前に。ただし胃が弱いなどの場合は食中か食後に飲むようにしましょう。

鍋で加熱
KEEP ビタミンB₁₂
鍋の加熱なら問題なし！
鍋での加熱なら、ビタミンAやビタミンB₁₂の減少はほぼなし。牛乳を加熱するとできる膜はたんぱく質なので、これも一緒に飲んでしまったほうがお得です。

レンチン
50％ DOWN ビタミンB₁₂
手軽だけど栄養はロス
鍋での加熱ではほぼ100％残っているビタミンB₁₂が、6分のレンチン加熱でほぼ半分に減ってしまいます。手軽に加熱できるものの、栄養損失は大きくなります。

乳糖不耐は改善できるかも？

お腹がゴロゴロ…は
アレルギーとは異なる反応

牛乳でお腹がゴロゴロする症状は乳糖を消化する力が弱いため起こると考えられますが、冷たい牛乳を一気に飲むなどの飲み方が原因の場合もあります。少量の摂取を12週間続けることで症状が改善したという報告もあります。もし苦手を克服したいなら、少しずつトライをしてみては。

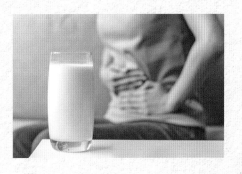

最新科学でわかった！ 実は大間違い
意外な**NG**の組み合わせ

カルシウムの吸収を妨ぐ、あれこれ

豊富な栄養を含む牛乳ですが、実は合わせる食品によっては大ゾンしてしまうことも。体内に吸収されやすいカルシウムを含む牛乳ですが、吸収を阻害する成分と合わせることで吸収量が大幅に減少してしまったり、まったく吸収できなくなったりしてしまいます。吸収を阻害する栄養素として覚えておきたいのが「リン」「シュウ酸」「フィチン酸」「タンニン」。また、カフェインは利尿作用でカルシウムを体外に排出させてしまうので、摂り過ぎに注意を。

牛乳 ✕ チョコレート

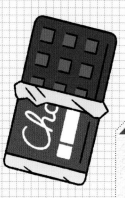

チョコレートに含まれるシュウ酸は、カルシウムの吸収を抑えます。ココアやスーパーフードとして知られるチアシードにも豊富なので注意。ほうれんそうやたけのこにも多く含まれますが、加熱すればシュウ酸は減ってくれます。

牛乳 ✕ ハム・ソーセージ

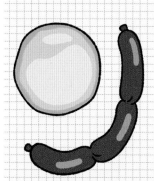

ハムやソーセージなどの加工食品に含まれるリンもカルシウムの吸収を抑えてしまう成分。インスタント食品やスナック菓子にも多く含まれています。リンは必須栄養素ですが、過剰摂取によって腎機能の低下を招くことがあります。

牛乳 ✕ 緑茶

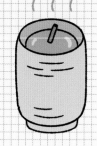

緑茶に含まれるタンニンは、牛乳のたんぱく質であるカゼインと結合してしまうため、たんぱく質が体内に吸収されるのを阻害してしまいます。またカフェインの利尿作用で、カルシウムが吸収される前に排出されてしまいます。

Column

牛乳で筋肉量をキープ！

牛乳はヘルシーなダイエットの強い味方！

牛乳は脂肪分が含まれているため、太りやすいと思う人も多いかもしれません。ダイエットをする際に、牛乳を1日1回、コップ1杯飲んだ人と、そうでない人を比べた場合、牛乳を飲んだ人たちは筋肉量が増えて代謝が増えたため、より体脂肪を減らすことができたという結果が報告されています。ダイエットは、摂取カロリーを減らすことで骨や筋肉量が減ってしまうという問題があります。牛乳をプラスすれば、この課題を解決する一助に。

ダイエットによる体脂肪、筋肉、骨密度の変化

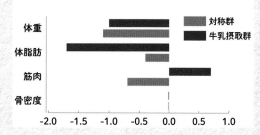

広田孝子「牛乳ダイエットは体脂肪を減らすか？」メディアミルクセミナー講演
https://www.j-milk.jp/knowledge/nutrition/hn0mvm0000005thb.html

おすすめはビタミンD
との組み合わせ！

牛乳のカルシウムをお得に摂るなら、吸収率を高めるビタミンDとの組み合わせが最強。鮭などの魚類や、マイタケなどのきのこに豊富に含まれるので、牛乳で作ったソースを合わせたり、牛乳を入れたオムレツなどの具に。

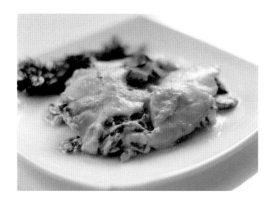

牛乳のビタミンB₂は
3時間放置で7割減！

牛乳に含まれるビタミンB_2は、エネルギー代謝とともに皮膚を健康にする効果を持つ成分。加熱には強いけれど光には弱く、光の当たる場所に置いておくと減少するだけでなく、光を通しづらい紙パックに入っているものでも、3時間放置すると7割が減少してしまいます。保存するなら短時間でも、必ず光の当たらない場所へ。

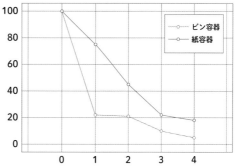

林ミキ子・佐藤雅子「牛乳のビタミンB2に関する研究」1973, 鹿児島大学教育学部研究紀要 第24巻, P40-49

消化吸収で選ぶなら
パスチャライズド＆ノンホモ牛乳

現在日本で流通している牛乳の約9割は高温殺菌（120〜150℃）したもの。生産効率が高く安価になりますが、有用な成分も死滅し、たんぱく質も熱で変性してしまうというデメリットも。そこで注目したいのが低温（63〜72℃）で殺菌したパスチャライゼーション牛乳。生乳の風味を失わず、有用な菌も残したままで、高温殺菌に比べて消化しやすいのも特徴です。また一般の牛乳はホモジナイズ（生乳の脂肪球を小さくして均質化すること）されていますが、これが施されていないものをノンホモ牛乳と呼びます。こちらも生乳のおいしさを保ち、消化吸収をよくしてくれるので、体質的に牛乳が苦手な人もお腹を壊さずに飲める可能性があります。

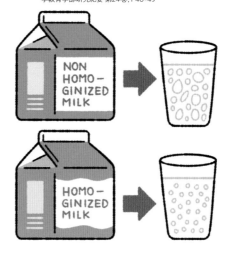

NON HOMO-GINIZED MILK

HOMO-GINIZED MILK

Column

カルシウムを効果的に摂るなら「夜」がベスト！

骨の健康は
夜に作れる

牛乳は飲む時間によって得られる効果が変わります。骨へのカルシウム沈着は夜に行われるため、骨の健康なら夜に飲むのがおすすめ。日中の疲労を回復させる効果も、夜の牛乳には期待できます。朝に飲むと睡眠の質を高める効果、運動後なら筋肉疲労を回復させます。

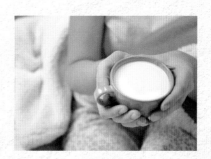

【チーズ】

Cheese

運動直後のチーズで 筋力が**8%**アップ！

生活習慣病の予防にも期待大！

　運動直後にたんぱく質を摂ると効率的に筋力を上げることができますが、最も手軽なのは、チーズかヨーグルトを摂取すること。この習慣を続けた結果、筋力が8%、生活習慣病につながる炎症反応も抑制されたという報告がされています。

主な栄養成分 ✕
チーズの体にいいこと！
（プロセスチーズ）

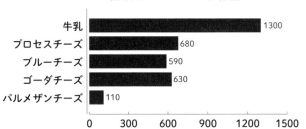

カルシウム 630mg
ビタミンB2 0.38mg
ビタミンB12 3.2μg
パントテン酸0.14mg

■ 骨を作る
■ エネルギー代謝を助ける
■ 血液を作る

チーズのカルシウム量は？

100gのチーズを作るのに、約10〜14倍の量の牛乳が使われます。水分を除いて作られるため、特にパルメザンチーズのように水分が少なく硬いものほど、カルシウムやたんぱく質が豊富になります。水分と共に乳糖が失われるので、乳糖不耐症の人のカルシウム源としてもおすすめ。

チーズの種類別カルシウム含有量

牛乳	1300
プロセスチーズ	680
ブルーチーズ	590
ゴーダチーズ	630
パルメザンチーズ	110

（0　300　600　900　1200　1500）

【パルメザンチーズ】

カルシウム含有量 No.1!

栄養が凝縮しているため、カルシウム量がチーズの中でも最も多いパルメザンチーズ。その量は牛乳の10倍以上で、一般的なプロセスチーズのほぼ倍。ただし塩分も多いので、一度に使いすぎないように注意しましょう。

【モッツァレラ】

塩分を控えるならこれを選ぼう

牛乳を菌の働きで固めたあと、熟成させないで食べるフレッシュチーズの一種。カルシウムは牛乳の約3倍で、ビタミンAもチーズの中では比較的多め。加熱すると乳酸菌は死滅しますが、ほかの栄養は大きく変わりません。

【プロセスチーズ】

ソフトな美味しさで使いやすい

水分が少ないナチュラルチーズを加熱して溶かし、整形したもの。ナチュラルチーズは乳酸菌の働きで熟成が進むことがありますが、プロセスチーズは加熱しているため味の変化がなく保存しやすいのが特徴です。

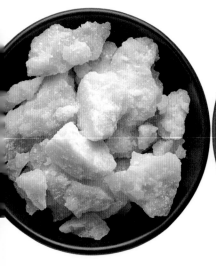

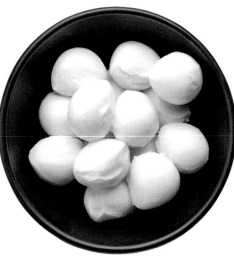

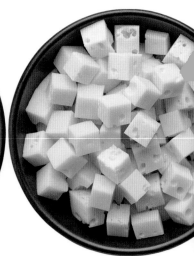

カマンベールチーズで認知症を予防!?

認知症予防成分が
6%上昇

軽度の認知症状を持つ被験者が、1日2ピースのカマンベールチーズを摂取したところ、認知症の予防効果が期待されるたんぱく質・BDNFが約6%増加したという実験結果が。認知症の予防が報告されている赤ワインとの組み合わせで、脳機能の維持効果が期待できるかも。

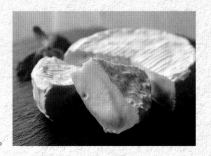

チーズのカゼインで
コレステロール値が下がる！

チーズには牛乳由来の良質なたんぱく質・カゼインが豊富。このカゼインがコレステロール値を下げる効果があると報告されています。ナチュラルチーズの一種・チェダーチーズを6週間摂取したところ、コレステロール値が大幅にダウン。適量のチーズは健康維持におすすめです。

6週間のチーズ摂取による血中総コレステロール濃度

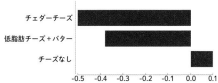

Emma L Feeney, et al. "Dairy matrix effects: response to consumption of dairy fat differs when eaten within the cheese matrix-a randomized controlled trial" (2018), The American Journal of Clinical Nutrition,108(4) , P667-674

【クリームチーズ】

吸収しやすい
乳脂肪分が豊富

生クリームを原料に作られたフレッシュタイプのチーズ。脂質は多めですが、体内で燃焼されやすい特徴を持っており、脂質の代謝を促すビタミンBであるパントテン酸も多めに含まれています。

【シュレッドチーズ】

ナチュラルチーズを
細かく刻んだもの

トーストやピザなどに使用されるシュレッドチーズは、ゴーダやチェダー、モッツァレラなどのナチュラルチーズをブレンドして細かく刻んだもの。加熱で伸びるのは、たんぱく質（カゼイン）がつながっているから。

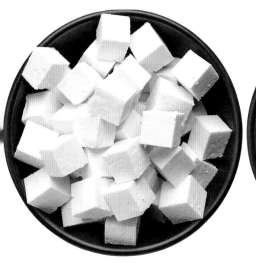

免疫力を
高めるなら
夜に食べよう

免疫力をアップさせてくれる亜鉛が、プロセスチーズやカマンベールチーズなどには豊富に含まれています。睡眠中に減少しやすい亜鉛は、夜に摂取するとホルモンの分泌活性化につながります。亜鉛はアルコール分解酵素も活性化させるので、おつまみとしてチーズを食べるのも◎。

【ヨーグルト】 Yogurt

40℃で乳酸菌の吸収率アップ!

乳酸菌は人肌程度の温度でもっとも活性化する!

牛乳を乳酸菌の働きで発酵させたヨーグルトは腸内環境改善効果をはじめ、栄養効果が満載!ヨーグルトの乳酸菌は人肌程度に温めると活性化し、吸収力がアップすると考えられます。ホットヨーグルトで胃腸を温めることによって代謝アップ効果も期待できます。ただし乳酸菌は50℃で死滅し始めてしまうため、その直前の40℃程度の温度で摂るのがベスト。電子レンジで30〜40秒程度加熱したり、ヨーグルトをぬるめのお湯で割って適温に。

カルシウムの吸収率は加齢によって減少!

実は加齢によって、カルシウムの吸収率自体も激減します。10代と比較すると30代で吸収率は6割程度となり、その後も徐々に減っていってしまうのです。牛乳が苦手な人でもカルシウムをしっかり摂れるため、毎日のヨーグルト摂取は頼もしい健康習慣になります。

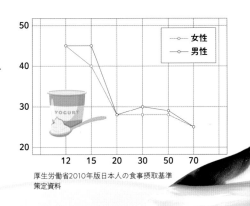

年齢別カルシウム吸収率

凡例: 女性 / 男性

（横軸）12 15 20 30 50 70
（縦軸）20 30 40 50

厚生労働省2010年版日本人の食事摂取基準策定資料

1mlあたりに**1000**万個以上の乳酸菌が!

ヨーグルトには多くの栄養が含まれますが、やはり注目すべきは腸内環境を改善する乳酸菌。ヨーグルトには1mlに1000万以上の乳酸菌が含まれており、便秘や下痢を改善して発がんリスクを抑え、免疫力を高めてくれます。

ヨーグルトは人肌の温度が最適だった

Yogurt point

カルシウムとともに 乳酸菌で体を元気に!

カルシウムが骨に、良質なたんぱく質が筋肉に、乳酸菌が腸に働くヨーグルトは、まさに全身の健康に寄与する栄養食品。ビタミンもC以外はバランスよく含まれているので、果物などを加えると◎。乳酸菌は数日で腸からいなくなってしまうので、できるだけ定期的に食べましょう。

主な栄養成分 ✕ ヨーグルトの体にいいこと!

- カルシウム 120mg
- ビタミンB₂ 0.14mg
- パントテン酸 0.49mg
- たんぱく質 3.6g
- 乳酸菌 10億個

- ■ 骨を作る
- ■ エネルギー代謝を 助ける
- ■ 酸化を防ぐ
- ■ 腸内環境を整える

最新の研究で分かった「ヨーグルトEPS」

ヨーグルトの乳酸菌の免疫力アップ効果の成分として注目されているのが「ヨーグルトEPS」。発酵の過程で発生する多糖体（糖が鎖のように繋がったもの）で、がん細胞やウイルスを攻撃するNK細胞の働きを活生化する働きがあります。インフルエンザワクチンの効果を高める作用も期待。

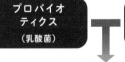
組み合わせで栄養丸ごと!

オリゴ糖と食物繊維で プロバイオティクス活性!

プロバイオティクスとは、生きたまま腸に届く有益な菌のこと。腸内の善玉菌のエサとなるプレバイオティクスと摂ることで相乗効果が生まれ、健康増進効果がより高まると考えられています。両方を摂取することや、両方を含む食品を「シンバイオティクス」と呼びます。

```
プロバイオ          プレバイオ
ティクス            ディクス
（乳酸菌）          （オリゴ糖・食物繊維）
         ↓
      シンバイオ
       ティクス
```

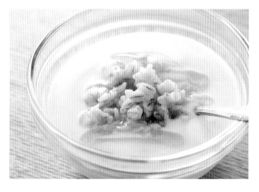

ビタミンAの吸収が6.5倍

ヨーグルトEPSは、脂溶性であるカロテノイドの吸収を高める効果があることが分かっています。緑黄色野菜に豊富に含まれており、体内でビタミンAとして働くβ-カロテンの吸収率を最大6.5倍に引き上げます。また、大麦や小麦杯芽を加えるとたんぱく質やミネラルがUP!

ヨーグルトは熱中症の予防にも効果的!?

運動後のヨーグルトが 体温調節機能を高める

運動などで汗をかいた後30分以内にヨーグルトなどの乳たんぱく摂取をすると、血液量とともに体温調節機能が改善したという報告があります。ヨーグルトは夏を乗り越える体を作るためにも役立ってくれそうです。

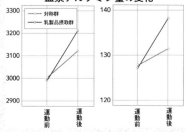
若年者における運動前後の血漿量と血漿アルブミン量の変化

Kazunobu Okazaki, Masaki Goto, Hiroshi Nose, "Protein and carbohydrate supplementation increases aerobic and thermoregulatory capacities"(2009), The Journal of Physiology, P5 5 8 5-5590

Yogurt

ヨーグルトの栄養吸収のコツ

野菜ファーストよりも
ヨーグルトファーストが お得！

「野菜から」よりも血糖値が上がりにくい

血糖値を下げるために「野菜から食べる」ベジタブルファーストを習慣にしている人も多いかもしれません。たんぱく質から食べても血糖値の急上昇を抑えるとP.124でも紹介しましたが、ヨーグルトでも同様の効果が得られます。さらに血糖値を下げるホルモン、インスリンの分泌を促すため、野菜を最初に食べるよりも血糖値の変動が緩やかになるということがわかっているのです。毎日のヨーグルトは、糖尿病リスクも3割抑えることが調査で報告されています。

このお悩みなら
このヨーグルトを選ぼう！

健康にいい効果が満載のヨーグルトですが、お店の棚を見てみると、現在はさまざまな機能を強化した「機能性ヨーグルト」が販売されていることがわかります。特に解消したい悩みがある場合、果たしてどんな成分が含まれたヨーグルトを選べばいいのでしょうか？

便秘を解消する

ヨーグルトにはどの種類でも基本的に整腸作用がありますが、便秘の解消のために食べるのであれば生きたまま腸に届く力が強いビフィズス菌「BE 80菌」、オリゴ糖や水溶性食物繊維が含まれたものも◎。

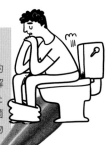

アレルギーを抑える

アレルギーとは、体の免疫が過剰に働いてしまう状態。改善のためには腸内環境の改善が大切です。おすすめの成分は抗アレルギー作用の高いビフィズス菌「BB536」、アレルギー改善効果とともに目の疲労感も緩和する「KW3110」など。

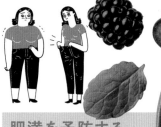

肥満を予防する

ヨーグルトには内臓脂肪を減らす働きがある乳酸菌「ガセリ菌」、脂肪を減らす機能が期待される「MI-2乳酸菌」が含まれたものがあります。血糖値の上昇を抑える「難消化デキストリン」が配合されたものもおすすめ。

免疫力を高める

免疫力を高めたいなら、インフルエンザ予防に効果的といわれる「R-1乳酸菌」や、免疫を活性化させる「プラズマ乳酸菌」、免疫機能を維持する「L-92乳酸菌」などを含むヨーグルトに、より高い効果が期待できます。

肌の調子を整える

乳酸菌の働きは、美肌にも効果があると考えられます。紫外線のダメージを減らす作用が期待されている「SC-2乳酸菌」が配合されたものや、肌の水分量を保持する働きの「コラーゲンペプチド」入りのものもおすすめ。

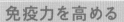
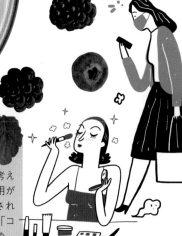

ヨーグルトあれこれ Q&A

ヨーグルトの栄養について、さまざまな言説が
ありますが「それってどういうこと?」と思うこともしばしば。
そんなヨーグルトにまつわる疑問についてお答えします。

Q.1

生きたまま腸に届くって
どういうこと?

≫

A. ビフィズス菌の大半
は胃酸などで死滅

善玉菌として働く乳酸菌やビフィズス菌はどちらも胃酸
などで死滅してしまうことがあります。死滅した菌も
「プレバイオティクス」(P.141) として働きますが、よ
り整腸作用が高いのは生きたまま腸で働く「プロバイオ
ティクス」。プロバイオティクスのヨーグルトは特定保健用
食品や機能性表示食品に指定されています。

Q.2

ヨーグルトは誰にでも
合うわけじゃない?

≫

A. 10日間食べて
チェック!

ヨーグルトに含まれる乳酸菌には350〜400種類あると
いわれ、自分の腸内環境に合うかどうかは10日間〜2
週間ほど食べ続けないとわかりません。便通が良くなる、
便が臭くなくなるといった効果が出れば食べ続けたほう
が◎。逆に食べ続けても特に変化がないようであれば、
ほかのヨーグルトを試してみるのがおすすめです。

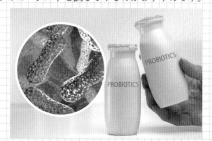

Q.3

ヨーグルトの効果を
高める組み合わせは?

≫

A. バナナやオリゴ糖が
理想的!

健康効果の高いヨーグルトですが、砂糖やジャムなどを
入れすぎると糖質が高くなるため、甘みが欲しいならプ
レバイオティクスであるバナナやオリゴ糖をプラス。腸
内の善玉菌を増やしてくれる、理想的な組み合わせです。
また寝起きは体の酸性度が上がっているため、乳酸菌が
死影響を受けやすくなります。

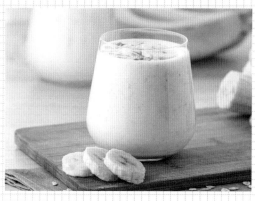

Part 3

不飽和脂肪酸が5割も！

不飽和脂肪酸に属するオメガ3脂肪酸であり、体に必須の脂質であるDHA・EPA。この成分が魚の脂質に含まれるため、皮や血合いを捨てると最大8割もの栄養が消失してしまいます。

カルシウムと
コラーゲンが豊富

魚の骨や頭には、カルシウムとともに、肌や血管を健やかにするコラーゲンが豊富に含まれます。また頭にはDHA・EPAが、目の周りにはDHAも豊富に含まれているのです。

食べる部位で天と地ほど変わる！

魚介類
100％活用術！

魚は肉と並ぶたんぱく質の補給源でもあり、不飽和脂肪酸でもある
DHA・EPAの貴重な摂取源ですが、一方で、栄養をロスしやすいという面も。
体に必要な成分をロスしないコツをチェックして。

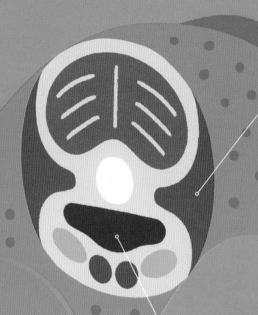

鉄分は全体の9割!

血合いとは、長時間の運動を可能にする魚の背と腹の間にある筋肉。血液が溜まる部位のため赤黒く、独特の風味がありますが、深刻な鉄分不足が問題になっている現代、ぜひ積極的に摂りたい部位です。

内臓

ビタミンAやDが8割!

魚の内臓にはビタミンA、Dが豊富で、全体の約8割! でもさんま、鮎、ワカサギ以外は基本的に食べられません。小魚などで骨ごと食べて、魚の栄養を丸ごと摂りましょう。

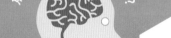

魚の栄養はどこに効く?

DHA・EPA

魚類のDHA・EPAは脳や神経の機能を高める働きがあります。EPAには血栓を予防して血液をサラサラにする効果が期待できます。

ビタミンD

現代人に深刻に不足しているビタミンD。魚にはビタミンDが多く、特にサケやサバなどに豊富です。魚の骨を有効活用して摂取して。

ビタミンB群

魚にはビタミンB群、特に糖質のエネルギー代謝を助けるビタミンB_1、脂質のエネルギー代謝を助けるビタミンB_2が豊富です。

カルシウム

イワシやアジなどの青魚や、しらすなどの小魚に豊富なカルシウム。干物にすることでカルシウムが70倍にも増えることがあります。

家に帰って「10分間」がソンとお得の分かれ道!

魚の栄養を無駄なく摂るなら、買ってきたらすぐに保存のひと手間を。
冷蔵よりも冷凍したほうが、栄養ロスも少なく、保存もできてお得です。

魚は「新鮮なものが最高」とは限らない?

日本人の1995年からのたんぱく質摂取状況の調査によると、魚の摂取量は6割近くに減少してしまっており、魚に特有のDHA・EPAの減少が懸念されています。魚肉のたんぱく質は肉類に比べて消化吸収も良く、体に必須な栄養素も多く含まれています。

生の魚の場合、その日に食べる分は冷蔵し、それ以外は冷凍するのが基本ですが、「冷凍した魚はおいしくない」「うまく解凍できない」のも魚を避ける原因のひとつになっているのではないでしょうか?でも、冷凍は、おいしい状態をより長くキープできる頼もしい保存法。とはいっても、魚を冷凍するとタンパク質の酸化が誘発されるのも事実。魚をお得に食べるために賢い冷凍法が必須なのです。

ポイントは「塩」や「昆布」を添加すること。魚肉の水分を塩や昆布が抱えるため傷みにくくなるだけでなく、グルタミン酸を増やす効果があります。グルタミン酸は旨みのもとになるだけでなく、疲労を回復したり、免疫力をアップさせる効能も。塩で締めた場合には、グルタミン酸が約2〜3倍に、昆布締めだと30倍以上に増えたとする報告もあり、冷凍保存前のひと手間が栄養も旨みもアップさせるのです。

また、魚介類はひと手間をかけずにただ冷凍するだけで栄養価がアップする場合も。エビに含まれる疲労回復効果のタウリンは、4日間の冷凍で1.14倍に。肝機能を高める効果のあるシジミのオルニチンは冷凍で8倍にもアップすることが知られています。魚は「余ったら冷凍する」のではなく、買ってきたらすぐ冷凍することを習慣にして、魚をより便利に、お得に食べて健康な食生活を目指しましょう。

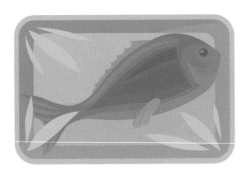

昆布締め
グルタミン酸 **30倍**

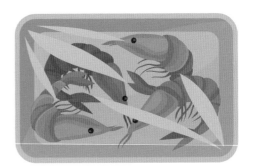

冷凍4日
タウリン **1.14倍**

急速冷凍で変質を防ぐ！

ルール 1

魚を上手に冷凍するポイントは、-5～-1℃という凍り始めの温度帯をできるだけ短時間で通過させること。この温度帯は、水の分子が大きな氷結晶を生成しやすいので、魚肉の組織が氷に圧迫されて損傷しやすくなります。また組織が壊れることで酵素なども変質し、解凍時のドリップなどで栄養が損失してしまいます。

氷結晶を小さくするためには、魚に保冷剤をのせて素早く冷えるようにしたり、熱伝導性の高いアルミのバットにのせて冷凍庫の冷気がより素早く伝わるようにすることが大切なのです。

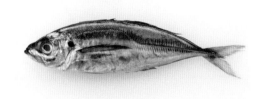
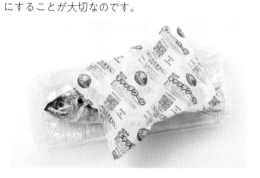

ドリップ＝栄養もれを解凍で回避！

ルール 2

どれが正解かと迷ってしまう魚の解凍ですが、解凍している際にドリップ（水分）が出てしまうと、一緒に栄養も流れ出してしまいます。ドリップを少なく、また魚肉を変質させないためには、できるだけ低い温度で解凍し、細胞壁のダメージを少なくすることが大事。

もっとも温度が低いのは氷水に浸けて解凍すること。溶け始める温度である1℃前後をキープできるため、ドリップが少なくて済むのです。もっともドリップが多く出てしまうのは常温解凍。時間もかかり、傷んでしまう可能性が高くなるので要注意。

氷水解凍 ≫ 冷蔵庫解凍 ≫ レンジ解凍 ≫ 常温解凍

ボウルなどに氷と水を入れ、保存袋などに入れたままの魚を浸けて解凍します。水は空気よりも熱伝性が良いため、1時間ほどで解凍可能。

魚を冷凍庫から冷蔵庫に移し、5～6時間かけてゆっくりと解凍することで、ドリップをあまり出さず、味も劣化しにくくなります。

レンジの「解凍モード」を使うと素早く解凍できますが、解凍ムラができやすいので、使う場合には30～40秒ずつかけて上下や向きを変えます。

早く解凍できそうですが、氷水解凍などより時間がかかるうえ、出しっぱなしにしておくと細菌を呼び込んでしまうので、避けるのが◎。

赤身の魚は「塩湯水」解凍で！

ルール 3

マグロやカツオなどの赤身の魚を解凍しているうちに黒っぽくなってしまった、という経験はありませんか？　これは赤身の魚に含まれるミオグロビンという色素が酸化によって変色してしまうのが原因。ミオグロビンの酸化は-5℃～0℃の低い温度で起きます。人肌程度の37℃のぬるま湯で解凍するとこの温度帯を素早く抜けることができます。ドリップが出ないよう、37℃のお湯に海水程度の塩（3％）を加えて溶かし、その中に直接入れて表面が少しやわらくなるまで30秒～1分ほどこすり洗いをします。

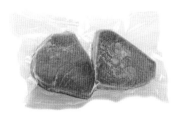
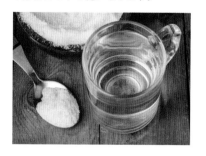

「肉質」見極めで 栄養を壊さない！

魚肉は肉質によって、調理の仕方が変わります。そこでポイントになるのが
赤身魚と白身魚のそれぞれの特質です。栄養をロスしない見極めのコツをご紹介します。

魚の肉質には3タイプあった!!

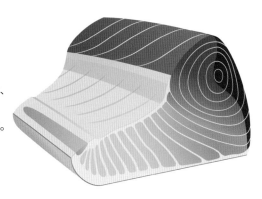

　魚は筋肉の構造とたんぱく質の種類で3つに分かれ、その割合で魚肉の調理が変わります。白身魚に代表されるヒラメやきんき、スズキなどは、筋膜や細胞膜がコラーゲンやエラスチンでできていて消化しやすい魚です。またカツオやサバ、マグロなどの赤身魚は、血合い筋が存在します。旨みがあり複数の種類のたんぱく質が球状になっている成分が多い繊維。ミオシンなどの筋繊維を持つ、筋原繊維たんぱく質の魚は、鯛やヒラメ、たらなどが該当します。このタイプは塩に溶けるのが特徴です。

ルール1 たんぱく質の特徴を見極める！

白身魚に多い肉基質の魚はコラーゲンなどが多いので、加熱の温度に注意を。筋形質の魚は水溶性なので、水に触れる調理法だと栄養ロスが増えてしまいます。

	形状	加熱すると	構造上の特徴	特質	魚	扱い方
肉基質たんぱく質	繊維状	縮まる	コラーゲン	溶けない	カレイ きんき	生の状態は歯ごたえがないので刺身には不向。
筋形質たんぱく質	球状	硬くなる	ミオグロビン（血合いの元）	水に溶ける	カツオ サバ マグロ	水溶性なので切り身などを水洗いするのは避けて。
筋原繊維たんぱく質	繊維状	硬くなる 縮まる	アクチン ミオシン	塩に溶ける	たら ヒラメ 鯛	塩による変性があるので、調理の際の塩加減に注意を。

ルール2 肉質によって火加減が変わる!

魚を加熱すると、赤身の場合は40℃、白身の場合は65℃あたりからたんぱく質の凝固が始まります。より硬くなりやすい赤身を加熱する場合は、たたきなどで表面をサッと焼いたりして、長時間加熱しすぎないほうがおすすめ。白身は加熱しても比較的やわらかく仕上がりますが、身が縮んで崩れやすくなります。煮魚などの場合は、先に煮汁を沸騰させてから魚を入れると、外側が硬くなり、たんぱく質が溶け出すのを防ぎます。

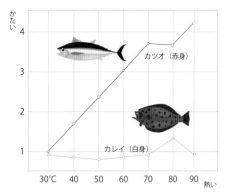

下村道子「魚の調理に関する研究」1997, 日本家政学会誌 Vol.48 No.9, P753-762, アスレシピ「タンパク質の特徴を知れば魚料理がもっとおいしくなる」(2019)

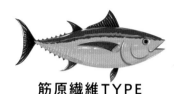

筋原繊維TYPE

筋繊維が太く肉質は柔らかいのが特徴。たんぱく質の割合が少ないので加熱すると身が崩れやすい。焼く時は振り塩をして。

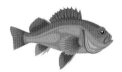

筋形質TYPE

水溶性で55~60℃で熱変性を起こします。70℃以上になると筋肉がコンクリートのようになり、コラーゲンも変性します。

肉基質系TYPE

低濃度(0.5%)以下の塩には溶けませんが2%以上で溶解。筋原繊維のたんぱく質は40~50℃で熱変性が起こります。

ルール3 白身魚と赤身魚で切り方が違う!

身が崩れやすい白身魚は、筋繊維に沿って切ると、身崩れを防ぎやすくなります。一方、マグロなどの赤身の魚は筋繊維がしっかりしているので、筋繊維とは垂直に切って、食べやすくするのがポイントです。魚を切る時は包丁を研ぐことも忘れずに。

筋繊維に対し平行に

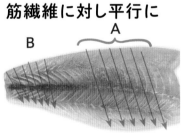

頭部側はAのように平行に、尾部側はBのように扇状に包丁を入れて。

赤身魚は垂直に

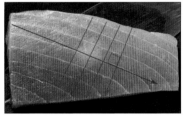

赤身魚は筋繊維に対し垂直に包丁を入れて、筋張った筋繊維を断つように。

Column 魚のたんぱく質は牛乳より吸収率が高い!

吸収率が高くて圧倒的にローカロリー

魚のたんぱく質は、動物性たんぱく質の中でも特に吸収しやすいことが挙げられます。また魚は肉・卵・牛乳など、ほかの動物性たんぱく質よりも圧倒的に脂質が少ないため、カロリーを気にしている場合も、魚はできるだけ日常的に食べるようにしましょう。

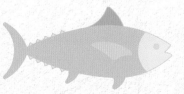
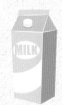

88.5% 75.2%

【マグロ】 Tuna

刺身なら糖質0で血糖値を抑える

主な栄養成分 × マグロの体にいいこと！

- セレン 110µg
- DHA・EPA 120・27mg
- ビタミンA 83mg
- ビタミンD 5µg

- ■ 酸化を防ぐ
- ■ 脳を活性化する
- ■ 疲労を回復する
- ■ 骨を丈夫にする

食後の急激な血糖値上昇を抑える

良質な脂質DHA・EPAのほか、疲労回復効果のあるタウリンや肝機能を高めるセレンを含むマグロ。鉄分やビタミンも豊富で、栄養的にも「魚の王様」といえます。さらに刺身で食べれば糖質はほぼ0g！ 食後の血糖値の上昇も抑えます。

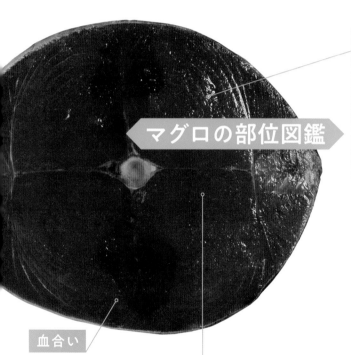

マグロの部位図鑑

腹なか（大トロ）

大トロに **50倍**の**EPA**

魚の脂質の含有量は、部位によって大きく変わり、いわゆるトロの部分のEPAは何とほかの部位の50倍以上！ DHAも26倍以上トロに多く含まれています。DHA・EPAは酸化しやすいため、やはり刺身で食べるのが◎。

頭部＆目

頭部は尾につく**2倍**の **細胞修復**機能成分

マグロの頭部には、細胞の修復に役立つアンセリンが尾の2倍含まれています。目玉には動物性コラーゲンよりも吸収率の高いコラーゲンが豊富で、しょうがやネギと一緒に煮つけると臭みが消えて、トロトロの食感が楽しめます。

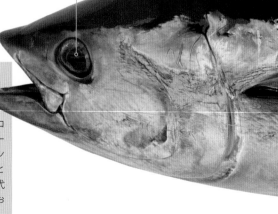

血合い

アンセリン・鉄分 タウリン**No.1**量

マグロの中でも比較的安く手に入りやすい血合いには、疲労感を軽減するアンセリン（鶏胸肉のイミダゾールペプチドと同様の成分）、鉄分が豊富なうえ、ビタミンEの500倍の抗酸化力を持つ成分・セレンが高濃度に含まれます。

赤身

カロリーはトロの **1/3**

脂質が少ないマグロの赤身のカロリーは、トロの1/3！ エネルギー代謝を促すビタミンB₁やナイアシンの含有量はトロの1.4～2倍と豊富なので、カロリーを抑えて代謝を促進したい場合には赤身がおすすめです。

血糖値の抑制効果なら刺身がマスト！

回遊魚で長い間泳ぎ続けるパワーのあるマグロは、どの部位も栄養価が高い魚。加熱すると酸化してしまう成分が多くできるだけ生での摂取がおすすめ。食事からでしか摂れない不飽和脂肪酸も豊富なのでソンしないように。

生	煮る	焼く	揚げる

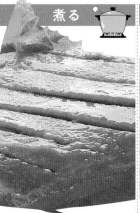

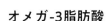

生	タウリン	タウリン	オメガ-3脂肪酸
	KEEP	30% DOWN	50% DOWN

天然物なら刺身！赤みの51倍のEPA

マグロを刺身で食べれば、糖質ほぼ0で疲労回復効果のタウリン、アンセリンをロスなく摂ることができます。しかも刺身なら赤身の51倍のEPAがしっかり摂れます。

煮つけなら栄養価をキープ！

マグロのタウリンやアンセリン、セレンは加熱では壊れにくく、煮込みでもキープ。ただしタウリンやEPA・DHAは溶け出すため、煮汁ごと食べられる調理にしましょう。

脂質と一緒に流出！

タウリンは加熱には強いものの、焼いた際に流れ出す脂質に含まれているため、焼き調理では約3割が流失。焼き調理ではDHA・EPAも2割が流出すると考えられます。

揚げ調理では脂質が半減！

栄養価を守ってくれそうな揚げ調理ですが、実は魚のDHA・EPAの脂質は大きくロスします。高温加熱の酸化によって、実に5割近くが失われてしまうことに。

Seafood point

魚の王様 脂質もキング級

尾

全体の**20%**のヒスチジン、アンセリンに着目！

頬肉と同じように筋肉質な部位である尾は、焼くとステーキのような味わいに。しかも筋肉に含まれるアンセリンとともに、脂質の代謝をサポートするヒスチジンが、ほかの部位の3倍以上もあり、全身の2割に！

ほほ

DHA・EPAは赤身の**5倍**！

筋肉質で食べ応えのあるマグロのほほ肉は、焼くとまるで肉のような味わいが楽しめる部位。DHA・EPAも豊富で、DHAは赤身の1.7倍、尾の80%のタウリン量が含まれています。希少部位ですが、見つけたらぜひ購入を。

身崩れさせると栄養流出！

加熱の栄養ロスの原因になるのが「身崩れ」。筋肉質なマグロは加熱によって筋繊維が縮みやすく、水分と同時に栄養も流出。筋繊維が縮みやすい低めの温度を通過させないよう、煮るなら沸騰した煮汁に入れ、焼く際にはグリルやフライパンをしっかりと温めましょう。

【サバ】 Mackerel

「炒め」てビタミンDの吸収率を**2倍**に

主な栄養成分 ✕ サバの体にいいこと！

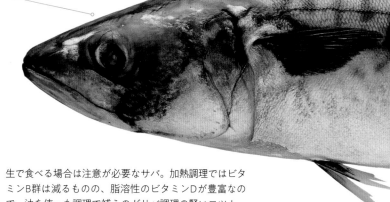

| DHA・EPA 970・670mg |
| タウリン 170mg |
| ビタミンD 5.1μg |
| 鉄 1.2mg |

- 酸化を防ぐ
- 疲労を回復する
- 骨を丈夫にする
- 貧血を予防する

脂溶性のビタミンの吸収率を上げる！

栄養価の高い食品として人気のサバですが、鮮度が落ちやすくアニサキスやヒスチタミンによる食中毒のリスクもあるため、加熱で食べるほうが安心。サバに含まれるビタミンDやビタミンEなど脂溶性成分は、炒めると吸収率がアップ！

頭

頭部の鉄分は**1.3**倍！

サバの頭には、身と同等の栄養が含まれており、頭部の鉄分は可食部の1.3倍にもなります。頭部を単体で手に入れることは難しいですが、サバ缶などで頭部を含めた全身の栄養を摂取することができます。

調理で栄養丸ごと！

DHA・EPAなら煮魚 ビタミンDなら炒め

生で食べる場合は注意が必要なサバ。加熱調理ではビタミンB群は減るものの、脂溶性のビタミンDが豊富なので、油を使った調理で補うのがサバ調理の賢いコツ！

生	煮る	焼く	炒める
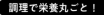			
	ビタミンB群	ビタミンB1	ビタミンD
	30% DOWN	30% DOWN	200% UP
鮮度には要注意！	**煮るならしょうがを＋**	**フライパンで2割減**	**油調理で吸収率UP**
サバの豊富な栄養素は生ならキープできますが、鮮度が落ちやすく刺身は注意が必要です。酢〆にすれば脂質の健康効果に加え、血液サラサラ効果もプラスできてお得！	サバのビタミンB群は、煮魚だと3割程度が流出しますが、たんぱく質は最大限キープできます。煮汁も一緒にしょうがやにんにく、味噌と合わせて抗酸化力も摂って。	加熱により脂質が流れるため、焼くことによってもビタミンB群は失われてしまいます。またDHA・EPAの脂質もグリル焼きで1割、フライパンで2割が失われることに。	油炒めでもビタミンは流出しますが、ビタミンDなど脂溶性ビタミンの吸収率は、最大2倍にアップします。オリーブオイルなど酸化しにくい油調理がおすすめ。

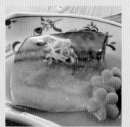

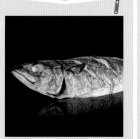

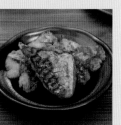

ビタミンならマサバ
鉄分ならゴマサバ

サバはビタミン、ミネラルがバランス良く含まれています。主にマサバ、ゴマサバがあり、それぞれに含まれる栄養素が変わります。秋から冬に旬を迎えるマサバはビタミンB₁やビタミンD、ビタミンEがより多く、通年手に入りやすいマサバは鉄分がより多く含まれています。

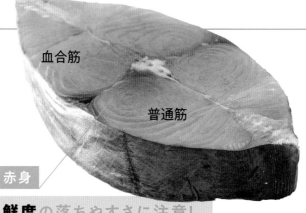

血合筋

普通筋

赤身

鮮度の落ちやすさに注意！

長距離を泳ぐサバの身に多くエネルギーが蓄えられているため、栄養価が高く、抗酸化作用の高いセレンも豊富。鮮度が落ちやすいため、買ってきたら早めに「塩を振る」「酢にさっと漬ける」などの下処理をするのがおすすめ。

Seafood point

血合い
を活かす
調理を

サバの部位図鑑

皮

血合い

皮に最大のDHA・EPA

サバを含めた魚類のEPA・DHAは皮と皮の下にもっとも多く含まれています。サバの場合は、身の中でも多く含まれる血合の2.5倍が皮に存在します。焼魚などの調理をする場合、皮を焦がすと大ゾンしてしまいます。

全部位中最大10倍のタウリン！

血合いの部位が大きいため、鉄分やビタミンA、Dなどが豊富なサバ。タウリンの含有量もほかの部位より多く、約10倍が含まれる場合も。含まれる分量も多く、赤身の7.9倍、鉄分も3.6倍と摂りたい成分がたくさん！

切り身に抹茶を添加で
酸化を大幅に抑制！

緑茶に含まれるカテキンは抗酸化力が強いため、サバのDHA・EPAを酸化から守ってくれます。また緑茶とDHA・EPAを同時に摂ることは認知機能を向上させるという実験結果も。緑茶の中でもカテキンが豊富な抹茶パウダーと一緒に焼くと、サバの酸化を抑えて栄養もパワーアップ！

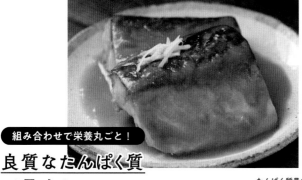

組み合わせで栄養丸ごと！

良質なたんぱく質
が最大！

サバのたんぱく質は吸収が良く、旨みも豊富。サバの味噌煮は、まさに味噌がサバの脂肪の酸化を抑えるベストレシピ。カレイなどの白身魚と異なり、サバの赤筋には骨格筋の2.3倍ものコラーゲンが含まれ美容食としても◎。

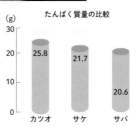

(g)　たんぱく質量の比較

	25.8	21.7	20.6
	カツオ	サケ	サバ

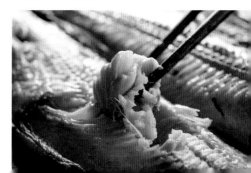

【サケ】 Salmon

頭と骨を捨てると カルシウム**9割**ロス!

カルシウム量は骨のあるなしで10倍違う!

　ビタミン類が豊富で、抗酸化力も高いサケ。可食部だけでも多くの栄養効果がありますが、カルシウムは頭や骨にほとんど含まれています。骨まで摂取できるサケ缶と比較した場合、カルシウム量は1/10以下。サケ缶のDHAやEPAも酸化しにくいため、これらの成分を摂りたいならおすすめ。ただしサケ缶のビタミンD量は1/4で、ビタミンB群も加熱殺菌で若干量が減るため、ビタミンを摂りたいなら普通のサケを選びましょう。サケ缶はシンプルな素材のものを。

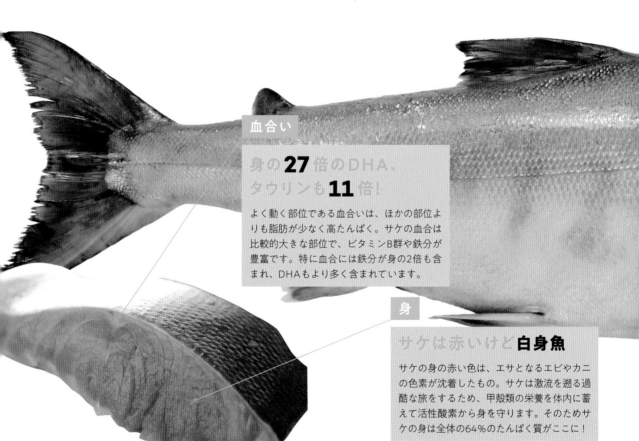

血合い

身の**27**倍のDHA、タウリンも**11**倍!

よく動く部位である血合いは、ほかの部位よりも脂肪が少なく高たんぱく。サケの血合は比較的大きな部位で、ビタミンB群や鉄分が豊富です。特に血合いには鉄分が身の2倍も含まれ、DHAもより多く含まれています。

身

サケは赤いけど**白身魚**

サケの身の赤い色は、エサとなるエビやカニの色素が沈着したもの。サケは激流を遡る過酷な旅をするため、甲殻類の栄養を体内に蓄えて活性酸素から身を守ります。そのためサケの身は全体の64%のたんぱく質がここに!

新成分・プロテオグリカン の効果がスゴイ!

サケのプロテオグリカンは保水機能に富んだ成分で、コラーゲン、ヒアルロン酸に続く美容・健康の機能性成分。美肌作用や関節の軟骨の代謝を助ける効果、更年期の症状に関連したコレステロールの低減など、様々な機能が発見され、美容成分としても注目です。

プロテオグリカンの軟骨分解抑制効果(低いほうが効果が高い)

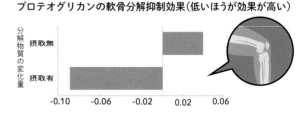

プロテオグリカンは軟骨の分解を抑制し、軟骨のすり減りを防ぎます。実験では、摂取した人としない人で抑制効果が2.7倍に!

サケの抗酸化力は圧倒的！
ビタミンEの550倍！

鮮やかなサケの身の色の正体は「アスタキサンチン」。その抗酸化力はβ-カロテンの約40倍、ビタミンEの約550倍！ 鼻の軟骨から抽出されるプロテオグリカンなど、サケには特有の健康成分が満載。ナイアシン、ビタミンB群、免疫力を高めるビタミンDと栄養の宝庫です。

主な栄養成分 ✕ サケの体にいいこと！

- DHA・EPA 460・240mg
- ビタミンB6 11mg
- ビタミンE 32μg
- アスタキサンチン 1.4～3mg
- プロテオグリカン

- ■ 脳を活性化させる
- ■ 骨を丈夫にする
- ■ エネルギー代謝を助ける
- ■ 酸化を防ぐ
- ■ 肌の老化を防ぐ

皮

皮には全体の1/4の栄養価が！

サケの皮にはDHA・EPAなどが、ビタミンAやタウリンなども全体の1/4近くも含まれています。コラーゲンやアスタキサンチンも豊富なため、食べないと大ゾンです。ただし脂が多いため、焦がしすぎないように注意が必要です。

頭・骨

頭部にカルシウム9割

貴重な栄養素であるプロテオグリガンは鼻の軟骨にだけ存在。カルシウムは骨に9割が含まれます。骨はサケ缶でも摂ることができますが、中骨と中落ちだけを缶詰にした「中骨缶」なら、カルシウムは鮭缶のさらに10倍の量に!!

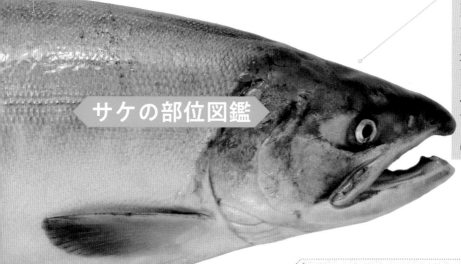

サケの部位図鑑

Seafood point

サケ缶なら
カルシウムが
丸ごと
食べられる

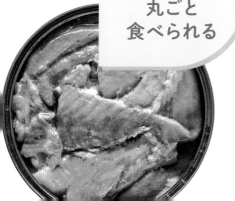

Column　伝統食が「更年期」の救世主に！

サケの軟骨が食べられる伝統食があった！

プロテオグリカンを豊富に含むというサケの軟骨を手に入れるのは大変ですが、北国にはこの部位を活用した伝統食があります。それはやわらかい軟骨を薄切りにし、酢漬けなどにして食べる「氷頭なます」。軟骨が氷のように透き通っていることからこの名前がついており、コリコリとした食感が楽しめる珍味として、正月の祝いの膳などに登場しています。

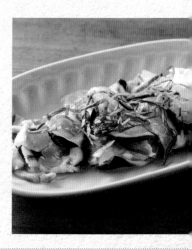

サーモンの栄養吸収のコツ

フライパン調理なら
抗酸化成分が **2.5** 倍に!

炒めればアスタキサンチンの吸収率をUP!

魚の加熱調理の場合、通常はビタミンB群が2～3割失われます。しかしサケに粉をまぶして栄養をガードしてからフライパンで調理した場合には、ビタミンもロスなく100%摂ることができます。また、サケに含まれる抗酸化物質・アスタキサンチンは脂溶性のため、油と合わせれば吸収率がアップ。吸収率が2.5倍に上がったという報告がされています。魚は生で食べたほうがお得な場合が多いんですが、サケに限ってはフライパンでの調理がお得なのです。

栄養価MAX「サケの南蛮漬け」

サケは焼く前に酢に漬けることでEPA・DHAの加熱による酸化を防ぎ、また10分酢に漬けるだけで、旨みや機能性もアップ! 酢に漬けたサケの切り身をフライパンで加焼したら、玉ねぎと合わせて、酢とアスタキサンチンの強力なタッグで栄養価MAXの南蛮漬けに。

1
サケを酢に10～15分ほど漬けてから水分を拭き取り、両面に軽く小麦粉をはたく。フライパンにオリーブオイルを加熱する。

2
温度の上がったオリーブオイルに皮を下にしてサケを入れ、オリーブオイルを身にかけながら揚げ焼きをして完成。

サケは加熱方法で栄養がお得に！

基本的に生食できるものは少なく、刺身で食べられるのはほとんどが輸入の「サーモン」。サケは栄養価が高いので、加熱しても栄養はきちんと摂ることができます。皮ありと皮なしではDHA・EPAは30％もDOWN。

生

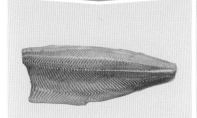

サケは基本的に生食NG

海と川、両方のエサを食べるサケには寄生虫が多いため生食はNG。生食できるのは養殖のサーモンで、栄養素はほぼサケと同じですが皮を外すため、ビタミンDはやや少なめ。

焼く

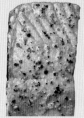

30％DOWN ビタミンB12

ビタミンB群は3割減

グリルなどで焼いた場合、サケのビタミンB12をはじめとしたビタミンB群は流出し3割ほどが失われます。DHA・EPAも1〜2割が流れ出してしまいます。

蒸す

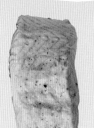

KEEP ビタミンB群

蒸しなら栄養ロスは少なめ

蒸し調理の場合、脂質やビタミンB群の損失は少なく、ほぼキープできます。アスタキサンチンの吸収力を上げるため、食べる時に脂質を加えるのがおすすめです。

炒める

25％UP 抗酸化力

吸収力をアップさせる！

サケの抗酸化成分・アスタキサンチンは加熱に強く調理ではほぼ失われません。脂溶性なので、油を使った炒め調理でビタミンAや、吸収率を2.5倍にアップさせることができます。

揚げる

40％DOWN DHA・EPA

揚げ調理では脂質が半分に

魚は揚げる調理をすることでEPA・DHAが排出され、代わりに調理に使用された脂が身に入ります。そのためEPA・DHAは半分が失われビタミン類も40％以上DOWNします。

レンチン

50％DOWN ビタミンB12

ビタミンB12は大幅ロス！

電子レンジによる加熱は急激に温度を上げるため、サケのビタミンB12はロスが多くなってしまう場合があります。最大で半分の量が失われてしまうことを想定して調理を！

煮る

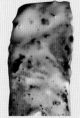

30％DOWN ビタミンB群

ビタミンBは煮汁に流出

サケのビタミンB類は水溶性のため、煮る調理の場合は煮汁に流出します。煮込むならアクアパッツァなど、汁ごと食べられる調理をするようにしましょう。

Column サケのEPA・DHAを守るなら「オリーブオイル」で調理

吸収率のアップにもベストサポート！

サケのEPA・DHAはエキストラバージンオリーブオイルを加えることで、加熱による酸化から守ってくれます。オリーブオイルの持つ抗酸化が魚の脂質の酸化を抑え、脂質同士の相乗効果で、肌や目にいいアスタキサンチンの吸収率アップをサポートします。

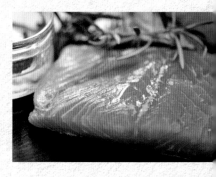

【イワシ】

Sardine

イワシの「脳の薬」
40%がロスト!

主な栄養成分 ✕ イワシの体にいいこと!

DHA・EPA	870・780mg
カルシウム	74mg
ビタミンB₂	0.39mg
ナイアシン	11mg
ビタミンD	32μg

- 脳を活性化させる
- 骨を丈夫にする
- 酸化を防ぐ
- エネルギー代謝を助ける

皮を取るとDHA・EPA激減

『イワシ100匹、頭の薬』といいますが、頭と皮を除くと4割の『頭の薬』を捨てることに! 旬のイワシは脂がのり『頭の薬』である脳の活性成分EPAやDHAも増えます。皮の下に特に豊富で、皮を除くと約4割が損失してしまいます。

イワシの部位図鑑

内臓

全体の90%のビタミンA!

イワシは新鮮なものなら内臓ごと食べることができます。身にはそれほど多くないビタミンAが内臓には90%もあり、ビタミンD、ビタミンB群も含まれています。内臓ごとなら新鮮なうちに塩焼きにするのがおすすめ。

皮

全部位中、最大のDHA・EPA

イワシのDHA・EPAは皮の下にもっとも多く含まれています。刺身にする場合、皮をはいでしまいますが、せっかくの栄養価の高い部位を捨てないように。骨はグリルやフライパンでカリカリに焼けば丸ごとおいしく食べられます。

骨ごと&内臓ごと食べて!

Seafood point

頭・骨

カルシウムは全体の84%

カルシウム豊富なイワシの頭や骨も、ほかの魚に比べてやわらかいため、煮つけや甘露煮で丸ごと食べることができます。イワシ自身に含まれるビタミンDがカルシウムの吸収率を高めるため、無駄なく摂ることができます。

身

血圧を下げるたんぱく質が全体の40%

イワシの身のたんぱく質に含まれるイワシペプチドには、バリルチロシンという血圧を下げる効果のある成分が含まれています。バリルチロシンの血圧効果作用は、加熱することで約2倍になると考えられています。

イワシは意外と加熱に強い！

「魚へんに弱い」と書くイワシは、その名の通り身がやわらかく崩れやすい魚ですが、加熱には比較的強め。ビタミンB群の損失を考えれば栄養豊富なのは刺身ですが、骨や内臓は丸ごと加熱したほうが調理も楽でお得です。

生	煮る	焼く	揚げる

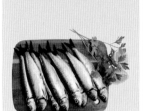

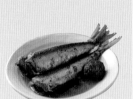

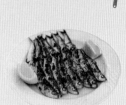 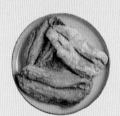

ビタミンB1

DHA・EPA
KEEP

DHA・EPA
15% DOWN

ビタミンB1 DHA・EPA
50% DOWN

DHA・EPAも酸化させずに摂れる

イワシの豊富なDHA・EPAを100％摂るならやはり刺身。内臓まで食べられる魚なので頭や骨、皮は取ってカラッと焼けばサクサクと食べられる。内臓は肝焼きやほろ苦いソースにすると◎。

煮込み調理なら栄養はほぼ変わらず！

イワシを丸ごと煮込んだところ、ほかの魚だと減ってしまうDHA・EPAがほぼ減少しないという結果に。煮込む時に酢を加えると、骨が柔らかくなり食べやすくなります。骨までたっぷり食べて。

焼き調理の損失も少なめ

イワシを焼いた場合のDHA・EPA損失も、ほかの魚に比べてやや抑えられますが、コレステロール酸化物は増加。焼くことでイワシペプチドの働きを高めます。

揚げ調理では損失大

揚げた場合のDHA・EPA損失はやはりほかの魚と同様に半分に激減。ビタミンB12も揚げることで5割程度が失われてしまいます。

イワシのロスなし手開きのコツ

身が柔らかく包丁がなくても手で簡単に捌けるイワシ。多少の小骨も気にならないので、魚をおろすのは苦手という人もぜひ手開きにトライしてみてください。調理ずみのものを買うよりも丸ごと買ってきたほうが、骨や皮も摂れてお得です。

白ごまでイワシの劣化を抑える

魚の脂質の酸化は、炒ったごまを加えることでも抑えることができます。ごまには強い抗酸化作用を持つセサミノールなどが含まれており、この作用がイワシに働いて酸化を抑えてくれます。イワシの刺身にごまをまぶす、煮たイワシをごま和えにするなどは理にかなった調理法なのです。

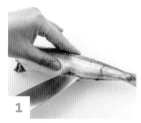

1
腹に包丁を入れ手で開く

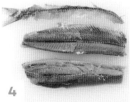

2
内臓を洗い中骨を取る

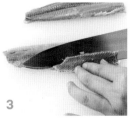

3
左右の腹骨を削ぎ取る

4
3枚おろしの完成

Column 圧力鍋vs.フープロ、軍配は？

圧力鍋が◎。ビタミンは摩擦で減少

イワシを丸ごと食べるためには「圧力鍋でやわらかくなるまで煮る」「フードプロセッサーで細かくしてつみれにする」などの方法があります。おすすめは圧力鍋に入れて丸ごとやわらかくして頭から食べること。フードプロセッサーは摩擦でビタミンが減ってしまうので、手で細かくしたほうが食感も適度に残り食べ応えがでます。

【アジ】 Horse mackerel

骨の活用でEPA・DHAが**5割**増！

骨にはDHA・EPAにカルシウムも！

適度な脂と旨みの詰まった身は「味がいいからアジ」と言われるのも納得です。アジの骨には身と同等、またはそれ以上のDHA・EPAが含まれており、カルシウムも半分ほどの量が含まれています。捨てるにはもったいない部位なのです。

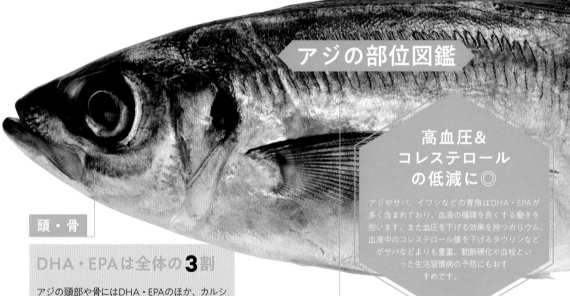

アジの部位図鑑

高血圧＆コレステロールの低減に◎

アジやサバ、イワシなどの青魚はDHA・EPAが多く含まれており、血液の循環を良くする働きを担います。また血圧を下げる効果を持つカリウム、血液中のコレステロール値を下げるタウリンなどがサバなどよりも豊富。動脈硬化や血栓といった生活習慣病の予防にもおすすめです。

頭・骨

DHA・EPAは全体の**3割**

アジの頭部や骨にはDHA・EPAのほか、カルシウムなどのミネラルがまんべんなく含まれており、その量は、全体の3割にもなります。骨には旨みもしっかりと残っているので、捨てずに骨せんべいなどにしてしっかり食べる用意をしましょう。

身

白身と赤身両方の**性質**を持つ

釣れたばかりの新鮮なアジの肉質は、タイのように白身魚に近いものですが、時間の経過によって赤身肉の特徴を帯びてきます。旨み成分のイノシン酸も時間とともに1.5倍に増加し、濃厚な味へと変わっていきます。

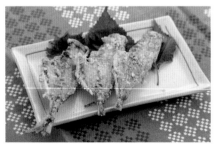

アジの骨は硬く、そのままでは食べられませんが、じっくりと加熱をすることで水分が抜け、サクサクの食感の「骨せんべい」になります。素揚げでも、フライパン焼きでもOK。

調理で栄養丸ごと!

アジのベスト調理は
いいとこどりで考える

得する調理なら蒸し焼きがおすすめ。焼き調理はナイアシンが高レベルで維持できますし、蒸し調理はビタミンA、Eなどの脂溶性ビタミンの損失を最小限に抑えられます。つまり両方のいいところどりの調理が蒸し焼きなのです。

生	焼き	揚げる
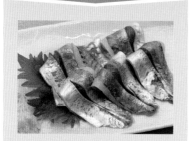	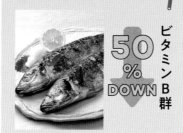	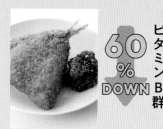
	50%DOWN ビタミンB群	60%DOWN ビタミンB群
加熱なしならNo.1は生!	**焼き調理でビタミン半減!**	**アジフライで栄養は半分以下!**
アジの旨みとやわらかな身質を楽しむなら、刺身やカルパッチョなど生で食べるのがおすすめです。オリーブオイル、レモンのビタミンC、味噌など、抗酸化成分の高い食品と組み合わせることで酸化を抑えられます。	ほろっと崩れるアジの身はおいしいものですが、焼いたアジは水分を保持しづらいため、栄養を留めておくことが難しい魚の中でも特にビタミンを多く損失する傾向にあります。加熱するならビタミンを摂取できる汁物が◎。	アジの料理といえば欠かせない存在のアジフライですが、DHA・EPAを外に出して、逆に調理油を吸収するため健康効果はダウン。ほかの魚よりもさらに栄養の損失が大きい調理法で、6割ほどを失ってしまうことに。

隠れた栄養の宝庫 骨を食べる

Seafood Point

皮

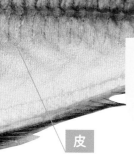

コラーゲン豊富なたんぱく質

アジの皮には、コラーゲンを含むたんぱく質が豊富。焼くことで適度な脂とコラーゲンでパリッと香ばしくなり、皮もおいしく食べることができます。食べる時は、尾にかけてある固い突起「ぜいご」を取り除きましょう。

調理で栄養丸ごと!

アジのたんぱく質は60℃焼きが鉄則

アジのたんぱく質は、40〜50℃で加熱すると変性します。60℃以上だと筋繊維が凝固し、たんぱく質の溶出が一旦少なくなります。さらに加熱すると70℃以上でコラーゲンが溶け出すので、60℃近辺の適温で、手早く調理して。煮魚に酒や酢を加えるとアミノ酸の溶出が抑えられます。また、アジフライは揚げている間に魚の脂質と揚げ油が65%も入れ替わってしまうので、要注意。焼き魚に香草や味噌を加えれば、抗酸化力がアップした一品が完成します。

Column アジの栄養を丸ごと摂れるのはどんな調理?

水溶性、脂溶性が混在するアジ調味料と生食材の活かし方がカギ

アジに含まれるタウリンは血管のリスクを避けてくれる強い味方ですが、水溶性。一方DHA・EPAは油でとけ出す脂溶性。いいとこどりをするには、「アジのなめろう」がおすすめ。アジの身を叩いて香草野菜と味噌を混ぜるなめろうは、塩分も控えめ、加熱によるダメージもゼロです。

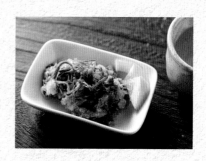

【カツオ】

Bonito

カツオの血合いのタウリンは ほかの部位の **277倍**！

Seafood point

消化吸収 しやすい ビタミンが豊富！

皮

血合いの4倍のDHA

皮と身の間には脂質が含まれており、特に血合いの4倍ものDHAや、身の4倍の脂質も含んでいます。新鮮なカツオは皮もコラーゲンたっぷりでおいしく食べられるので、皮ごとのカツオが手に入ったら、ぜひ皮ごと調理を。

カツオの部位図鑑

血合

レバー並みの鉄分
タンパク質は50％

カツオの血合いには栄養がたっぷり。ビタミンB12や鉄分がレバー並みに多く、貧血予防にも効果的です。また、血合いのたんぱく質量は全身の5割にも及びます。カツオは眠る間も泳ぎ続けるので、筋肉量も多く良質です。

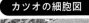

カツオの細胞図

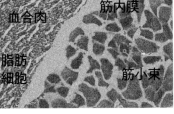

血合肉　　筋内膜
脂肪
細胞　　　筋小束

高速で泳ぐための筋肉が発達！

高速で泳ぐのに適した筋肉質な身を持つ赤身魚であるカツオ。血合筋がよく発達しているため、栄養も非常に多く蓄えています。鉄分やビタミンB群などで特に注目したいのが、疲労回復物質のタウリン。コレステロールや中性脂肪を減らす働きもあるこの成分が、血合いにはほかの部位の277倍も含まれているのです。血合いにはタウリンが集中しているため、この部位を捨てると、カツオに含まれるほぼすべてのタウリンを捨てることになってしまいます。

ビタミンB群＆
必須アミノ酸の宝庫！

ビタミンB群やミネラルが豊富で、その栄養はマグロ並み。鉄分の含有量は魚類でもトップクラスです。疲労回復効果のあるカツオのタウリンもほかの魚類の中では多く含まれます。春に獲れる初ガツオは脂質が低くさっぱり、秋に獲れる戻りガツオは脂質をしっかりと蓄えています。

赤身

頭部側よりも**尾側に**
より多くの**コラーゲン**が！

長い距離を高速で泳ぐカツオの赤身には、疲労回復に効果を発揮するアンセリンとカルノシンが豊富。コラーゲンは頭部より尾側に多いので、切り身を買う時の参考に。

主な栄養成分 ✕ カツオの体にいいこと！（戻りカツオ）

- DHA・EPA 900・400mg
- タウリン 80mg
- ビタミンB2 0.16mg
- ビタミンD 9mg
- 鉄分 1.9g

- ■ 脳を活性化させる
- ■ 疲労を回復する
- ■ エネルギー代謝を助ける
- ■ 骨を丈夫にする
- ■ 貧血を防ぐ

カツオは
サクで買うのが
お得！

カツオを買う時には、サクで売られているもののほうがお得です。高さがあるものは背側（背身）で、カツオ本来の味わいを感じやすく、平たいものは腹側（腹身）で脂のりのいい部位になります。血合が鮮やかな赤色で、身も透明感のあるものを選ぶと新鮮です。

カツオの切り方は
筋の見極めが肝！

筋繊維がしっかりとしているため、加熱や漬けにするなどでたんぱく質が結合して身が硬くなりやすいカツオは、しっかりと筋を断ち切ると、口当たりが良くなり、食べやすくなります。筋肉は尾に向かって流れているので、この流れを断ち切るように包丁を入れていきます。

カツオは鮮度が命！
買ってきたらすぐに
「漬け」に

カツオは血合いの部分の劣化が速いため、すぐに食べられない場合には味噌に漬けておくのがおすすめ。劣化から守るだけなく、3日漬けることで味噌の抗酸化性能が身に移ってくれるのです。しょうがを加えると、抗酸化力がさらに約1.7倍増加します。

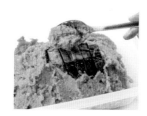

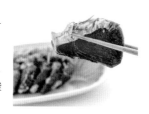

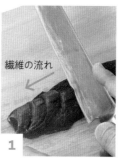

繊維の流れ

1

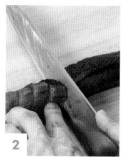

2

163

Bonito

カツオの栄養吸収のコツ

カツオの塩ふりで
たんぱく質を守る!

たんぱく質が流出してしまうのを防ぐ!

カツオは筋形質のたんぱく質を持っているため、加熱すると硬くなりやすく、また40～60℃で流出してしまいます。水から加熱すると、出来上がった時にはたんぱく質が抜けてカチカチに……。魚を加熱する前には、必ず塩を振るのを忘れないように。身を硬くする筋原繊維が溶け、保水性が上がって加熱による縮みを抑えてくれるのです。塩を振った時に出てくる水には臭みの原因（トリメチルアミン）が含まれているため、しっかりと拭き取りましょう。

図：カツオの吸塩量の経時変化

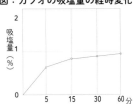

上柳富美子「魚肉調理におけるふり塩について」(1987), 調理科学, 20(3), P.206-209

カツオを加熱するなら、塩を振って20分ほどおいて水分を拭き取ってから。カツオは外側を焼いて「タタキ」にして血合いの生臭さを抑えますが、もっと手軽にするなら「湯引き」がおすすめです。熱湯にさっと潜らせるだけなので硬くならず、さっぱりと食べることができます。薬味は脂の酸化を抑える味噌やしょうが、にんにくなどを。

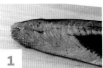

1 塩を振ってから調理すれば加熱による身の縮みを防げます。20分ほど置いてから、湯引きやタタキで表面をさっと加熱。

2 しっかりした味のカツオには強い味わいの薬味がよく合います。にんにくやしょうがなど、P.165のカツオの漬けダレもぜひ試してみてください。

調理で栄養丸ごと!

カツオはフライにすると大ゾン!

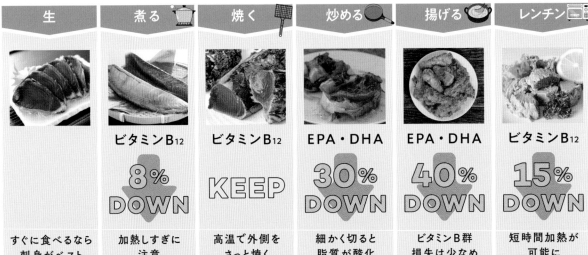

生	煮る	焼く	炒める	揚げる	レンチン
	ビタミンB12	ビタミンB12	EPA・DHA	EPA・DHA	ビタミンB12
	8% DOWN	KEEP	30% DOWN	40% DOWN	15% DOWN
すぐに食べるなら刺身がベスト	**加熱しすぎに注意**	**高温で外側をさっと焼く**	**細かく切ると脂質が酸化**	**ビタミンB群損失は少なめ**	**短時間加熱が可能に**
鮮度が落ちやすく、酸化もしやすいため、買ってきたらできるだけ早く、刺身で食べるようにしましょう。生の血合いが苦手なら、切り取って煮る・焼くなどの調理を。	煮る・茹でる調理ではビタミン損失は少なめ。ただし加熱しすぎると身が縮みたんぱく質量が減少してしまいます。鉄分は水溶性なので、調理にでた煮汁ごとがマストです。	焼く調理は、カツオの場合ビタミン・ミネラルの損失がほぼありません。焼く時はしっかり熱したフライパンで、高温で一気に焼くようにするとたんぱく質もキープ。	炒める調理の場合もビタミン・ミネラル損失は少なめですが、細かく切って加熱することでDHA・EPAの酸化が進み、3割程度が失われると考えられる。	揚げる調理では、ほかの魚類よりも少ないものの、やはりDHA・EPAは4割程度と大幅に失われます。ただしビタミンB12はそれほど減りません。	レンチン加熱の場合、高温加熱になるのでたんぱく質の変性が抑えられますが、ビタミンB12はやはり15%ほど減ってしまいます。

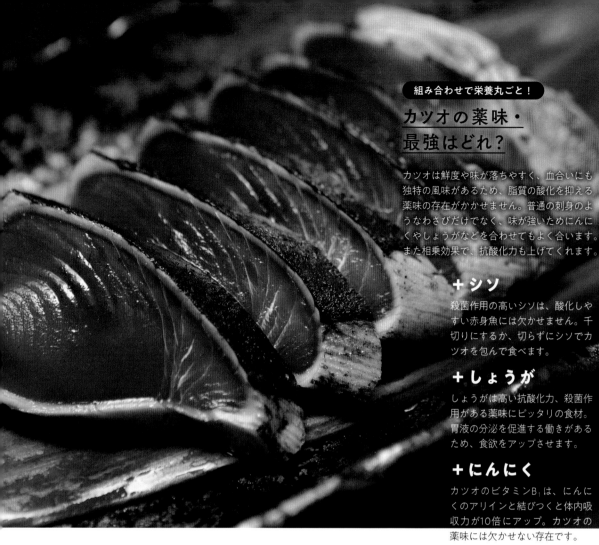

カツオの薬味・最強はどれ？

カツオは鮮度や味が落ちやすく、血合いにも独特の風味があるため、脂質の酸化を抑える薬味の存在がかかせません。普通の刺身のようなわさびだけでなく、味が強いためにんにくやしょうがなどを合わせてもよく合います。また相乗効果で、抗酸化力も上げてくれます。

＋シソ

殺菌作用の高いシソは、酸化しやすい赤身魚には欠かせません。千切りにするか、切らずにシソでカツオを包んで食べます。

＋しょうが

しょうがは高い抗酸化力、殺菌作用がある薬味にピッタリの食材。胃液の分泌を促進する働きがあるため、食欲をアップさせます。

＋にんにく

カツオのビタミンB_1は、にんにくのアリインと結びつくと体内吸収力が10倍にアップ。カツオの薬味には欠かせない存在です。

＋ローズマリー

肉の臭み消しに使われるハーブ・ローズマリーですが、加熱の際に加えるとDHA・EPAの酸化を1/2にする効果があります。

抗酸化作用最強のカツオの漬けダレ

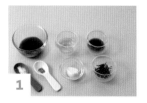

1 しょうゆ、オリーブオイル、黒酢、塩・こしょう・にんにく（すりおろし）・ローズマリーを混ぜる。

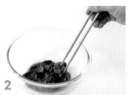

2 1に切ったカツオを混ぜ、30分〜数時間、冷蔵庫で漬け込む。

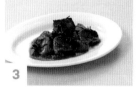

3 お皿に盛ったら完成！ 丼にするのもおすすめ。

Column 鮮度落ちのカツオは酢洗いでリフレッシュ

生臭みのもとを酢が中和させる

魚の生臭さの主な原因は「トリメチルアミン」という成分。このトリメチルアミンはアルカリ性のため、酸性の酢で中和させることができます。1カップの水に小さじ1の酢を加えたものに2〜3分漬け込むと◎。漬けた後は刺身でも加熱調理でもOKです。

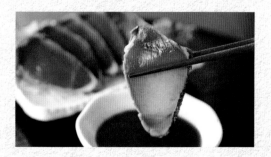

Scallops

【ホタテ】

性別で機能性が変わる!!
オスは肥満防止、
メスは安眠効果!

主な栄養成分 ✕ ホタテの体にいいこと!

タウリン 1000mg
グリシン 2000mg
ビタミンB₁ 0.05mg
ビタミンB₁₂ 11μg

- 疲労を回復する
- 睡眠の質を高める
- エネルギー代謝を助ける

体調や希望する機能によって選び分けして!

ホタテには疲労回復効果のあるタウリンの含有量が貝類トップクラス! 安眠効果のグリシンも豊富です。ホタテは生まれてから1年は全てオスで、その後約半分がメスに変わり、メスの生殖器にはがん細胞抑制成分のペクテノロンが含まれます。

調理で栄養丸ごと!

カレーでタウリンの効果を倍増!

タウリンには、疲労回復のほかに肝機能を高める効果がありますが、ターメリックに含まれるクルクミンも肝臓の働きを強化してくれます。カレー炒めにすることで、肝機能強化のWの効果を得ることができます。ホタテの栄養価は加熱や冷凍で減りにくいので、冷凍保存も◎。

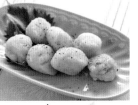

\冷凍で/

オス

貝柱

安眠効果グリシンが最大!
メスはオスの2倍の旨味

不眠を改善し、ハリのある肌を保つグリシンは、ホタテの甘みのもとでもあります。グリシン・タウリンのアミノ酸はこの部位にもっとも多く含まれています。

貝柱は切る方向で味や食感が変わる!

貝柱の繊維はタテに走っているため、横切りにすると繊維を断ち切るため、旨みを感じやすくなり、タテ切りにするとプリっとした食感が楽しめます。刺身やさっとソテーするなら旨みをダイレクトに感じられる横切り、煮るなら弾力が楽しめるタテ切りがおすすめ。

ホタテの部位図鑑

Seafood Part

性別や季節で大変化

メス

生殖巣

メスはオスの約2倍のビタミンA

貝柱の周りにある赤い部位はメスの生殖器（卵）。鮮やかな色はカルテノイドの一種であるペクテノロン。メスはオスの約2倍のビタミンAが含まれています。

外套膜（ヒモ）

消化力のイノシンが85%!

貝殻を作る器官である外套膜（貝ひも）は、消化を促し満腹効果を高めるイノシンが85%も。貝ひもの黒い点は、実は目! 光を感じる部位で約80個もついているのだそう。

【カキ】 Oyster

加熱カキは汁ごとじゃないと疲労回復効果 **1/2** にダウン！

主な栄養成分 ✕ カキの体にいいこと！

- タウリン 1130mg
- グリコーゲン 2.5g
- ビタミンB_1 210μg
- 亜鉛 260mg

- ■ 疲労を回復する
- ■ エネルギー代謝を助ける
- ■ 新陳代謝を促す
- ■ 免疫力を高める

殻

カルシウム豊富で浄化作用も！

土壌と水のカルシウムを吸収して成長するカキ。カルシウムとともに海水のミネラルも吸収しています。水の浄化作用とともに土壌改良材としても活用されています。

外套膜

外套膜はカキ全体の **8割**の**たんぱく質**が

脳のドーパミンに作用するたんぱく質が20％ほど含み、加熱で2倍にUPします。また、カルシウムが二酸化炭素と結びつきカキの殻を作ります。外套膜にしっかりと厚みがあり、黒い色のものを選んで。

貝柱

貝殻を支える **ハイパワーな筋肉**

牡蠣の貝柱は新鮮なうちは半透明で、時間が経つとともに乳白色や黄色に変化していきます。たったひとつの貝柱で貝殻を支えるため、ハイパワーな筋肉組織です。

20分加熱で生ガキの2倍の消化促進

調理で栄養丸ごと！

旨みが無限ループ！カキ×白ワイン、最強の旨みと殺菌効果が！

カキと白ワインを一緒に摂るとおいしさのループにはまります。これはカキの豊富なグルタミン酸に酸を加えると、より旨みが引き出されるから。白ワインには強い殺菌効果もあり、組み合わせれば旨みも栄養もUPします。

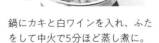

1

鍋にカキと白ワインを入れ、ふたをして中火で5分ほど蒸し煮に。

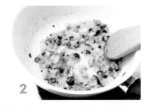

2

炒めたにんにくと玉ねぎを加え、フードプロセッサーなどでかく拌。

蒸しガキなら生の最大2倍の腸内活性

カキには加熱に強いタウリンなどのアミノ酸を多く含みますが、煮汁に溶出し身に残るのは約50％。煮汁ごと食べれば亜鉛や鉄分もソンしません。また、蒸し調理は、善玉菌活性作用が生の約2倍に！腸内改善効果も期待できそうです。

167

【アサリ】 Clam

アサリの砂出しで栄養3倍お得！

タウリン 664mg

ビタミンB12 44.8μg

鉄 2.2mg

亜鉛 0.9mg

- ■ 疲労を回復する
- ■ エネルギー代謝を助ける
- ■ 貧血を防ぐ
- ■ 新陳代謝を高める

タウリンが全体の50％にも！！

亜鉛や鉄などのミネラル、タウリンが豊富で、ビタミンB12含有量は貝類のNo.1のアサリ。旨みの元であり、脂肪燃焼や血行促進に効果のあるコハク酸もアサリの大切な成分ですが、糖を加えると3倍近くにアップさせることができます。

下ごしらえで栄養丸ごと！

糖を加えるとあさりがおいしくなるのはなぜ？

アサリは体内に吸い込んだ砂を吐かせるために砂出しが必要です。0.01％の濃度の水に浸けて、この時にハチミツを少し加えると、コハク酸が大幅アップ。最大で約2.8倍に増加！

Seafood point

過酷な状況で旨みも成分も増加する！

(mg)

1.5倍

2.8倍

4.5倍

凡例：
- ブドウ糖無添加
- ブドウ糖100mg/L添加

総有機酸　コハク酸　ピルビン酸

内田基晴「海水へのブドウ糖添加とアサリの成長促進効果」(2010),瀬戸内通信,11,P.2-3

茹でるなら水から？お湯から？

アサリの身を茹でる時に、水から茹でると時間がかかる分、旨みやビタミンB群、鉄分などが3分ほどで流出します。沸騰したお湯で茹でると成分の流出が少なく身がふっくらと仕上がるため、汁ごと食べる料理なら水から茹でてもOKですが、身だけを食べる料理ならお湯から茹でて。

●水から入れる　●沸騰したお湯から入れる

煮汁に出る旨み（アミノ酸）の総量

150

100

50

沸騰直後　3分後　5分後

コハク酸を3倍にする砂出しのコツ！

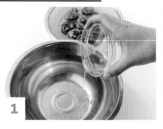

1

1ℓのぬるま湯に小さじ1/10杯で、0.01％の塩分濃度を作り、ハチミツを1滴垂らして砂抜きをします。

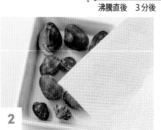

2

2〜3時間浸けて砂出し後、水分を拭き取り、濡らした布などをかけ20度の室温で3時間放置します。

Column アサリの「呼吸」が得する栄養のカギ

コハク酸は生物が呼吸する際に作られる成分ですが、アサリは呼吸困難な状況に陥るとコハク酸を増やす性質があります。ハチミツなどのブドウ糖はコハク酸の材料となるため、添加することでよりコハク酸を増やすのです。

1日冷凍すれば
オルニチン**8倍**!

オルニチン 20mg
アラニン 480mg
ビタミンB₁₂ 68μg
鉄 8.3mg

■ 肝臓の働きを助ける
■ エネルギー代謝を助ける
■ 貧血を防ぐ
■ 免疫力を高める

シジミは冷凍するといいことだらけ

小さな体に豊富なミネラルを蓄えるシジミ。特に注目されている成分が、肝機能を高めて疲労回復を早める作用があるアミノ酸のオルニチン。シジミのオルニチンは、冷凍することで約8倍にもアップ! お酒が好きな方にはおすすめ。

下ごしらえで栄養丸ごと!

−4℃で1日冷凍
オルニチン8倍に

シジミのアミノ酸は身を守るために増加します。オルニチンが増える温度は-4℃で1日冷凍すると8倍にUP! 家庭の冷凍庫が-18℃ほどのため、冷やしすぎないように注意。

冷凍シジミのオルニチン量の変化

オルニチン量

100 / 80 / 60 / 40 / 20 / 0

4℃ 2℃ 0℃ -2℃ -4℃ -6℃ -8℃ -10℃ (℃)

内沢秀光「シジミの冷凍処理によるエキス成分の変化」
(2019),日本食品科学工学会誌,66(12),P443-450

-4℃で1日冷凍

オルニチン
8倍

砂抜きでUP

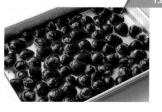

オルニチン
2.6倍

3%の海水に3時間でグルタミン酸も平均5.8倍にアップ!

1時間放置して

コハク酸
1.6倍

バッドに1時間、アルミなどで覆って放置するとコハク酸が1.6倍、3時間なら2.3倍に!!

砂抜きしたアサリを密閉袋に入れて、新聞紙で包んで、ゆっくり冷凍されるように温度を調節します。旨みの成分グルタミン酸も5倍以上に! 調理するときは沸騰したお湯で5分!

Seafood point
3時間放置で栄養も成分もUP!

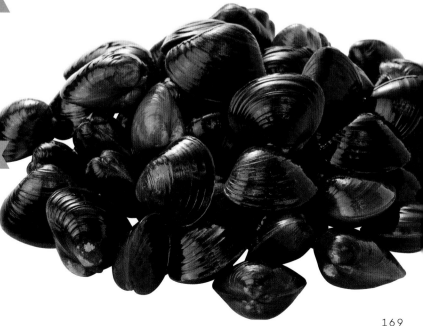

【エビ】 Shrimp

殻を捨てると抗疲労成分**50%**消滅！

主な栄養成分 ✕ エビの体にいいこと！

- タウリン 5.4mg
- カルシウム 150mg
- カリウム 41mg
- 鉄 0.7mg

■ 疲労を回復させる
■ 骨を丈夫にする
■ むくみを防ぐ
■ 貧血を予防する
■ 免疫力を高める

頭部・殻

タウリンは身の**2倍**！

捨てられがちな頭や殻ですが、カルシウムがもっとも多く、タウリンは身の2倍以上も。コレステロールを消費する役割をします。また、集中力や記憶力を向上させるチロシンも豊富です。頭部は全体の中でもほぼすべてのミネラルがトップクラス。特に鉄分は身の10倍！

Seafood point

エビは身より殻がお宝！

エビの部位図鑑

身

低カロリーで優秀なたんぱくが2倍以上！

エビの身は旨みが強いうえに必須アミノ酸はほぼ100の優秀な高たんぱく食材です。安眠効果のグリシンや疲労軽減効果のアルギニンなども豊富なので、ダイエットやトレーニング中の食材としても頼れる部位です。

組み合わせで栄養丸ごと！

大豆粉のエビフライはアミラーゼが17倍！

小麦が苦手な人や糖質が気になる人の置き換え食品として注目される大豆粉。実は、溶いた大豆粉を衣にして使うと、消化酵素・アミラーゼが17倍にアップ！ 食後の血糖値の急上昇を抑えてくれます。サクッと軽い食感に仕上がるので、揚げ物は胃もたれがするという人にも◎。

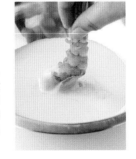

殻ごと食べないと、「カツオの2倍量」のタウリンをロス！

エビの鮮やかな赤は、カルテノイドのアスタキサンチン。その抗酸化力はβ-カロテンの5倍にも。抗疲労効果のタウリンもカツオの2倍以上というケタ違いの含有量！ 殻や頭部に多く、特にタウリンは身の2倍以上含まれるので、活用しないとソンです。

一番ロスが少ない調理は「炒め」

エビのアミノ酸は加熱で多少減るため「生で食べる」が、一番ロスが少なくてすみます。もっとも加熱するなら「炒め」がおすすめ。アスタキサンチンは加熱に強く、脂溶性のため、無駄なく摂ることができるのです。

生	茹でる	炒める	蒸し	揚げる
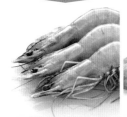	ビタミン類 **13% DOWN**	アスタキサンチン **KEEP**	タウリン **KEEP**	DHA・EPA **50% DOWN** 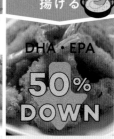
抗酸化成分もあり	**必ず茹で汁ごと**	**脂溶性の成分を吸収**	**栄養成分はキープ**	**脂質は激減！**
エビの赤は加熱で鮮やかになるため、生ではアスタキサンチンはないの？と勘違いしそうですが、生でも加熱でも量は変わりません。	エビに含まれるビタミンは水溶性が多く、鉄などのミネラルも溶け出すため、茹で調理の場合はスープごといただくのがポイントです。	タウリンやアスタキサンチンは加熱に強いので炒め調理はOK。炒めすぎるとほとんどのアミノ酸が減少するため、さっと炒めて。	水を使わない蒸し調理もおすすめ。エビの中心温度が上がりすぎないよう、10分以内を目安にすればタウリンも減少しません。	旨みが強く油との相性もいいエビフライですが、フライや天ぷらなどの揚げ調理だとやはりDHA・EPAが減少してしまうので要注意。

エビの殻は捨てないで旨みたっぷりのパウダーに！

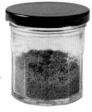

エビの殻を余すところなく使いたいなら、おすすめはパウダーにすること。栄養だけでなく、旨みも強いため、汁物などにさっと溶かすだけでワンランク上のおいしさに。生エビと同量のアスタキサンチンと抗酸化力が手軽に摂れます。冷蔵庫で1ヵ月ほど日持ちします。

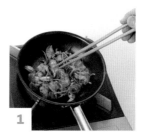

1 エビの殻を水分が完全に抜けるまでから炒りをする。低温のオーブンで焼いてもOK。

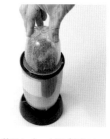

2 から煎りしたエビの殻をフードプロセッサーやすり鉢でパウダー状にすれば完成！

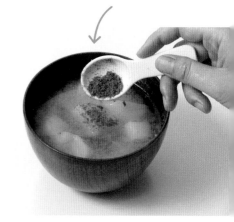

味噌汁などに入れれば、抗酸化力満タン！鍋やスープに入れると、旨みもたっぷりで、満足感のある味わいに。

エビの塩辛はアミノ酸が増加！

旨みとともに乳酸菌量も大幅UP

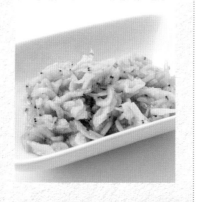

キムチの原料などになるエビの塩辛「アミ」。小さなエビを生のまま塩漬けにした発酵食品で、塩気と旨みが強く、アンチョビのように調味料としても活用できます。発酵させる過程で旨み成分のグルタミン酸やイノシン酸、乳酸菌などが急上昇！　旨みが強いのはもちろん、疲労回復効果も期待。

【タコ】

Octopus

タコは10分でアミノ酸がピークに！

主な栄養成分 ✕
タコの体にいいこと！

タウリン 500mg
亜鉛 1.6mg
ナイアシン 4.1mg
ビタミンE 0.8mg

- 疲労を回復する
- 免疫力を高める
- エネルギー代謝を助ける
- 肌の老化を防ぐ

タコの部位図鑑

胴体

足と同等の栄養分！

一般的に食べられるタコの部位は足ですが、内臓を含む胴体もほとんど食べることができます。栄養価は足とほぼ同等なので、手に入ったらこの部分も食べましょう。

頭

脳があるのは実は、この部分

タコの頭は胴と足の間のここ。刺身などで食べることができます。サクッとした歯応えで足とは違う食感が楽しめますよ。スミを吐く口元は硬いので取り除きます。

足

アミノ酸が豊富なのはココ！

よく動かす部位である足は筋肉が発達し、旨みも強いのが特徴です。足には安眠効果のグリシンも豊富で、タコの足の甘みを作り出しています。

タコは揚げ調理もおすすめ！

Seafood point

10分茹でてアミノ酸1.2倍！

疲労回復効果のタウリンをはじめ、元気を作る成分となるアミノ酸が豊富です。タコのアミノ酸の総量は10分間茹でることで1.2倍に増加します。ただしそれ以降は減少するので、ちょうどいい茹で時間を見極めるのが大切なんです。

茹でる	焼く	揚げる
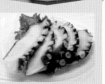	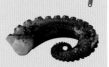	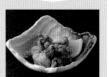
タウリン	タウリン	DHA・EPA
60% DOWN	KEEP	500% UP
茹でるなら10分	**＋油がお得**	**栄養大幅アップ**
タコは下処理が大変なので、手に入るのは茹でたタコが主。タウリンなどは茹で汁に流出しています。生のタコが手に入ったら10分茹でに。	焼きや炒め調理にすることで、タウリンなどのアミノ酸はほぼキープ。脂溶性のアルギニンも吸収しやすくなるため、油を使うのが◎。	魚のDHA・EPAは揚げ調理で減少しますが、タコの場合は4~5倍に増加！ カロリーは上がるものの、旨みも栄養価もアップします。

【カニ】 Crab

カニの煮汁を捨てると栄養がほぼ半分

足と同等の栄養分は殻にアリ!

旨みのグルタミン酸、安眠効果のグリシン、肝機能向上のアラニンなど、味にも体にもいいアミノ酸が満載のカニ。カニの赤い色を作るアスタキサンチンは殻に身と同等の量が含まれているため、殻を捨てると半分の抗酸化力が無駄に。

主な栄養成分 × カニの体にいいこと!

- タウリン 83mg
- アスタキサンチン 40mg
- グリシン 1100mg
- アラニン 770mg

- 疲労を回復する
- 酸化を防ぐ
- 睡眠の質を上げる
- 肝機能を高める

殻

アスタキサンチンが全体の50%

カニの殻はカルシウムを多く含む部位。さらに甲殻類の重要成分・アスタキサンチンも身と同等の量が含まれます。殻の栄養成分は水溶性のため調理中に溶出した成分の3〜4割を汁で摂ることができます。

焼きガニはグルタミン酸を増やす!

カニといえば茹でて食べるイメージですが、栄養を摂るなら焼きガニもおすすめ。殻ごと焼けば、殻に含まれるアミノ酸の旨みと栄養が身に移っていきます。また焼くことで水分が抜けて旨みのグルタミン酸が身にギュッと凝縮します。焼いたあとの殻も捨てずに活用しましょう。

Seafood point

殻の栄養成分は煮汁に

カニの部位図鑑

身

タウリンの70%が身に

カニの身には脂肪が少なく、ほとんどが筋肉。よく動かすため、身には有用成分が豊富で、全体の7割のタウリンが含まれます。低カロリーなたんぱく質として優秀な食材です。

内臓(カニ味噌)

アルギニン酸の50%がここ

カニ味噌と呼ばれるだけあって内臓には、カニの旨み成分のひとつであるアルギニン酸や脂質が全体の50%と豊富。DHA・EPAの多くがここに含まれています。汁に溶かして摂るのも◎。

調理で栄養丸ごと!

茹で汁の抗酸化パワーを無駄にしない!

食べ終わったカニの殻には、ミネラルや脳機能に重要な不飽和脂肪酸が42%も残っています。カニを茹でた汁には、アスタキサンチンやグルタミン酸などがたっぷり溶け込んでいるので、殻の茹で汁で味噌汁にしたり、雑炊にしたりして、余さずに摂りましょう。

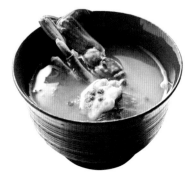

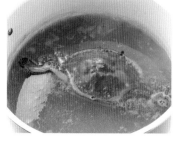

【イカ】

Squid

イカは調理前の切れ目で栄養も味も変わる

主な栄養成分 ✕
イカの体にいいこと！

タウリン 350mg
ナイアシン 4mg
ビタミンE 2.1mg
亜鉛 1.5mg

- 疲労を回復させる
- 脳神経の働きを助ける
- 肌の老化を防ぐ
- 免疫力を高める

腕（ゲソ）

消化しやすいたんぱく質が豊富

イカは歯ごたえがあり、特にゲソは消化がしづらそうに思えますが、ほかの魚類と消化率はほぼ変わりません。ゲソはコレステロール値が高めですが、イカに多く含まれるタウリンにはコレステロール値を下げる効果があります。

イカの部位図鑑

Seafood Point

全身まるごとに栄養が

頭部

たんぱく質43%、触腕の4.8倍!

イカの頭は足のつけ根の部分で、脳や目を守るための軟骨があります。頭部は良質なたんぱく質で、コラーゲンなど、もっともたんぱく質が少ない触腕の4.8倍の量が。コリコリとした食感が楽しめます。

そもそもイカ墨って栄養ってあるの？

パスタのソースでしょ、とあなどるなかれ。イカ墨にはタウリンとコラーゲンを作るのに重要なアミノ酸、ヒドロキシプロリンが多く、そのうえ、抗酸化活性力が91.6%と桁違い。研究では、肺がん細胞の50%の悪性腫瘍を死滅させるほどの強烈な抗酸化力なのです。

触腕

全身の26%のたんぱく質コラーゲンが最大

イカのゲソの中には2本の長いものがありますが、これは触腕（しょくわん）と呼ばれ獲物を捕まえる役割があります。全身の26%がたんぱく質で、最大のコラーゲンがここに。ゲソと同様に食べて。

外套膜（胴体）

コレステロール部位別最小!!

筋肉質で脂質の少ない身で、やわらかい肝を守るイカの胴体。歯ごたえがあり、たんぱく質が豊富。コレステロール値は部位内最小なので、値が気になる人はこの部位がおすすめ。実は、三角の「ひれ」がイカの下側、足が上になります。

体内のタウリンは加齢で1/3に

タウリンには疲労回復だけでなく。長寿を叶える可能性が示唆されています。実は、人の体内のタウリンは加齢により、60歳では子どもの時の1/3ほどに減少。1日1/2杯のイカで必要摂取量のタウリンが摂れるので、コレステロールの吸収を抑える海藻と合わせて食べると◎。

「縮みにくい」調理と塩控えが

細く長い筋繊維を持つイカは、加熱すると縮みやすい肉質を持っているので、縮むと水分とともに栄養を流出します。加熱する場合には縮みを防ぐのがポイント。切れ目を入れる、短時間で加熱するなど。

生	茹でる	焼く	炒め	揚げる
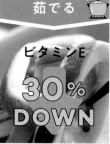	ビタミンE **30% DOWN**	ナイアシン **20% DOWN**	ナイアシン **34% DOWN**	DHA・EPA **40% DOWN**
	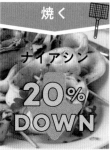	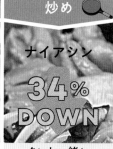	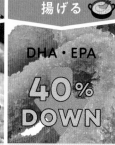	
切り方で食感が変化	**5分以上加熱しない**	**切れ目をタテ横に**	**タレと一緒に加熱を**	**高温だと水分が流出**
イカの胴体の繊維は、横向きに走っているため、繊維に逆らってタテ切りにすると甘くてやわらかく、横切りにすると食感を感じやすくなります。新鮮ならゲソも刺身でOK。	イカは水分量が非常に多いため、長い時間茹でると水分がどんどん出て身が硬くなってしまいます。細かく切って火の通りを早くすることで、加熱時間を3分ほどにできます。	イカを焼く前に、格子状に切れ目を入れると身の縮みを防ぎ、水溶性の栄養の流出を抑えます。切れ目を入れることで火が通りやすくなるため、加熱時間も短くできます。	レンチンだと縮みが大きくなり、栄養の溶出も多め。細かく切る、切れ目をしっかり入れるなどでできるだけ縮みを防ぎ、タレと一緒に加熱して流出した出汁も摂りましょう。	イカの栄養は水分の流出量に比例します。高温で揚げるとイカの水分が一気に膨張して流出し、油はねもしやすくなります。低温～中音で、短時間で素早く揚げるようにします。

イカは皮つきと皮なし、どっちがお得？

イカの皮は4層になっており、第3・4層は横向きに、その下の筋繊維はタテ向きに走っているために、皮つきだと丸まってしまうのです。皮をむくか、タテ横に切れ目を入れるかで縮みを防ぎましょう。

横向き

皮なし　　皮つき

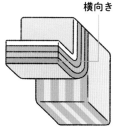

加熱で変化

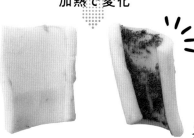

皮つきは2/3の大きさに！

イカの皮を一瞬で剥く裏ワザ

イカの皮のたんぱく質は、酢酸をかけることで溶け出しやすくなる簡単に剥けるのです。皮むきを簡単にするためには、大さじ1程度の酢をかけて2～3分置いておきましょう。簡単、キレイにむくことができます。

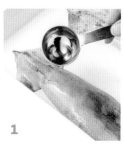
1

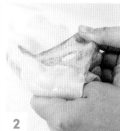
2

胴体をくるくる巻いて冷凍保存を！

イカは冷凍しても栄養素は減らないため、すぐに食べられない分は冷凍を。一度冷凍すると皮がむきにくくなるため、冷凍前に皮むきを。胴体は縮みやすい方向と逆（横）に切れ目を入れてクルクルと巻きます。冷凍することで繊維が壊れ、やわらかく調理することができます。

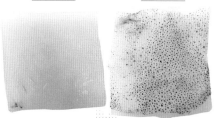

【昆布】

Kelp

昆布を焼くと アミノ酸が**2倍**！

主な栄養成分 ✕
昆布の体にいいこと！

- カルシウム 780mg
- カリウム 6100mg
- グルタミン酸 210μg
- アルギン酸 260mg

- ■ 骨を丈夫にする
- ■ むくみを防ぐ
- ■ 新陳代謝を活発にする
- ■ 疲労を回復する
- ■ 免疫力を高める

煮出し時間はたった15分でOK！

昆布出汁の旨みの決め手であるグルタミン酸は、60℃で1時間かけて抽出することで最大の量になると言われてきました。しかし最近の研究で「焼いた昆布」を使うほうが、15分でグルタミン酸を引き出せることが分かったのです。

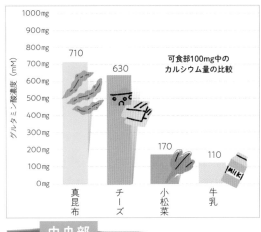

可食部100mg中の
カルシウム量の比較

グルタミン酸養度（mM）

710　真昆布
630　チーズ
170　小松菜
110　牛乳

昆布のカルシウムは牛乳の7倍。人間の血液は海水成分と似ていて、昆布は海中のミネラルを含むため吸収率は約80％、人間の消化器官に負担をかけません。ビタミンDと合わせればさらに吸収がUP。

昆布の部位図鑑

中央部

中央部は端の10倍、グルタミン酸3倍！

昆布の中央部では端の10倍のアルギン酸が。アルギン酸は海藻特有の多糖類で消化器官内でゲル化、食物の消化と吸収を調節し、血糖値の上昇を抑制します。また、旨みの元グルタミン酸も端の3倍に！

表面の粉は何？洗い流すべき？

昆布の表面にある白い粉状は、マンニトールという成分です。これは昆布の旨み成分で、昆布のおいしさになります。洗い流してしまうと昆布の旨みが減少してしまうため、洗い流すことは避けて。この成分は昆布から出汁を取る際にグルタミン酸と並ぶ味の決め手なので下ごしらえでソンしないで！

焼き昆布で旨味2倍！

焼き昆布は購入することもできますが、グリルで焼いた昆布を活用することも可能。魚焼きグリルなどを使用し、両面がパリっとするまで焼きます。通常の昆布の水出しと焼き昆布の水出しを比較したところ、旨味成分が2倍出汁に出て、見た目にも違いがはっきりとわかる結果に。

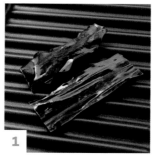
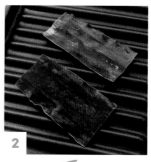

真昆布の水抽出中（15分）のグルタミン酸濃度

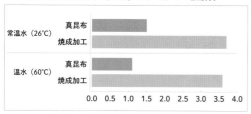

		0.0 0.5 1.0 1.5 2.0 2.5 3.0 3.5 4.0
常温水（26℃）	真昆布	
	焼成加工	
温水（60℃）	真昆布	
	焼成加工	

株式会社瀬戸ブレスフーズ「焼昆布（水出し）グルタミン酸抽出データ」(2018)

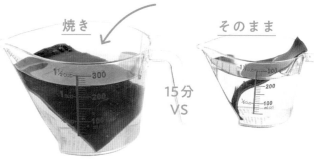

焼き　15分　VS　そのまま

真昆布そのままと、焼いた昆布のグルタミン酸量を比較。15分焼いた昆布は常温水で2倍以上、60℃で戻すと約3倍のグルタミンの濃度に。グルタミン酸は旨み成分ですが脳を活性化させるので、しっかり摂りたい成分です。

Seafood point

昆布の
アルギン酸は
体の「掃除屋」！

出汁を取った昆布はお宝 捨てるとアルギン酸9割消失！

出汁をとった後の昆布には、食物繊維のアルギン酸が9割以上残されています。アルギン酸は出汁に出ると雑みとなってしまいますが、血圧の上昇抑制やコレステロール値の正常化、動脈硬化の予防など様々な健康効果を備えている、捨てるのにはもったいない成分なのです。

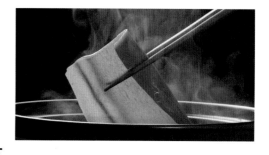

出汁がらチップスの作り方

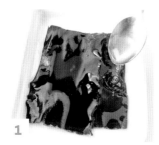

1

食べやすい大きさに切った昆布の出汁がらの水気を拭いてから、油を絡める。

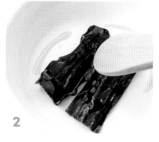

2

フライパンを熱して**1**の昆布を入れ、パリパリになるまで両面を焼く。

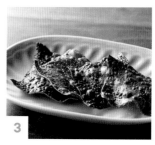

3

食べやすい大きさに割り、好みで塩を振る。

【わかめ】 Wakame

茹で時間で機能性成分が85%に激減！

主な栄養成分 × 昆布の体にいいこと！

カルシウム 100mg
カリウム 730mg
ヨウ素 0.2g
アルギン酸 5.8g

■ 骨を丈夫にする
■ むくみを防ぐ
■ 腸内改善
■ 免疫力を高める

水に浸けておくだけでも栄養が溶出

　カリウムやカルシウム、マグネシウムなど豊富なミネラルを含むわかめ。水溶性の食物繊維であるフコイダンも豊富で、腸内環境改善の他にも様々な効果が期待されています。これらの成分は水溶性のため、茹で調理で溶出してしまいます。

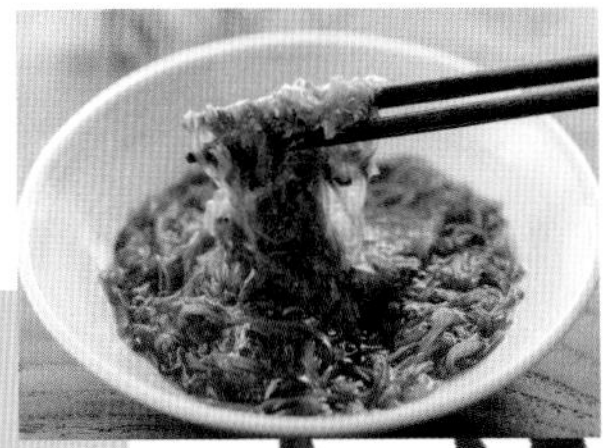

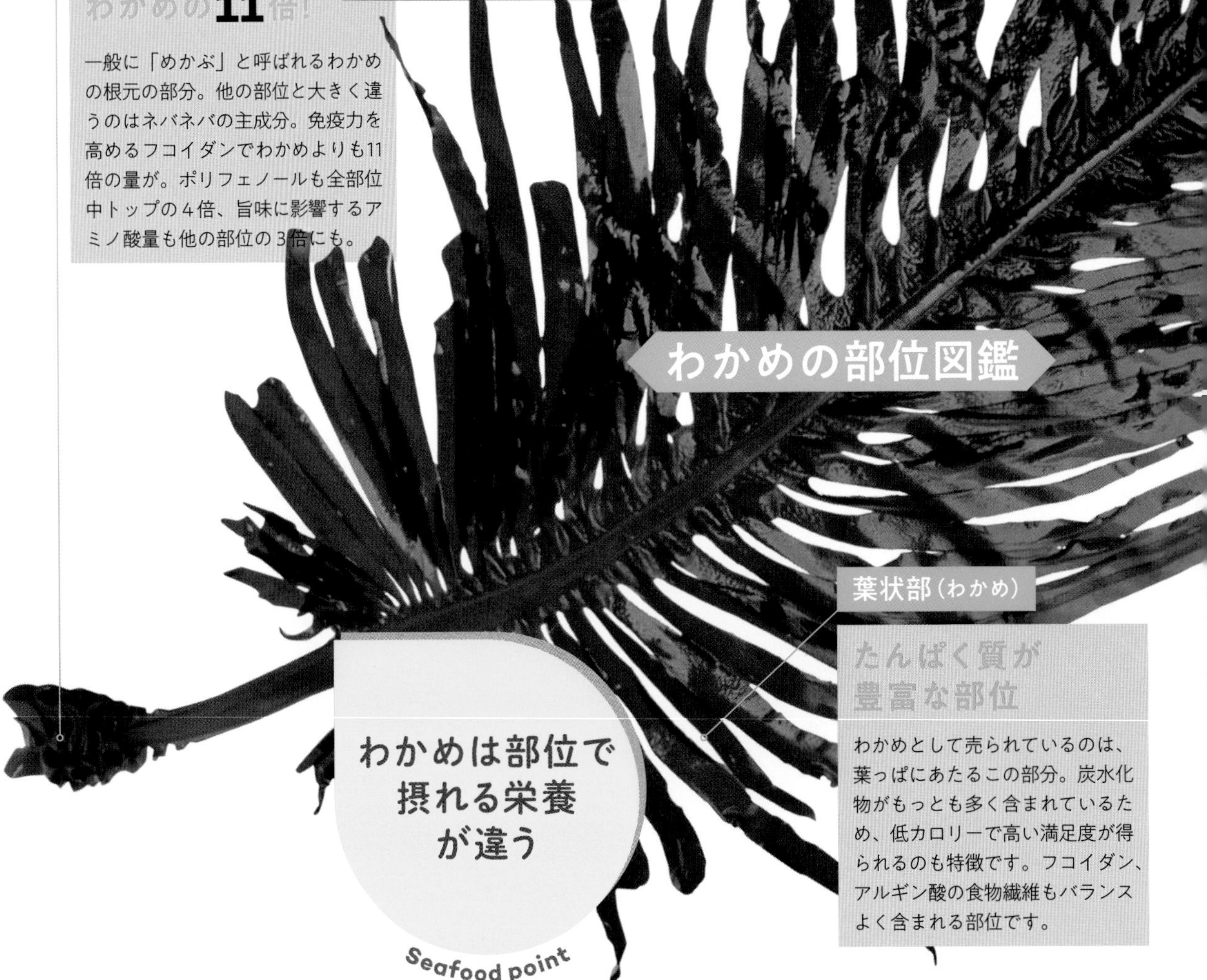

胞子葉（めかぶ）

フコイダンはわかめの11倍！

一般に「めかぶ」と呼ばれるわかめの根元の部分。他の部位と大きく違うのはネバネバの主成分。免疫力を高めるフコイダンでわかめよりも11倍の量が。ポリフェノールも全部位中トップの4倍、旨味に影響するアミノ酸量も他の部位の3倍にも。

わかめの部位図鑑

葉状部（わかめ）

たんぱく質が豊富な部位

わかめとして売られているのは、葉っぱにあたるこの部分。炭水化物がもっとも多く含まれているため、低カロリーで高い満足度が得られるのも特徴です。フコイダン、アルギン酸の食物繊維もバランスよく含まれる部位です。

わかめは部位で摂れる栄養が違う

Seafood point

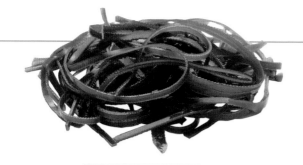

茎状部（茎わかめ）

カルシウムは葉状部の 2倍、カリウムは 3倍！

茎わかめと呼ばれる部分にはミネラルが豊富で、カルシウムは約2倍、カリウムは最大3倍も含まれています。茎に当たる部分のため、わかめに比べて歯応えがあるのも特徴です。他の部位と同様に食物繊維が豊富に含まれており、腸内環境の改善に効果的です。

わかめの機能性成分が 加熱で半分以下に

カルシウムやマグネシウムなどのわかめのミネラルは水に漬けるだけでも2割、加熱で5割が減少してしまいます。水溶性食物繊維のフコイダンも激減するため、加熱するならスープごと食べるのがソンしないポイントです。

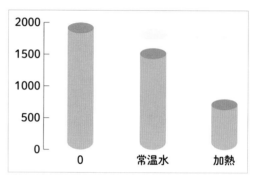

関本邦敏、遠藤昭夫,片峯伸一郎「素干し、灰干し、および塩蔵ワカメの水戻し処理による6種のミネラル類溶出の比較」（1986），日本栄養・食糧学会誌, 39(1), P.67-70

わかめは味噌汁 めかぶはスープで

ワカメに含まれるカリウムやカルシウム、食物繊維は生活習慣病予防対策にも有効な成分。抗酸化力の高い味噌汁との組み合わせは、毎日の習慣にしたい組み合わせです。また、めかぶのアルギン酸は60〜80度のお湯でお茶にすると、4倍に増加！ 血糖値の抑制や腸内改善効果が期待できます。

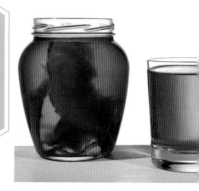

Column ## コレステロール対策にわかめが最適なワケ

心疾患リスクが 最大で4割減！

わかめは悪玉コレステロールが過多になる状態を作り出す原因のひとつ「レムナント」を減少させる効果があると発表されました。食生活の追跡調査によると、心疾患のリスクも最大で男性24%、女性では44%も低いという結果が出ており、生活習慣病の予防が期待できます。

わかめ摂取による血糖値の上昇

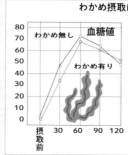

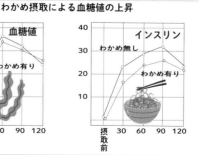

理研ビタミン「わかめの摂取が食後血糖値およびインスリンの上昇を抑える」（2019）

【ひじき】 Hijiki

小鉢1杯で 牛乳**10本分**の カルシウム補給に！

主な栄養成分 × ひじきの体にいいこと！

| カルシウム 1000mg |
| カリウム 6400mg |
| 食物繊維 51.8mg |
| ヨウ素 4500µg |

- 骨を丈夫にする
- 余分な塩分を 排出する
- 腸内改善
- 代謝を促進する

ご飯なみのアミノ酸、 魚介なみの不飽和脂肪酸

　ひじきの注目成分は、カルシウムとカリウム、そして食物繊維です。カルシウムは牛乳の10倍、カリウムはスイカの53倍と海藻類トップのカルシウムを含みます。逆に、鉄分は2010年100g55mgだったのが現在は1.3mgとさらに減少中。

Seafood point

海藻類 トップの カルシウム！

茶碗1杯でこの量が!!

MILK

カルシウム **×10**本

カリウム **×53**個

食物繊維 **×9**本

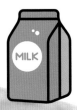

維管束

ひじきの食物繊維は **便秘の切り札**

ひじきの維管束は、水や養分を運搬する役割を果たす管状の組織で、セルロースを含む細胞壁があり、人体で消化されない食物繊維。水溶性でゼリー状になり、脂質や塩分を排出。便秘予防や健康維持に効果的な役割をします。

ひじきの中は空洞 炒めて栄養UP！

ひじきは他の海藻と違って、旨み成分はほぼなし。スポンジ状になっている繊維の中に味を含ませる工程が必要なんです。味は入りやすいので、長く煮る必要はなく、炒め物感覚の調理でOKです。

乾燥ひじきの戻し方 正解はどれ？

ひじきを戻す時に気になるのは成分の流出。茹で戻しや茹でこぼしと比較すると、水戻しに軍配が上がるものの、水戻しでも鉄分は1/8、葉酸は87％は流出してしまいます。調理する時にビタミンCを多く含む食材と合わせれば、鉄分の吸収を助けてくれます。

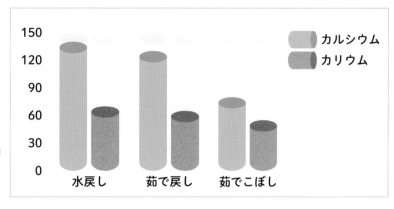

凡例: カルシウム／カリウム

グラフ軸: 150, 120, 90, 60, 30, 0

水戻し／茹で戻し／茹でこぼし

ひじきは炒めるのがお得！

ミネラルが豊富なひじきですが、β-カロテンも緑黄色野菜並みにたっぷりと含まれています。実はほうれんそうよりも、β-カロテン量が多いのです。脂溶性のβ-カロテンは油と合わせるのが鉄則なので、炒め調理にはピッタリの食材です。

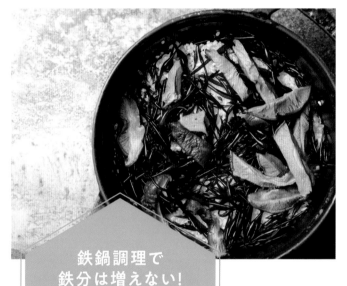

鉄鍋調理で鉄分は増えない！

かつてひじきは、鉄分が豊富な食材と考えられていましたが、鉄鍋で調理した際の鉄分が移っていたためだということが分かりました。しかも業務用で使われる鉄鍋で6時間も調理したら、という話なので、鉄鍋を使っても家庭で鉄分を増やすのは難しいのです。

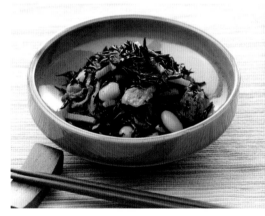

Column ひじきに含まれる「ヒ素」は体に影響ある？

気になる場合には「茹でこぼし」で9割減

ヒ素は地中に分布していて、水や食品などに含まれていますが、そもそもランドセルの重さ分のひじきを毎日食べ続けなければ基準値以下なのでご安心を。どうしても気になる人は、茹でこぼしで9割、茹で戻しで8割、水戻しで5割の無機ヒ素が減らせます。ただミネラル類は、大幅に消失するので要注意。

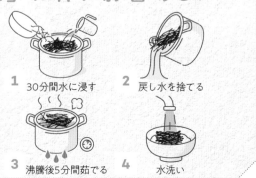

1　30分間水に浸す
2　戻し水を捨てる
3　沸騰後5分間茹でる
4　水洗い

Part 4

抗酸化作用成分が最大値に!!

野菜同様、果物の皮は身を守るために抗酸化作用が高く、果肉の数倍から数十倍になることも。りんごなどはもちろん、普段は皮をむいて食べるキウイや桃なども、皮ごとがおすすめです。

果物は「呼吸」を抑えて、切りすぎず!

果物

100%活用術!

果物の栄養を丸ごと摂るには、「皮ごと」「呼吸」を抑えて劣化を防ぐことと、
適切な「切り方」で果汁を無駄なく摂ることが大切です。
また、豊富な食物繊維を摂るために、時には加熱調理も有効!

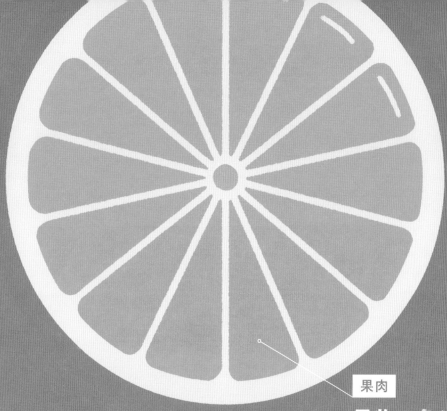

種

成長の力を秘めた種

果実の生命の中心にある種。当然、栄養も豊
富です。特にビタミン類やミネラル、食物繊維
など果肉、果皮以上に含まれることも。食べ
られるものはできるだけ利用して◎。

果肉

果物の色は
ファイトケミカル

別名「第7の栄養素」「食べる
薬」といわれるほど、体への様々
な効果が期待される成分。野菜の
ファイトケミカルが苦みや渋みな
のに対して、果実のものは主に甘
さ、酸っぱさに関連しています。

果物の栄養はどこに効く？

ペクチン

果物に含まれる食物繊維の
一種で、腸内の細菌の働き
を助けてくれます。消化管
で糖質の吸収を遅くして血
糖値の上昇を抑えます。

有機酸

果物の酸みを作る有機酸に
はレモンのクエン酸やリン
ゴ酸があります。ミトコンド
リアなどの細胞で体のエネ
ルギーを作るのに必要です。

フラボノイド

果物などに多く含まれるポ
リフェノールの一種。脳の
認知機能から免疫力に至る
まで、その機能性は、まさ
に全身に関わります。

果糖

体のエネルギーを作り、ご
飯やパンのブドウ糖に比べ、
果糖は体への吸収が遅く血
糖値にも影響がありません。
50g以上は太る可能性も。

いちご
Strawberry

いちごは、先端・外側が命!!
傷めるとビタミンCが 大ゾン!

中心柱(芯部)

芯の上部にミネラルが多い

人気の果物であるいちごですが、分類は「野菜」。「果物＝木になるもの」なので、草に実るいちごは本来は野菜。ヘタからこの部分を通って外側の皮部に栄養が送られるので、栄養は少なく、下部より上部にミネラルが豊富です。

Fruits point

皮部の
外側に
栄養が
最大!

いちごの部位図鑑

果実(粒)

果肉の**4.3**倍のポリフェノール

いちごの表面の粒々は種ではなく実は果実。いちごは200〜300の果実が集まった「集合果」です。ビタミンCは基部（ヘタの周辺部）と同じくらいですが、カリウムは最大で全体の4割にもなります。また抗酸化ポリフェノールも豊富!

先端(果頂部)

ビタミンC、甘みも**最大**!

いちごは先端から熟していくため、先端に糖が集中して基部の1.5倍も甘いのです。また果頂部はビタミンC、カルシウムがもっとも多く、外側の皮部には内側に比べ、鉄分も2.1倍、カルシウムも2.3倍とずば抜けた部位です。

いちごの葉は抗酸化成分が満載!

いちごはカルシウムやビタミンなどの多くが皮部に集中し、ビタミンCは外皮に2倍以上、クエン酸、総有機酸もそれぞれ2倍、1.7倍と豊富です。さらに、外皮は内皮の最大3.36倍ものポリフェノールが! そのため傷んだいちごは、食べる前にビタミンやミネラルの多くを損失している状態なのです。またいちごの葉とヘタにも玉ねぎの10倍のケルセチンが含まれ、カテキンの21倍の抗酸化作用も。葉は捨てずにお茶にするなど、いちごの栄養を丸ごと吸収して。

不飽和脂肪酸が**82**％も!!

捨ててしまいがちな葉ですが、不飽和脂肪酸が8割も存在し、また果肉についでカリウムが多く、果肉の3.6倍、マグネシウムは2.3倍と栄養の宝庫です。葉の状態は糖度のバロメータでもあり、葉が果肉から離れて反り上がったものほど、糖度が高いのです。

主な栄養成分 ✕ いちごの体にいいこと！

- ビタミンC 62㎎
- 葉酸 90㎍
- アントシアニン 21.2㎎
- フィセチン 16㎎
- ケルセチン 0.5㎎

- ■ 酸化を防ぐ
- ■ 血を作る
- ■ 眼精疲労を改善する

基部（ヘタ周り）

玉ねぎの**10倍**のケルセチン

上部は栄養を外に送り出す器官なので、ビタミンCは果肉の2／3程度。でも、ヘタの周辺はカルシウムが最多。特に葉には玉ねぎの10倍ものケルセチンが！　そのため上部を包丁などでごっそり切り落とすとソンします。

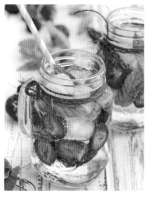

いちごの葉のフィセチンは水溶性なので、水に浸けてフレーバーウォーターにしてみましょう。ただしケルセチンは溶解性が低いため、スムージーなどに混ぜて摂るほうがお得です。

切り方で栄養丸ごと！

包丁で切ってはもったいない！ヘタの取り方

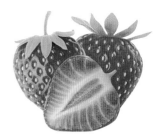

いちごの葉を取る場合、へたの周辺部分を包丁で取ってしまうと、皮部にある最大量のビタミンCやヘタ周りのケルセチンが最大半分ほども流出してしまうのです。葉を持ったらねじ切るように、芯を残して最小限に取るのがポイントです。

果肉

中心より皮に**2倍**のビタミンC!

いちご5個で1日の必要なビタミンCの約半分がとれるほど豊富。果肉の中心部より皮部側にビタミンCが多く、約2倍以上が皮部にあり、皮が傷むとビタミンCも大ゾンに。カリウムも全体の58％にもなります。

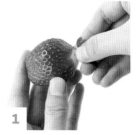

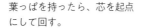

1 葉っぱを持ったら、芯を起点にして回す。

2 芯を残して葉っぱだけを引っ張って取る。

Column ## いちごはレモン汁で洗って傷みから守る！

レモン果汁のビタミンCがいちごの酸化を防ぐ

いちごは表面が傷つくとすぐに傷んでしまい、そこから中身が酸化して栄養が損失します。レモンのビタミンCは酸化を防ぐ働きがあるため、洗う水に少量添加することで傷みを防いでくれます。酸味でいちごの甘さも一層引き立つので、ぜひ一度おためしあれ。

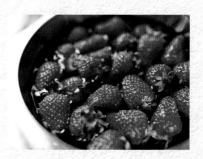

Strawberry

加熱するとビタミンCが**1/6**に!

いちごの加熱調理は抗炎症作用が活性化する

いちごに含まれるビタミンCなどは水溶性。煮汁ごと食べるジャムは、それほどロスがないようにも思えますが、生のいちごと比較すると栄養価に大きな違いが。カリウムなどのビタミンB群は半分以下、ビタミンCは1/6量、葉酸は¼量と激減。いちごに含まれる食物繊維のペクチンや、ポリフェノールには大きな変化はありませんが、ビタミン類をムダなく摂るなら、やはり生がお得。ただし、ジャムにすると「抗炎症作用」が活性化するというメリットも。

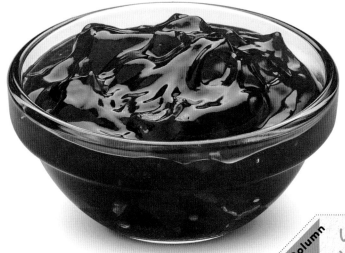

ジャムはビタミンCだけでなく、ビタミンB群やカリウムも半分以下に減少します。ですが、ジャムを作るならレモンなどのビタミンCを加えて、加熱時間を短縮すると酸性をキープして栄養価も甘さも守ります。ジャムにする時は果肉を破砕したほうが香りが立ちます。

いちご VS いちごジャムの
ビタミンC栄養比較

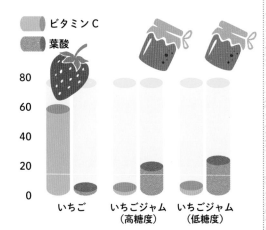

ビタミンC
葉酸

80
60
40
20
0

いちご　いちごジャム（高糖度）　いちごジャム（低糖度）

いちごジャムは作る過程で加熱するため、水溶性のビタミンCや葉酸は激減します。糖度を高くするとビタミンCはほぼ0に。

Column

いちごの栄養は
冷凍するとどうなる?

冷凍してもいちごの栄養はそのまま!
5日間は栄養状態をキープ!

いちごのビタミンC、アントシアニン、ペクチンなどの栄養は、冷凍しても5日間はほぼそのまま。余ったいちごを保存する場合には、ジャムにするより冷凍にしたほうがお得。完全に解凍すると水分と一緒に栄養が流れてしまうため、冷凍したままか、半解凍で食べましょう。

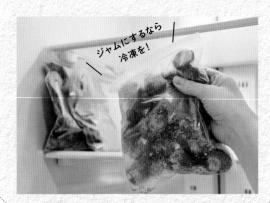

ジャムにするなら冷凍を!

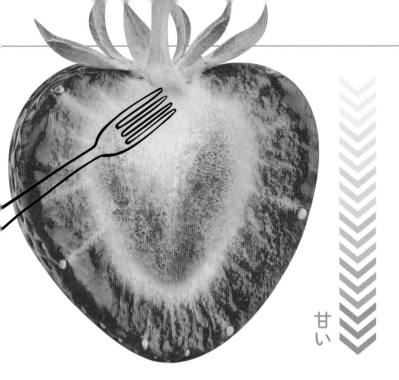

ヘタ側から食べるのが正解!

甘みを味わうなら ヘタ側からふた口で

いちごの糖度はヘタ側から下に向かって強くなるため、先に下から食べるとだんだん甘みが少なくなることに。そのため、よりおいしく食べるなら、ヘタのほうから2回に分けて食べると、上と下側の味の違いがわかり、最後までおいしく食べられます。

甘い

調理で栄養丸ごと!

いちごを牛乳と摂ると大ゾンするワケ

いちごの相棒といえば練乳や牛乳を思い浮かべますが、研究では体内で栄養を利用できるバイオアビリティが、いちごと牛乳の組み合わせだと、ほぼ半減してしまいます。牛乳が血中のいちごのアントシアニンの働きを低下させてしまうからです。一方、いちごと水の組み合わせでは、いちごは一定水準でアントシアニンの機能性を利用できます。牛乳といちごを食べる場合には、ほかの食事と合わせて摂るようにすれば、牛乳がアントシアニンの吸収を阻害するのを防いでくれます。

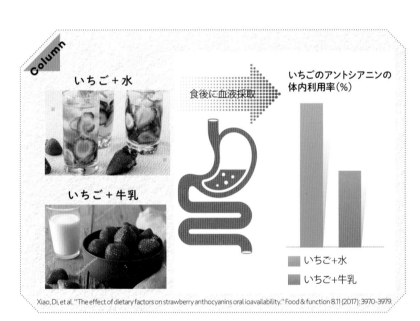

Column

いちご＋水

いちご＋牛乳

食後に血液採取

いちごのアントシアニンの体内利用率(%)

いちご+水
いちご+牛乳

Xiao, Di, et al. "The effect of dietary factors on strawberry anthocyanins oral ioavailability." Food & function 8.11 (2017): 3970-3979.

賢いイチゴ選び

旬によって栄養価は変わりますが、次の4つがポイント。①葉が反りかえっているもの。②先端が平らなもの。③ヘタまでしっかり赤いもの④大きいものを選んで。特に先端は甘さも栄養も集中しているので、つぶれていたり、傷がついているものはNG。また皮部が命なので、表面に傷みがないものを選んで。

おいしいイチゴは葉と先端、大きさで選ぶ

おいしく栄養がある

少ない　　　多い

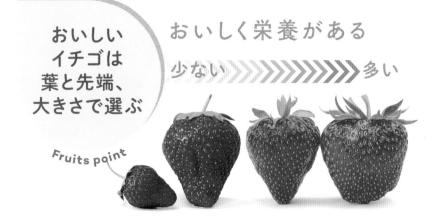

【キウイ】 Kiwi

皮ごとスムージーで食物繊維も ポリフェノールも **倍増！**

海外では皮ごと食べるのが常識？

日本では皮をむいて食べるのが当然のキウイですが、実は海外では皮ごと食べる人も多いのだそう。キウイを皮ごと食べると、果肉だけの場合の2倍の食物繊維、1.3倍のポリフェノールが摂れます。またたんぱく質分解酵素のアクチニジンは果肉の4倍が含まれていて、甘みも皮ごとのほうが高く、おいしく食べられます。ただし、キウイを食べると喉がイガイガする人はアクチニジンへのアレルギーの可能性が。その場合は皮をむいて食べるようにしましょう。

内果皮
アクチニジンが 9割！

皮のすぐ下の部分もやはり栄養が豊富。たんぱく質を素早く分解して消化を助けるアクチニジンは、皮を厚くむくことでほとんどが失われてしまいます。黄色いキウイより緑のキウイによりアクチニジンが豊富です。

外果皮
2倍の食物繊維が摂れる！

表面にやわらかな毛が生えているキウイは、皮ごと食べるのが難しそうですが、表面の毛をこすり落として食べれば意外と気になりません。果肉の黄色いキウイは毛が少なく表面が滑らかなので皮ごと食べやすい種類です。

キウイの部位図鑑

果心
ビタミンCのセンターはここダントツのビタミンC量

中心の白い部分は、もともとはめしべ。果実を作るための栄養を蓄える箇所です。キウイを2個食べれば、1日に必要なビタミンCが十分摂れます。キウイのビタミンCは中心の白い部分に特に多く含まれています。

ビタミンC以外にも栄養価はトップクラス！

Fruits point

熱前処理による長持ちキウイ!

キウイを劣化から守りたいなら、保存する前に温水に浸けてみましょう。45℃の温水に10分浸けることで、傷みにくくなるだけでなく、抗酸化力が上がるとする報告もあります。温水に浸けたあとは通常通り冷蔵庫に入れて冷やしておきます。

皮もおいしく食べて!

皮の表面に毛がある緑のキウイを皮ごと食べる場合には、丸めたアルミホイルで皮をごしごしとこすってみましょう。水で流せば表面を覆う毛もきれいに取れます。切り方は輪切りがおすすめ。皮の面積が少ないため、食べやすくなります。

\つるんっ/

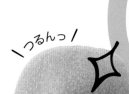

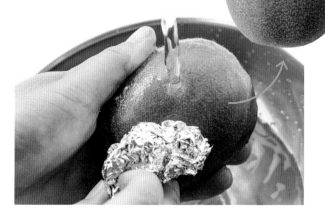

主な栄養成分 ✕ キウイの体にいいこと!

- ビタミンC 71mg
- 葉酸 37μg
- カリウム 300mg
- アクチニジン 6.8g
- 食物繊維 2.6mg

- ■ 酸化を防ぐ
- ■ ネルギー代謝を助ける
- ■ むくみを予防する
- ■ 消化を促進する
- ■ 腸内環境を整える

種

果肉の42倍のポリフェノール

果心のまわりにある黒いぶつぶつはキウイの種。ひとつのキウイに1000個ほどがぎゅっと詰まっています。ポリフェノール量は種が最大で、皮の約3倍、果肉と比較すると40倍以上もの含有量になるのです。

栄養素充足度
果実中No.1!

果物の重量100gに、ビタミンや食物繊維、ミネラルなどの栄養素がどのくらい含まれるか比較した「栄養素充足率スコア」によると、キウイはランキングNo.1。サイズも手頃で、毎日食べるのに適した果物なのです。

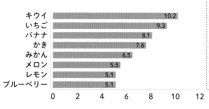

キウイ	10.2
いちご	9.3
バナナ	8.1
かき	7.6
みかん	6.5
メロン	5.5
レモン	5.1
ブルーベリー	5.1

Column

皮を食べるのが無理なら、冷凍で簡単皮むきにトライ!

冷凍で皮がするりとむける!

皮に栄養が豊富とはいえ、やっぱり食べづらいという場合は、できるだけ皮の下の栄養を失わないように食べるのがポイント。きれいに皮をむくなら、おすすめは冷凍しておくこと。キウイを皮ごと保存袋に入れて冷凍庫へ入れ、凍ったら流水などで半解凍に。皮がきれいにむけます。

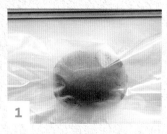

1

キウイを皮ごと洗い、ジップつき保存袋などに入れて冷凍庫へ。

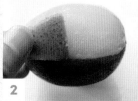

2

凍ったキウイを流水に20秒ほどあて、ヘタ部分を切り落としたら皮をむく。

Kiwi

キウイの栄養吸収のコツ

キウイは追熟させて 栄養成分2倍にアップ！

キウイは追熟でビタミンも消化酵素も倍増！

キウイは熟す過程で栄養成分が増えるため、まだ硬いキウイは糖度が低く酸っぱく感じるだけではなく、栄養価も低い場合があります。追熟することで、ビタミンC含有量が少し増えるほか、アクチニジンは1.5〜2倍になることも。

追熟するには、室温に2〜3日置いておけばOKですが、早く追熟させたいならリンゴやバナナと一緒に袋に入れておきましょう。リンゴやバナナから発生するエチレンガスの効果で、キウイの追熟が促進されます。

キウイワイン
生より抗酸化力は
1.3倍高い

キウイジャム
ビフィズス菌なら
生よりジャムのほ
うが活性化！

キウイの加工品 腸内でどうなる？

ビタミン類やカリウムが高いキウイですが、ジャムなどはカリウムの残存量が多いものの、機能性は生より著しくダウン。

キウイ酢
生と同等の栄養
価！ビタミンC
も負けない！

ドライキウイ
ミネラルは生の最
大21倍も、消化後
の機能性は低い

キウイジュース
生と同じ腸内活動！

腸内でのビタミンC吸収率

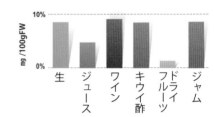

Ma, Tingting et al. "Nutritional properties and biological activities of kiwifruit (Actinidia) and kiwifruit products under simulated gastrointestinal in vitro digestion." Food & Nutrition Research 63 (2019): n. pag.

加工品ならドリンク類で

実際にキウイの加工品を摂ると腸内でどうなるのか、研究によれば生のキウイやジュース、ワイン、ビネガーは、ビタミンCとポリフェノールが体に吸収されやすく、消化率が高いんです。一方、ドライフルーツやジャムはミネラルを多く含んでいますが、消化後の機能性は低く、消化率も低いです。キウイのワインは消化後も高い機能性が。

Column 体にうれしい効果が満載の「キウイ酢」

キウイの栄養に 疲労回復効果もプラス

キウイを皮ごとお酢に漬け込めば、栄養がしっかり溶け込んだフルーツ酢に。漬けた後のキウイはヨーグルトなどに入れると◎。皮ごとのキウイをよく洗い、輪切りにして氷砂糖と酢を混ぜたものに漬け、砂糖が溶けたら完成。炭酸や水、お湯などに大さじ1ほどを加えて。

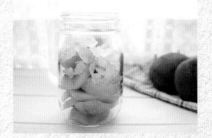

食べるタイミングで
キウイの効果は変わる！

栄養豊富なキウイですが、朝と夜、果たしてどの時間帯に食べるのが効果的でしょう？　食べる時間帯によって得られる効果が違うので、どの時間帯の効果を期待するか、何個食べればいいのかなど、自分に合った食べ方を試してみましょう！

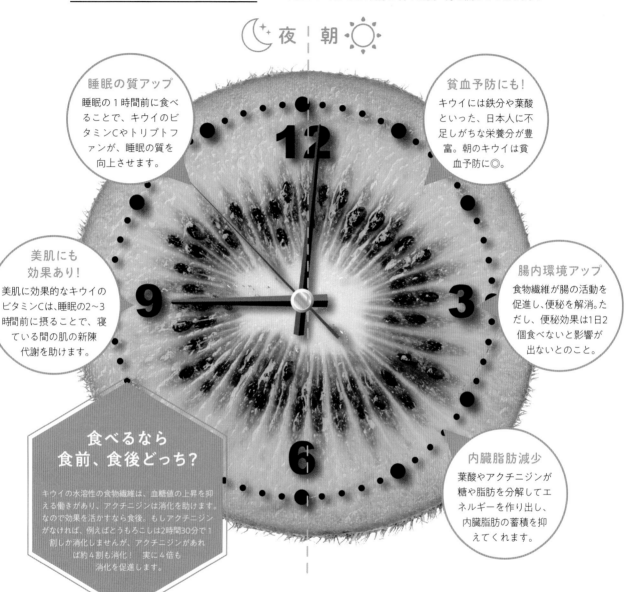

☾ 夜 ｜ 朝 ☀

睡眠の質アップ
睡眠の1時間前に食べることで、キウイのビタミンCやトリプトファンが、睡眠の質を向上させます。

貧血予防にも！
キウイには鉄分や葉酸といった、日本人に不足しがちな栄養分が豊富。朝のキウイは貧血予防に◎。

美肌にも効果あり！
美肌に効果的なキウイのビタミンCは、睡眠の2〜3時間前に摂ることで、寝ている間の肌の新陳代謝を助けます。

腸内環境アップ
食物繊維が腸の活動を促進し、便秘を解消。ただし、便秘効果は1日2個食べないと影響が出ないとのこと。

食べるなら
食前、食後どっち？

キウイの水溶性の食物繊維は、血糖値の上昇を抑える働きがあり、アクチニジンは消化を助けます。なので効果を活かすなら食後。もしアクチニジンがなければ、例えばとうもろこしは2時間30分で1割しか消化しませんが、アクチニジンがあれば約4割も消化！　実に4倍も消化を促進します。

内臓脂肪減少
葉酸やアクチニジンが糖や脂肪を分解してエネルギーを作り出し、内臓脂肪の蓄積を抑えてくれます。

肉調理やキウイ飴
なら丸ごとおいしく!!

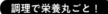

キウイに含まれるアクチニジンは、肉のたんぱく質の結合を切って分解しやすくしてくれるので、焼く前の肉と一緒にしておけば柔らかい肉が楽しめます。また、キウイを砂糖水にからませて、冷凍庫で冷やせば、キウイ飴の出来上がり。皮ごとおいしく食べられます。

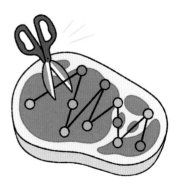

【バナナ】 Banana

にんにく以上の抗酸化力！

身近な食品の中でもっとも抗酸化力が高い！

食物繊維が豊富で、栄養補給にも役立つバナナですが、ポリフェノールをはじめとした抗酸化成分も豊富。にんにく以上に強い抗酸化力を持ち、身近な食品の中ではもっとも活性酸素を除去する力が強いとする研究結果もあるほど。また、取り除く人も多いバナ

ナの皮や筋は、果肉より栄養が豊富。外の皮は果肉の1.5倍のカリウムや2.6倍の鉄分が。バナナの筋は、栄養を送るための維管束という部位。1gほどの量ですが、高い抗酸化力があることがわかっています。スプーンでこそげとるようにしてスムージーなどに入れて。

冷凍でポリフェノールを守る

バナナは冷凍することでビタミン類は減少しますが、一方でポリフェノールなどの抗酸化力はキープします。バナナは食べ頃を過ぎるとビタミンCをはじめ、栄養が減少してしまうので、適度な熟度になったら冷凍したほうがお得です。急速に冷凍するために、薄く切るか潰しておくと◎。

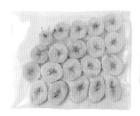

＼冷凍がお得／

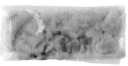

バナナが脳を絶え間なく活性化してくれるワケ

バナナはブドウ糖をはじめ単糖類から多糖類までなど様々な種類の糖質を含んでいます。糖類は種類によって体内でエネルギーになる速度が違うため、絶え間なく脳や体のエネルギーになります。またバナナは脳の働きを活性化するセロトニンの材料になり、集中力を高めます。

外果皮

4割の抗酸化物質が皮に！

バナナの皮には抗酸化物質であるポリフェノールやカリウムなどが豊富。全体の4割が皮に含まれており、抗酸化力は実の10倍とするデータも！ 普通のバナナは皮ごと食べるのは難しいですが、近年は皮ごと食べられる品種も登場。

バナナパウダーで栄養価がアップ！

クッキーやパンの小麦粉の10%を、バナナの皮を乾燥させて粉末にした「バナナパウダー」に置き換えることで、抗酸化力が上がるだけでなく、おいしさもアップするという研究結果が報告されています。バナナの皮パウダーは市販もされているほか、強力な粉砕機があれば自作も可能です。

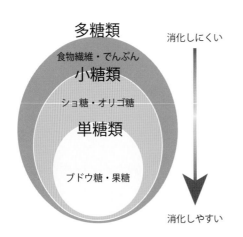

多糖類
食物繊維・でんぷん

消化しにくい

小糖類
ショ糖・オリゴ糖

単糖類

ブドウ糖・果糖

消化しやすい　　　日本バナナ輸入組合「バナナ大学」

腸内環境改善効果に期待！

素早くエネルギーになるバナナは、不溶性・水溶性両方の食物繊維を含み、善玉菌のエサになるフラクトオリゴ糖も豊富で、腸内環境を整える効果が抜群！ むくみを解消するカリウムも豊富なので、栄養になりつつ体の中をスッキリさせる効果にも富んでいるのです。

主な栄養成分 ✕ バナナの体にいいこと！

- カリウム 360mg
- マグネシウム 32mg
- フラクトオリゴ糖 0.3g
- 食物繊維 1.1g

- ■ 高血圧の予防
- ■ むくみを解消する
- ■ エネルギー代謝を助ける
- ■ 血糖値の上昇を抑える
- ■ 腸内環境を整える

維管束筋

栄養の通り道「維管束」バナナの筋の食べ方がカギ

バナナの筋は、葉から実へと栄養を送る通り道である「維管束」。この維管束にも実に負けずとも劣らない抗酸化力を持っていることが分かっています。筋をキレイに取って食べるのは抗酸化力のロスにつながります！

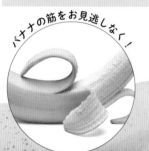

バナナの筋をお見逃しなく！

バナナの部位図鑑

中果皮（果肉）

食物繊維と難消化性でんぷんの整腸効果！

果肉には食物繊維やビタミンのほか、大腸まで届いて働く難消化性でんぷん（レジスタントスターチ）も豊富に含まれています。腸の掃除をしつつ、善玉菌のエサになるため、腸活にはうってつけの食材です。

Fruits point

バナナの皮を食べるとビタミンC、B_6 2割アップ！

内果皮

全部皮！ たんぱく質は中心に約1.5倍

バナナは外果皮・中果皮・内果皮の3層になっています。食べる部分は中果皮と内果皮、つまりすべてが皮なのです。中心の内果皮にある小さな黒い点は種の名残。中心に近づくほどたんぱく質量が増えていきます。

Banana

バナナは食べごろを見極めれば免疫力アップ効果が100倍！

バナナは熟度で効果が変化する？

バナナは両端が緑色のものから、しっかり熟した茶色っぽいものまで、様々な熟度のものがあります。バナナは熟度で成分が変わるため、得られる栄養も変わります。もっとも大きな変化があるのは、熟成7日目の、茶色の斑点（シュガースポット）が出たバナナの免疫増強作用です。マウスを用いた実験で調査したところ、熟成1日目と比較すると100倍にアップしたほど。甘みも強くなるため、熟したバナナを食べるのがお得なのです。

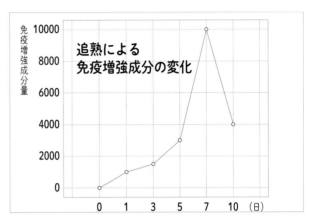

追熟による
免疫増強成分の変化

（免疫増強成分量 / 日）

岩澤晴代・山崎正利「Differences in Biological Response Modifier-like Activities According to the Strain and Maturity of Bananas」2009, Food Sci. Technol. Res., 15（3）, P.275-282

GOODくるバナナの栄養価の変化

日本で消費されるバナナはほとんどが輸入ですが、輸入直後のバナナは全体が緑色。そこからエチレンガスによる熟成を経て、黄色いバナナ、茶色っぽいバナナに変化していきます。バナナは皮の色の変化で、中身の成分がある程度わかるので、欲しい成分のところで食べて。

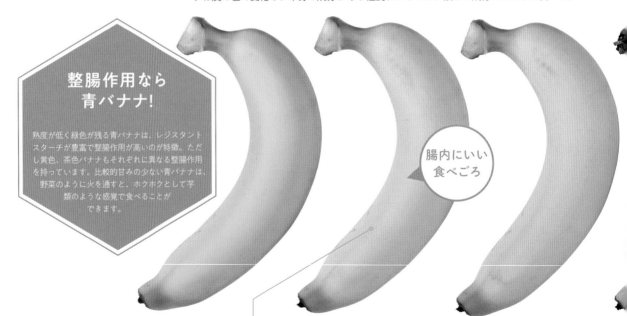

整腸作用なら青バナナ！

熟度が低く緑色が残る青バナナは、レジスタントスターチが豊富で整腸作用が高いのが特徴。ただし黄色、茶色バナナもそれぞれに異なる整腸作用を持っています。比較的甘みの少ない青バナナは、野菜のように火を通すと、ホクホクとして芋類のような感覚で食べることができます。

腸内にいい
食べごろ

両端に緑色が残るバナナは糖度が低いかわりにでんぷんが豊富。特に善玉菌のエサになるレジスタントスターチを多く含みます。

調理で栄養丸ごと！

皮つきホットバナナで
整腸作用をアップ！

バナナは加熱するとフラクトオリゴ糖の効果が高まります。焼き30分で1.8倍、蒸し調理だと10分で2.8倍に！ 加熱により消化も良くなり胃の負担も軽減できます。皮つきバナナをオーブントースターなどで表面が黒くなるまで加熱し、皮をむいていただきます。

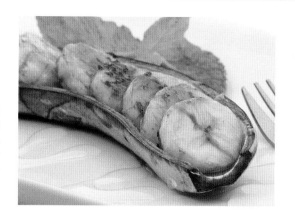

Column

スムージーにバナナを入れてはいけない！？

ポリフェノールの吸収が
84％も大幅減！

抗酸化力の高いベリー類などのスムージーにバナナを加えると、ベリー類のポリフェノールである、フラボノールが84％も激減したという研究結果が。バナナが加わると、抗酸化物質をバナナの酵素が「掃除」してしまい、体内での働きを防ぐ可能性があるのです。

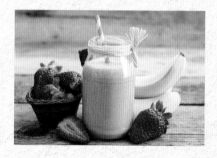

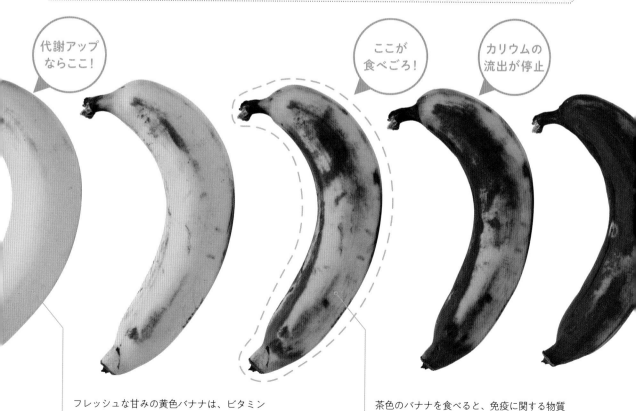

代謝アップ
ならここ！

ここが
食べごろ！

カリウムの
流出が停止

フレッシュな甘みの黄色バナナは、ビタミンB群の含有量が多く、エネルギー代謝の促進効果や美肌効果も期待できます。

茶色のバナナを食べると、免疫に関する物質が増える効果が報告されています。しかし熟しすぎるとビタミンCは66％もダウンします。

皮を捨てると果肉の 21倍の栄養をロス!

皮

皮ごと食べれば ポリフェノール**2**倍!

果肉の8倍のカルシウム、7倍のマグネシウムなどミネラル類が豊富です。鉄分に至っては4倍以上も含まれています。ポリフェノールも多く、皮を捨ててしまうと、りんごの大部分の栄養を捨ててしまうことに。

りんごの部位図鑑

高い

「リンゴの 医者いらず」は 皮あってこそ!

「1日1個のりんごを食べていれば医者にかからないですむ」と言われるほど栄養価の高いりんごですが、皮ごと食べてこそ真価を発揮します。りんごの赤い皮のポリフェノールには、目を健康にするアントシアニンも含まれます。食物繊維・ペクチンも皮と実の間に豊富で多くの機能性が!

抗酸化力の比較

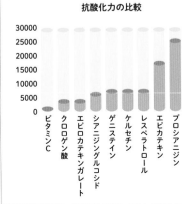

30000	
25000	
20000	
15000	
10000	
5000	
0	

ビタミンC／クロロゲン酸／エピカテキンガレート／シアニジングルコシド／ゲニステイン／ケルセチン／レスベラトロール／エピカテキン／プロシアニジン

抗酸化力はビタミンCの59倍!

りんごポリフェノールには、プロシアニジン、フラボノイドなどが含まれています。特に多いのがプロシアニジンで、抗酸化力が非常に高く、ビタミンCの約59倍にもなります。体内の酸化を防ぎ、疾病を予防するほか、筋力アップや肥満防止にも効果的です。りんごの皮にはこの成分の約3～5割が含まれており、皮をむいてしまうと大幅に失われてしまいます。

灘岡勲「健康長寿への貢献を目指したりんごポリフェノール配合食品の開発」(2015)生物工学 93(9), P.558-559

免疫力、筋力アップ！
皮の抗肥満作用10倍！

りんごのポリフェノールは抗酸化作用のほか、日常的に食べることで筋力をアップさせるという研究結果が。さらにりんごの皮に含まれるウルソール酸は、肥満抑制作用があり、皮には全体の10〜11倍も存在します。りんごは皮ごと食べればダイエットにもおすすめです。

りんごポリフェノール 100mg
カリウム 120mg
ビタミンC 6mg
食物繊維 1.9g

- 酸化を防ぐ
- 免疫力を高める
- 生活習慣病を予防する
- むくみを解消する
- 腸内環境を整える

種

種の周りも栄養豊富

りんごの種には微量ながら有害物質が含まれるため、種は食べないほうが◎。ただし、種周辺の芯の部分は、果肉と同様の栄養価が含まれるので、できるだけ種以外は無駄なく摂るようにするのがおすすめです。

スターカット切りで丸ごと！

皮ごと＆芯の周辺まで食べるなら、薄く横切りにする「スターカット」がおすすめ。簡単なうえ、皮の食感も気になりません。薄く切ることで種と芯だけをきれいに取り除くことができます。特に上部はカルシウム、鉄分、リンなどの含量が10〜25%高いので、捨てずに食べて。

低い

糖度

CUT!

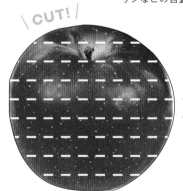

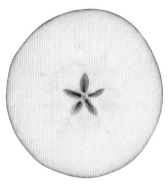

血糖値上昇を抑制する効果も！

Fruits point

果実

リンは皮の **15** 倍！

果肉部分にはリンやカリウムなどのミネラルが含まれています。また糖度は下にいくほど高くなります。りんごの果肉が茶色くなるのはポリフェノールが酸化した証拠。なるべく早く食べるか、塩水やレモン水に浸けましょう。

Column

保存するなら エチレンガスに注意！

野菜や果物の 老化を早めてしまう！

りんごは保存中も植物を成長させるエチレンガスを放出するため、ほかの野菜や果物の老化を早めます。逆にアボカドやバナナなどを追熟させたい場合は一緒に置いておくと効果的です。

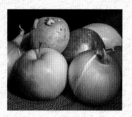

Apple

焼きりんごなら抗酸化効果が**9倍**に!

ペクチンの効果が飛躍的にアップ!

りんごに含まれる食物繊維のペクチンは、100℃以上に加熱することで、ポリフェノールの吸収率を最大9倍にも増加させます。ポリフェノールを吸収し、抗酸化力を上げられると同時に、加熱によって甘みも強くなります。また

カサが減るためたくさん食べられるようになるというメリットも。りんごポリフェノール自体も加熱で大きく減少しないため、りんごがおいしくなる冬のおやつには、温かいりんごで抗酸化力アップを目指すのがおすすめなのです。

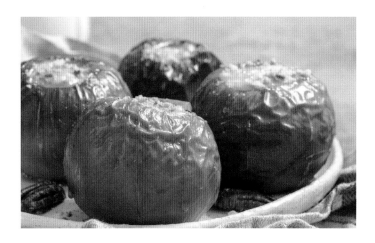

＼ 栄養お得な ／
抗酸化りんごの作り方 ─────

実験によると121℃で30分、圧力をかけつつ加熱することで抗酸化力が上がったと報告されています。自宅で再現するなら、おすすめは圧力鍋を使うこと。圧力鍋がない場合には、オーブン機能の低温加熱でも◎。

1 圧力鍋に縦半分に切った皮つきのりんごを入れ、水を200cc加えます。好みで砂糖・はちみつ・シナモンを加えて。

2 圧力鍋を火にかけ、30分経ったら火を止めて、完成!

調理で栄養丸ごと!
加熱は長時間がポイント

りんごは、加熱するとポリフェノールやペクチンが増加します。抗酸化力アップを目指すなら、じっくり加熱したほうが良さそうです。

生	煮る	レンチン
ビタミンC	抗酸化力	抗酸化力
Keep	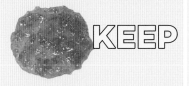 KEEP	56% UP
ビタミン類は生がお得!	**100℃以上で30分**	**3〜4分で抗酸化力UP!**
りんごにはポリフェノールやペクチンのほか、ビタミンB群やビタミンCが豊富。カリウムやビタミン類は加熱で流出することがあるため、生で食べたほうがお得に摂れます。	ポリフェノールは加熱でほぼ変化なし。また加熱によってペクチンのポリフェノールの吸収率を上げられるほか、マウスの実験ではがん細胞の増殖を抑えたという結果も。	ビタミン類は下がるものの、電子レンジでりんごを加熱すると総フェノール含有量が大幅に増加します。450Wで3〜4分加熱するだけで最大56%にも! 低温より高温のほうが抗酸化力はUPします。

『医者いらず』は
ダテじゃなかった

抗酸化力アップのほかにも、りんごの栄養効果はま
だまだたくさんあります。特に期待できるのは、コ
レステロールや中性脂肪カット、動脈硬化の抑制な
ど、生活習慣病の予防です。少しでも気になる場合
は「1日1個のりんご」を習慣にしてみましょう。

Fruits point

コレステ
ロールが
低値を
キープ！

Fruits point

中性脂肪を
21％カット！

1日1個のりんごが
フレイルのリスクを
35％減！

りんごポリフェノールには、玉ね
ぎの血液サラサラ成分「ケルセチ
ン」も含まれています。ケルセチ
ンの1日の摂取量が10mg増加す
るごとに、フレイル発症リスクを
約35％低下させます。また、りん
ごのビタミンCはシミの元・チロ
シナーゼを抑制する美白効果も。

Fruits point

動脈効果
リスクが
23％減少

Column

加熱するなら
冷凍もOK

冷凍することで甘みもアップ！

水分の多いりんごは、冷凍すると食感が変わります。シ
ャキッとした食感を味わいたいなら冷凍しないほうが◎。
冷凍したりんごは細胞が壊れてやわらかくなり、ジャム
やコンポートが短時間でできます。アルミホイルで包んで
冷凍すると水分やたんぱく質の損失を最小限に抑えます。

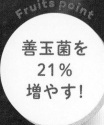

Fruits point

善玉菌を
21％
増やす！

【レモン】Lemon

＋αで抗酸化活性が**1.2**倍！

主な栄養成分 ✕
レモンの体にいいこと！

ビタミンC 100mg
カリウム 130mg
クエン酸 3mg
エリオシトリン 280mg

- 酸化を防ぐ
- 肌の老化を防ぐ
- 疲労を回復する

Wの抗酸化力をさらに上げる！

レモンはビタミンCが豊富で抗酸化力の高い果物ですが、レモンの皮に含まれるエリオシトリンも非常に高い抗酸化力を持つため、Wの抗酸化力で体を守ってくれるのです。さらに抗酸化力を上げるなら、しょうがを加えると◎！

レモンの部位図鑑

外果皮（フラベド）

アンチエイジング成分は皮に**23**倍！

抗酸化成分が美肌など、アンチエイジングにも効果的なエリオシトリンですが、もっとも豊富なのは皮。果肉の23倍の量が含まれています。また、ビタミンCも約2.5倍に！皮を使う場合にはワックス不使用のものを選ぶようにすると安心です。

果肉（じょうのう）

果汁のクエン酸は外皮の36倍の含有量！

ビタミンC、クエン酸が多く、特にクエン酸は外皮の36倍も。クエン酸にはミネラルを効率的に吸収させる「キレート効果」があるため、小魚などカルシウムを含む食品には、レモン果汁を合わせましょう。

抗酸化レモネードの作り方

1. レモン果汁をしっかりと搾る。
2. はちみつ・しょうがを加える。
3. 水や炭酸水、お湯などを好みのもので割り、ミントを添える。

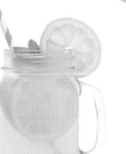

種

種にも果肉と**同等のビタミンC**

レモンの種には果実と同等のビタミンCが含まれているのと同時に、感染症予防や記憶力の向上、がん予防効果など体にいい効果が満載です！　レモンの種を出汁パックなどに入れて煮出すとレモン風味のドリンクに。

搾りレモンはX切りでビタミンCを逃さない！

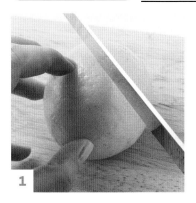

1

レモンの尖った部分を避け、しっかり押さえて斜めに包丁を入れる。

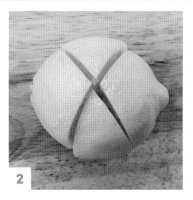

2

反対側の対角線上にも包丁を入れ、X型に切って4等分にする。

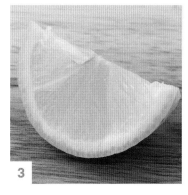

3

レモンの房を均等に切り分けるX切りの完成！

中果皮（アルベド）

23％のビタミンCが含まれる

やや苦みを感じるレモンの白いワタの部分にもビタミンCが豊富で、果実全体の2割以上が含まれます。また抗がん作用や抗アレルギー作用のあるレモンポリフェノールは、この部分に6割も含まれています。

レモンの尖った部分から包丁の刃を入れるように真っ直ぐ切ると、ちょうど薄皮が切り口になってしまうため、果汁が外に出づらくなり、搾りにくくなってしまいます。レモンの尖った部分を避けるようにXに切り口を入れると、薄皮を避けて房を均等に切ることができるため果汁を搾りやすくなります。レモンのハチミツ漬けや塩レモンなども、この切り方にするとより味がなじみやすくなるのでおすすめです。

最大限に果汁を搾るコツ！

レモンの果汁は、電子レンジにかけるとさらに余すところなく搾ることができます。30秒ほどの加熱なら、温度が上がりすぎず適度に細胞壁が壊れるので、果汁が出やすくなります。搾り器がない場合はフォークを刺して果肉をえぐるように搾ります。

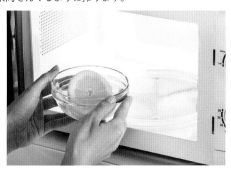

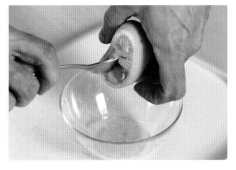

Column

レモンの皮を効果的に使うなら？

さっぱりだけじゃない！脂肪をエネルギーに変える

レモンの皮にはエリオシトリンのほか、リラックス効果のあるリモネンが果汁の5倍も含まれます。レモンの酸味は塩味を引き立てるため、料理にすりおろすと◎。皮のレモンポリフェノールは脂質代謝を改善する効果もあるので、肉料理や揚げ物に添えて。

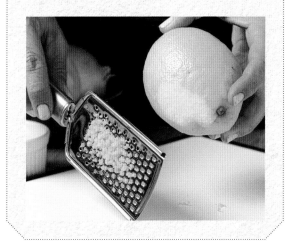

【アボカド】 Avocado

サラダで ビタミンA 吸収10倍！

主な栄養成分 ✕
アボカドの体にいいこと！

- ビタミンB₂ 0.2mg
- ビタミンE 3.6mg
- オレイン酸 8800mg
- 食物繊維 590mg

- ■ エネルギーの代謝を助ける
- ■ 肌の老化を防ぐ
- ■ 酸化を防ぐ
- ■ 余分な塩分を排出する

アボカドの脂質で栄養吸収率アップ

「世界一栄養価の高い果物」であるアボカド。若返りのビタミンEやエネルギー代謝を促進するビタミンB類が豊富で、単体でも強いパワーを持ちますが、ビタミンAを含む食材と合わせれば吸収率を10倍以上もアップさせてくれるのです。

調理で栄養丸ごと！

アボカドの脂質は加熱よりも生！

良質の脂質をたっぷり含むアボカド。水溶性のビタミンB群が豊富なので、加熱しないほうが断然お得です。アボカド自体が良質の脂質やたんぱく質を含んでいるため、脂溶性ビタミンも生でしっかりと吸収できます。

生	茹でる	炒める	レンチン
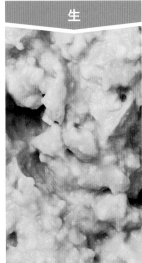	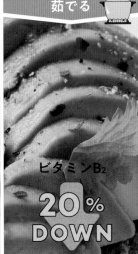	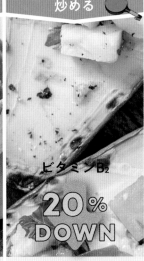	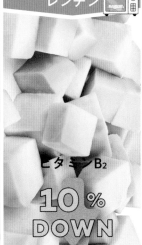
	ビタミンB₂ **20% DOWN**	ビタミンB₂ **20% DOWN**	ビタミンB₂ **10% DOWN**
生で食べるのが最強！	**ビタミン・ミネラルともに減！**	**ビタミンB群のロスあり**	**ビタミンロスはやや少なめ**
アボカドにはビタミンB群やミネラルなど、加熱で失われやすい栄養も多いため、生でそのまま食べるのが◎。硬すぎる場合は常温に置いて追熟を。	茹でる、煮込むといった調理の場合、アボカドの貴重なビタミンB群やカリウムなどのミネラルが溶出してしまいます。加熱するなら短時間に。	アボカドのオレイン酸は加熱に強く酸化しにくい脂質。またビタミンB₂は比較的熱に強い成分ですが、それ以外のB群は大きく減少してしまいます。	加熱する場合、短時間で調理できるレンチン調理が、もっとも栄養ロスが少なくてすみます。硬すぎたアボカドをやわらかくする場合も電子レンジが活用できます。

アボカド自身の脂質で脂溶性ビタミンの吸収がアップ！

アボカドの脂質は、自身に含まれるビタミンEの吸収率を上げるのにももちろん役立ちます。アボカドはカロリー、糖質ともに高めなので、カロリーを抑えたい場合には、ドレッシングや油は追加せずに食べるようにしましょう。

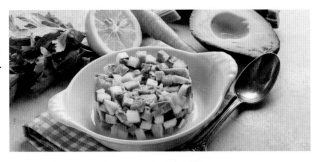

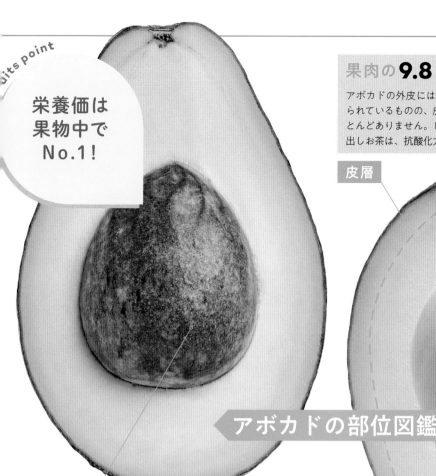

栄養価は
果物中で
No.1!

果肉の**9.8**倍の抗酸化力

アボカドの外皮には果肉の10倍近くの抗酸化力が秘められているものの、皮が食べられるアボカドの品種はほとんどありません。しかし、皮と紅しょうがを一緒に煮出しお茶は、抗酸化力の高いドリンクに変身します。

皮層

アボカドの部位図鑑

種

果肉の**24**倍のポリフェノール

アボカドの種にはカテキンやクロロゲン酸などのポリフェノールが、果肉の20倍以上含まれており、捨てるのはもったいない部位。ポリフェノールは水溶性なので、種茶などにすると栄養を余すところなく摂ることができます。

果肉

体にいい脂質が全体の**70**%!

アボカドの果肉には良質な不飽和脂肪酸であるオレイン酸が含まれ、血中のコレステロール値を下げる効果が期待できます。また可溶性のたんぱく質が種の2倍以上含まれるのでできる限り皮部分に残さないように。

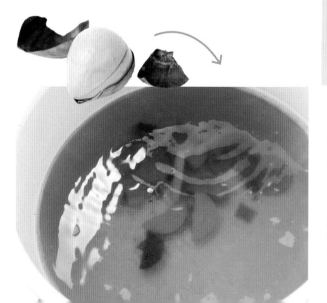

アボカドの種茶なら
栄養を逃さない!

よく洗ったアボカドの種を半月切りにカットし、弱火でお湯が色づくまで煮出したらできあがり! 肥満を防止するポリフェノールとともに、食物繊維も豊富で便秘解消に効果的。アボカドの種は硬く、滑りやすいので切る時には注意しましょう。

【スイカ】 Watermelon

スイカは常温保存で β-カロテン1.4倍!

主な栄養成分 ✕ スイカの体にいいこと!

- β-カロテン 830μg
- カリウム 120mg
- シトルトリン 180mg
- GABA 13.6mg

- ■ 酸化を防ぐ
- ■ むくみ解消
- ■ 動脈硬化を予防する
- ■ 疲労を回復する
- ■ 睡眠の改善効果

キンキンに冷やすのはソン!

スイカといえば、冷蔵庫でキンキンに冷やして食べるものと思われがちですが、実は常温保存が栄養的にはお得です。冷蔵庫で保存したスイカと室温保存のスイカを比べると、室温のほうがリコピン、β-カロテンともに約1.4倍も多くなります。

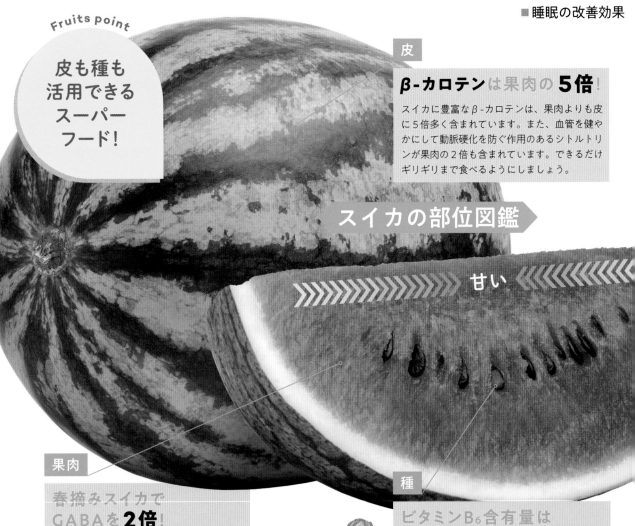

Fruits point

皮も種も活用できるスーパーフード!

スイカの部位図鑑

甘い

皮

β-カロテンは果肉の**5倍**!

スイカに豊富なβ-カロテンは、果肉よりも皮に5倍多く含まれています。また、血管を健やかにして動脈硬化を防ぐ作用のあるシトルトリンが果肉の2倍も含まれています。できるだけギリギリまで食べるようにしましょう。

果肉

春摘みスイカでGABAを**2倍**!

果肉には睡眠の質を高め、血圧を下げる成分GABAが豊富なことが近年の研究でわかってきました。GABAは早摘みの果実に多く、春に収穫したスイカのGABAは、秋に収穫したスイカの約2倍量が含まれています。

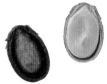

種

ビタミンB₆含有量はカツオ並み!

スイカの種は、低カロリーで高たんぱく、エネルギー代謝を促すビタミンB₆がカツオとほぼ同量に含まれています。スーパーフードとして今大注目スイカの種。黒い殻は消化されないため、殻をむいて白い胚乳の部分を食べます。

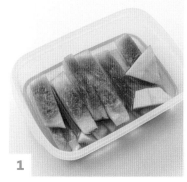

1 皮の表面の濃い緑色の部分をむき、食べやすい大きさに切る。スイカの皮に軽く塩をふり、軽く浸かる程度の酢に漬ける。

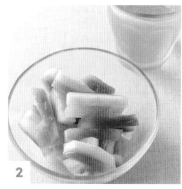

2 ラップをして冷蔵庫で2〜3時間漬けたら完成。スイカのミネラルが溶け出した酢は、炭酸などで割ってドリンクに。

種のところで切ると
お得に食べられる！

スイカの種はしま模様に沿って均等に並んでいます。丸ごとのスイカはまずはしま模様と垂直に切りましょう。断面に見える種に沿って、中心から放射状に切るようにすると、断面に種がきれいに並んで取り除きやすくなります。甘い中心部も均等に切り分けられます。

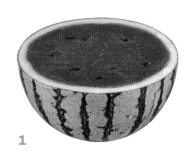

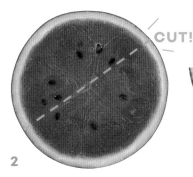

CUT!

1 スイカのしま模様と垂直に包丁を入れ、半分に切ります。

2 種が見える位置に合わせてさらに半分に切ります。

3 切り口に種がきれいに並ぶため、取り除きやすくなります。

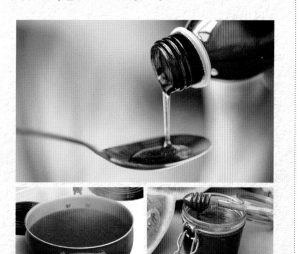

柿 Persimmon

柿は干すことで
ポリフェノールが **4倍**!

主な栄養成分 ×
柿の体にいいこと!

β-カロテン 160μg

β-クリプトキサンチン 500μg

ビタミンC 70mg

タンニン 2-3%

- 酸化を防ぐ
- 糖尿病を予防
- 生活習慣病を予防する
- 疲労回復

栄養がぎゅっと詰まった栄養食品

ビタミン、ミネラルをバランスよく含む柿ですが、おすすめは何といっても干し柿。ビタミンCは減少するものの、食物繊維、ポリフェノールのタンニンが凝縮して増加。がん予防効果が期待できるβ-クリプトキサンチンは実に4倍にもなります。

葉

ビタミンCは緑茶の **20倍**!

柿の葉は抗菌作用に優れていることが知られ、お寿司の包みなどにも活用されています。またビタミンCが豊富で、その量は緑茶の20倍以上! しかも高レベルのビタミンCを加熱でも維持できるため、「柿茶」がおすすめです。

果肉

抗酸化作用成分満載!

シトルトリンやポリフェノールのタンニンなど、柿の果肉には抗酸化成分が豊富に含まれています。またGABAも豊富で、リラックス効果や安眠効果も得ることができます。

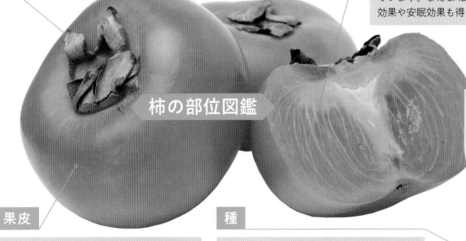

柿の部位図鑑

二日酔いの予防にも効果的!

Fruits point

果皮

マグネシウムが果肉の **3倍**!

皮は果肉に比べカリウムは1.6倍、マグネシウムは3倍以上、ビタミンCも約3倍! 無農薬であれば、皮ごと焼き柿にしたり、干した皮を粉末にしてヨーグルトに入れたりも◎。

種

リンが葉の **2倍**!

柿の硬い種は食べることは難しいですが、種の周辺にはリンやマグネシウムなど柿の葉にも負けない量が含まれています。種の周りも大きく取り除かずに無駄なく食べましょう。

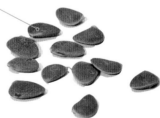

干し柿の白い粉は甘さの証拠!

干し柿についている白い粉は、乾燥によって果肉の糖分が表面にしみ出たもの。また果肉の黒い点はポリフェノールのタンニン。栄養の証なので取り除いたりせずに食べましょう。

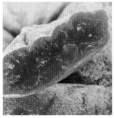
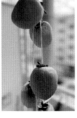

Column

柿酢なら米酢の1000倍の抗酸化力

柿酢は最強の抗酸化力!

柿のタンニンは、カテキンの総合体で多くのポリフェノールが含まれています。また抗酸化力の高いビタミンCも豊富。この相乗効果で、柿を発酵させて作る柿酢は米酢の1000倍、黒酢の10倍もの抗酸化力を備えています。

【パイナップル】

Pineapple

冷凍保存で酵素を **1カ月** キープ！

| ビタミンC 70mg |
| ビタミンB₁ 0.09mg |
| 食物繊維1.2g |
| ブロメライン1.5g |

- 酸化を防ぐ
- 肌の老化を防ぐ
- エネルギー代謝を助ける
- 腸内改善

Fruits point

たんぱく質の消化を助ける！

芯

食物繊維は果肉の2倍！

取り除かれてしまうことの多い芯ですが、食物繊維は果肉の2倍以上を含みます。たんぱく質分解酵素のブロメラインも含むため、芯は薄くスライスするなどでしっかり食べましょう。

皮

本当はここが果実！

うろこ状のトゲトゲのひとつひとつがパイナップルの果実。小さな果実が集合してパイナップルになるのです。赤みがかったオレンジ色で、ふっくらとした皮のものがおいしい。

果肉

上と下では甘味が段違い！

パイナップルは下になるにつれて甘くなりますが、糖度を比較すると下の方が6度も甘いことがあるそう。酸味を楽しむなら上、甘みを味わうなら下を選びます。

解凍すれば酵素が復活！

パイナップルの特徴的な成分・ブロメラインは60℃で失活するため、加熱はしないほうがお得です。冷凍すると酵素の働きは止まりますが、解凍すると復活するため、保存するなら冷凍もおすすめ。皮に近いほど分解酵素は多いので、皮は厚く切りすぎないで。

パイナップルの部位図鑑

ひっくり返せば、さらにおいしく！

パイナップルはたんぱく質分解酵素「ブロメライン」のほか、バナナの2倍以上の食物繊維を含む、胃腸を整える効果の高い果物。パイナップルの糖分は上部より下部に多く溜まるので、買ってきたら葉を切り、1晩〜数日おいてみて。果汁が全体に染みわたり、どこを切っても甘くなります！

Column

ムダのない切り方は？

芯まで食べよう

丸ごとのパイナップルを買ったら、上下を切り落としてから皮を削いでいくと無駄が出ません。芯の固い部分は気になるようなら薄く切るか、スムージーに加えるなどで活用を。貴重な消化酵素をムダなく摂りましょう。

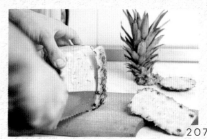

みかんは果肉より筋に 500倍 の健康成分

主な栄養成分 × みかんの体にいいこと！

- ビタミンC 32mg
- β-クリプトキサンチン 1700μg
- ヘスペリジン 4000μg
- カリウム 150mg

- 酸化を防ぐ
- 免疫力を高める
- がんを予防する
- 血管を丈夫にする

皮や筋の豊富な栄養も見逃せない！

みかんにはβ-クリプトキサンチンという抗酸化物質が豊富なほか、「白い筋」には、果汁の300〜500倍のビタミンP・ヘスペリジンが。次に多いのがみかんの薄皮の袋に35倍！　果肉や果汁だけでなく、できるだけ筋や皮も一緒に摂りましょう。

みかんの部位図鑑

Fruits point

果物以外でも食品中No.1の機能性成分

外果皮（フラベド）

果肉の **2.5倍** のビタミンC

捨ててしまうみかんの皮にも豊富な成分が含まれています。皮の外側には果肉以上にビタミンCが含まれるほか、内側の白い部分にはヘスペリジンが豊富。砂糖煮や、はちみつ漬けにも◎。

筋（アルベド）

体温め効果は 果肉の **40倍**

みかんの筋や皮に多く含まれるヘスペリジン（ビタミンP）は、血流を改善させて体を温めるほか、中性脂肪を下げる、ストレスを緩和するなど様々な効果が。筋をきれいに取ると、この成分を摂ることができません。

果肉（さじょう）

抗酸化力は β-カロテンの **5倍**！

天然のフラボノイドであるβ-クリプトキサンチンは果肉に多く含まれ、抗酸化作用を持つβ-カロテンに比べて、約5倍の発がん抑制効果があると報告されています。1日1個のみかんは、まさに医者いらず！

毎日2〜3個のみかんで
体内リスクの6割を予防!

冬の定番みかんですが、みかんを毎日2〜3個食べる人とまったく食べない人とでは、血中のβ-クリプトキサンチンの量に4倍もの違いがありました。しかも食べている人は生活習慣病に対して約6割のリスク予防効果を発揮! β-クリプトキサンチンは体内でビタミンAとして働くカロテノイドに変わり、高い抗酸化力をもたらします。近年、免疫の活性化やがん予防など新しい機能が次々と発見されています。

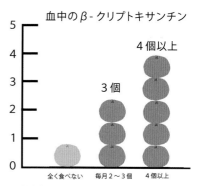

血中のβ-クリプトキサンチン

4個以上

3個

| 全く食べない | 毎月2〜3個 | 4個以上 |

杉浦実「国産柑橘類に多いβ-クリプトキサンチンの生体調節機能と機能性表示食品への展開」(2023) 園芸学研究, 22(1), P1-10

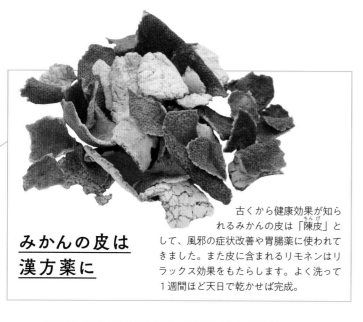

みかんの皮は
漢方薬に

古くから健康効果が知られるみかんの皮は「陳皮（ちんぴ）」として、風邪の症状改善や胃腸薬に使われてきました。また皮に含まれるリモネンはリラックス効果をもたらします。よく洗って1週間ほど天日で乾かせば完成。

冬の体の
強い味方!

β-クリプトキサンチンは肌や骨を健やかに保つ効果もあるため、ビタミンCとの相乗効果で、冬の乾燥による肌荒れを解消する作用も期待できます。またビタミンPにはビタミンCの吸収を助ける効果もあるため、冬の体を温めて、風邪のウイルスなどからも守ってくれるのです。

Column

プロ直伝!
アルベドがしっかり摂れる「和歌山むき」

ワン、ツー、スリーですぐ食べられる!

みかんを食べる時、意外に面倒なのが皮むき。そんな時におすすめなのが、みかんの名産地で知られる和歌山での定番のむき方「和歌山むき」です。皮を細かくむかないので手早く簡単、ほとんど果実を触らずに食べられるので手も汚れません。ビタミンPを豊富に含むアルベドの部分が適度に残るので、ビタミンCの吸収も促進してくれるむき方です。

和歌山むき

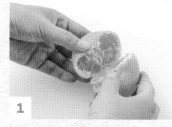

1 みかんのお尻のほうから皮に指をさし入れ、皮ごとふたつに割る。

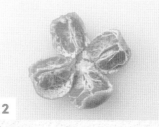

2 割った実と皮を、さらにふたつずつに割る。

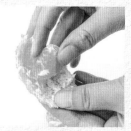

3 みかんの房を下のほうからはがす。手ではがさずそのまま口に運んでもOK。

【さくらんぼ】 Cherry

冷凍でポリフェノールが
増加する！

β-カロテン 98mg

葉酸 38μg

アントシアニン 70mg

カリウム 210mg

■ 抗酸化作用

■ 目の疲労回復

■ むくみ対策

視力回復効果を増やすなら冷凍で

さくらんぼのポリフェノール・アントシアニンは視力回復などに効果的な成分。アントシアニンは冷凍で増えることが知られています。さくらんぼは生のものを解凍しても、食感をキープできますが、凍ったままピューレにするのもおすすめです。

Fruits point

小さな体に大きなパワー！

皮

3倍のポリフェノール

鮮やかな皮の部分に、アントシアニンをはじめとしたポリフェノールが実の3倍も。国産のさくらんぼに比べ、色の濃いアメリカンチェリーの方がアントシアニン量は2倍ほど多くなります。

さくらんぼの部位図鑑

種

毒があるので食べちゃダメ！

さくらんぼの種に含まれるアミクダリンは体に有害な成分。少量なら問題ないものの、大量に摂取すると食中毒の症状を引き起こすことがあるので、種は食べないようにしましょう。

メラトニンを豊富に含む

脳から分泌されるメラトニンは、睡眠の質を高める効果があることで知られています。メラトニンは植物にも含まれることがあり、中でもさくらんぼには豊富に含まれています。夕食前～寝る1時間ほど前に食べれば自然な眠気を誘ってくれるほか、新陳代謝を促す効果も期待できます。

さくらんぼの栄養吸収UP！

さくらんぼ＋レモン

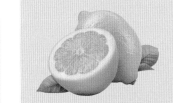

抗酸化力
40％UP

さくらんぼのアントシアニンはビタミンCと合わせると、さらに抗酸化力が高まります。食べる時にレモン果汁をかけたり、一緒にドリンクにすると◎。

さくらんぼ＋油分

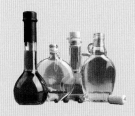

β-カロテン吸収力
600％UP

さくらんぼのβ-カロテンは、脂質と一緒に摂ると吸収力がアップします。サラダに加えて油分のあるドレッシングをかけたり、ヨーグルトに入れて。

【マンゴー】 Mango

追熱で β-カロテン
3倍にアップ！

主な栄養成分 × マンゴーの体にいいこと！

- β-カロテン 610mg
- 葉酸 84μg
- ビタミンC 20mg
- ビタミンE 1.9mg
- カリウム 170mg

- ■ 酸化を防ぐ
- ■ 肌の老化を防ぐ
- ■ 免疫力を高める
- ■ コレステロール値の改善

マンゴーの部位図鑑

皮

果肉以上の抗酸化作用！

抗酸化成分が果肉以上に豊富な皮は、少し苦味があるものの、そのまま食べたり、スムージーにするなどで利用できます。ただし微量のアレルギー成分があるので注意しましょう。

Fruits point

そのまま食べるだけで栄養満点！

横切りより
縦切りスライスがお得！

マンゴーの抗酸化性能は、細かく切るほど減少します。横切りにするよりも縦切りのほうが酸化を遅らせることができるため、写真のように縦切りにカットするほうがお得！

果肉

食後のデザートに最適

マンゴーにはたんぱく質分解酵素のプロテアーゼが含まれるため、肉料理などのデザートにすれば消化を助けてくれます。食物繊維も豊富なので、腸内環境改善効果も。

Column 干すことでさらにおトク！

ドライマンゴーは栄養価が生の10倍！

ドライマンゴーは干すことで栄養が凝縮するため、ビタミンCや、ビタミンB群、カルシウムなどのミネラルは3倍、食物繊維は5倍、β-カロテンは10倍にもアップします。

追熱でビタミンが最大3倍に増加する！

指で押して硬さを感じるマンゴーは、まだ熟していません。未熟なマンゴーはβ-カロテン量が少ないため、追熟させると種類にもよりますが、最大3倍にもなります。表面にツヤが出てきて、甘い香りがしてきたら完熟した証拠です。

【メロン】 Melon

高血圧予防効果は スイカの約**3倍**！

主な栄養成分 ✕
メロンの体にいいこと！

β-カロテン 3200μg

カリウム 340mg

シトルトリン 50mg

葉酸 32μg

■ 酸化を防ぐ

■ むくみ解消

■ 消化を助ける

■ 血流改善

カリウムとGABAが働く！

メロンに含まれるカリウムは、カリウムが豊富な果物として知られるスイカの約3倍にも！　特に捨てられがちなメロンの種には、たんぱく質や食物繊維、フェノール化合物が多く、抗酸化作用、抗炎症作用、抗菌作用など様々な特性を持っています。

果肉

熟すと**β-カロテン1.7倍**に！

果物の中でも特に糖度が高く、体内で素早くエネルギーに変化するメロン。クエン酸やシトルリンなどの疲労回復成分との組み合わせで、体力回復に最適。熟すことでβ-カロテンも1.7倍にアップし、抗酸化力も高まります。

メロンの部位図鑑

中心に行くほど3倍甘い

種

脂質の**70%**はリノール酸

メロンの種には、食物繊維やカルシウムが豊富に含まれています。また良質な脂質も多く、そのうち70%は抗酸化力に優れたリノール酸。老化を防ぎ、記憶力を高める効果が期待できます。スムージーを作る際に入れても◎。

赤VS.緑、栄養豊富なのはどっち？

果肉の色が緑のメロンとオレンジのメロン。栄養価における違いはβ-カロテンの含有量です。オレンジのメロンのβ-カロテン量は緑のメロンの約25倍にもなるため、抗酸化力ならオレンジ色のメロンに軍配が。その他の栄養価はほぼ同等に含まれています。

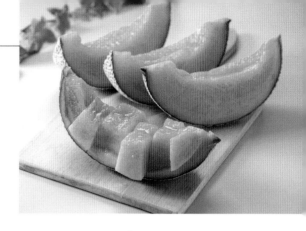

脳血栓や心筋梗塞にも効果が!

メロンのポリフェノールは、量は多くないものの抗酸化力は強く、β-カロテンとの組み合わせにより全体的に抗酸化力が高くなります。また、血液をサラサラにする効果も報告されていることから、脳血栓や心筋梗塞の予防効果や、高血圧予防も期待できます。

皮

果肉の**2.2**倍のビタミンC

メロンのビタミンCは、果肉よりも皮により多く含まれています。外側の硬い部分を食べるのは難しいですが、できるだけ皮の近くまで食べるようにしましょう。甘みが少ないので、メロンバターに活用しましょう。

スライス切りで抗酸化力72%増

メロンをスライスした場合と、ダイス（台形）に切った場合を比較すると、抗酸化力はスライスのほうが増加率が高く、ダイスカットの場合の1.2倍ほどになるという結果が導き出されました。メロンは厚切りよりも薄切りにしてフレッシュに食べるのがお得です。

Fruits point

むくみ
改善効果は
スイカの
2.8倍!

Column

皮&ワタの栄養を逃さない!

ロス&ムダなし
メロンソース

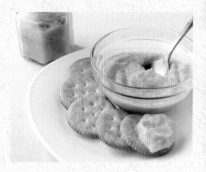

硬い部分を取り除いたメロンの皮と、種を漉してワタをしっかり搾り取った汁で作るメロンシロップ。捨てる部位で作ったとは思えないほど、リッチな味と香りです。バターに混ぜてメロンバターにすると丸ごとおいしくメロンが食べられます。

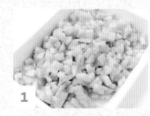

1 メロンの皮は外側の硬い部分を取り除き、残りをみじん切りにする。

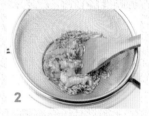

2 種とワタをざるに入れて漉し、汁を取り分けておく。

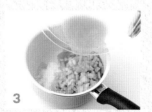

3 鍋に**1**と**2**を入れ、弱火にかける。

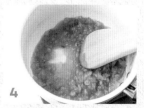

4 糖分が焦げないように注意しながら煮詰め、粗熱を取って完成。

胎座（ワタ）

ビタミンCは果肉の**1.2**倍!

種の周りの繊維質のワタは、青果のプロが「捨てちゃダメ!」と言うほどメロンの中でももっとも糖度の高い部分。ビタミンCも果肉以上。またワタに含まれるアデノシンには血液をサラサラにする成分も豊富です。

【ブルーベリー】

冷凍で
抗酸化物質が
1.5倍にアップ

主な栄養成分 ✕
ブルーベリーの体にいいこと！

β-カロテン 55μg

ビタミンE 2.3mg

アントシアニン 200mg

食物繊維 3.3g

■ 酸化を防ぐ

■ 疲れ目の予防・改善

■ 生活習慣病を予防する

■ 腸内改善

抗酸化力も視力回復も！

食物繊維やビタミンA、Eを多く含むブルーベリーは、小さくても抗酸化力が抜群の果物。抗酸化効果とともに視力回復に効果的なアントシアニンが豊富です。ブルーベリーを冷凍するとこのアントシアニンが増えることが報告されています。

Fruits point

冷凍、加熱
でさらに
栄養成分
をアップ！

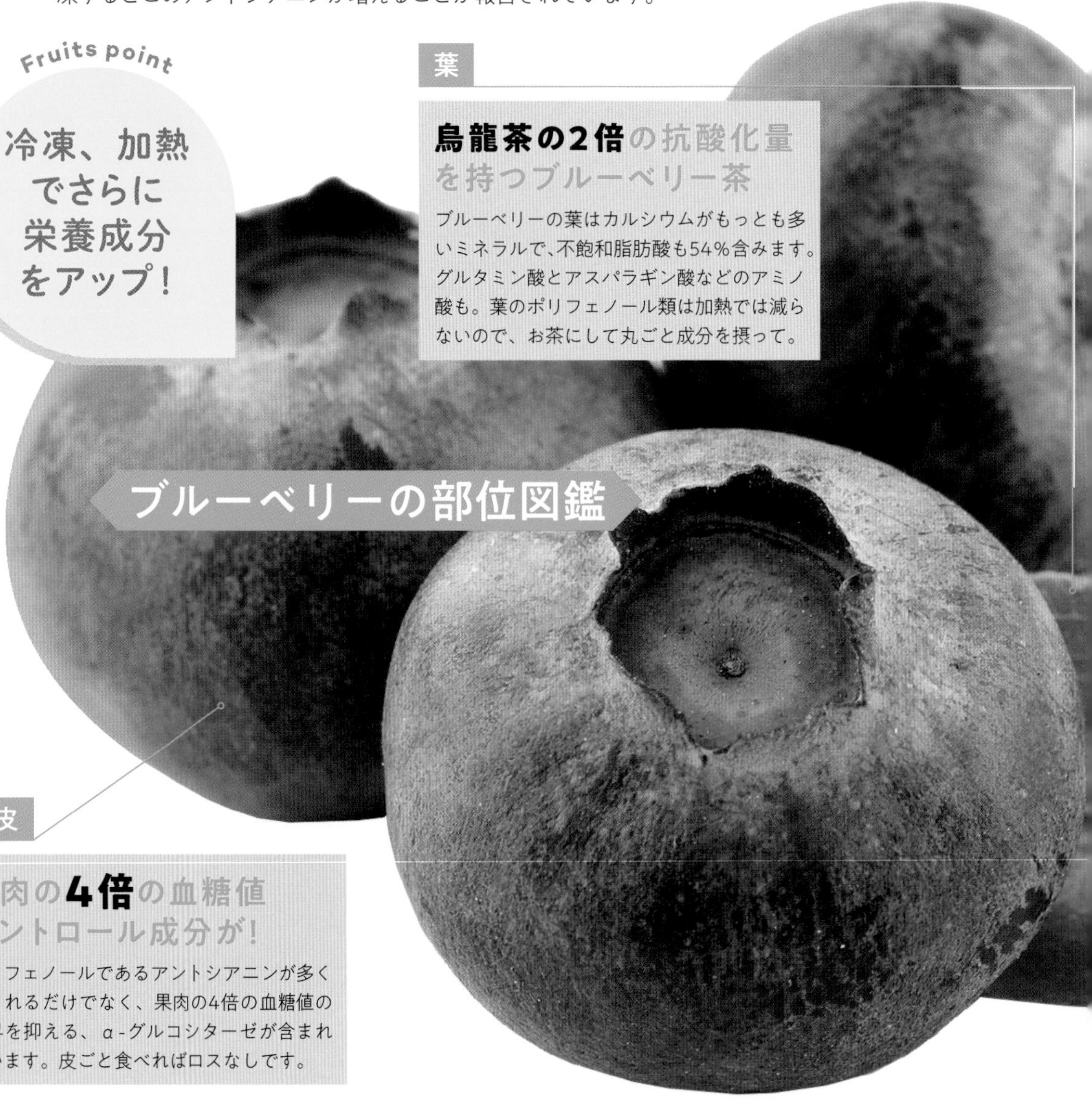

葉

烏龍茶の2倍の抗酸化量
を持つブルーベリー茶

ブルーベリーの葉はカルシウムがもっとも多いミネラルで、不飽和脂肪酸も54％含みます。グルタミン酸とアスパラギン酸などのアミノ酸も。葉のポリフェノール類は加熱では減らないので、お茶にして丸ごと成分を摂って。

ブルーベリーの部位図鑑

果皮

果肉の**4倍**の血糖値
コントロール成分が！

ポリフェノールであるアントシアニンが多く含まれるだけでなく、果肉の4倍の血糖値の上昇を抑える、α-グルコシダーゼが含まれています。皮ごと食べればロスなしです。

筋肉痛から回復する成分が83%

ブルーベリーを食べている人は、運動後の筋肉痛から回復するオキシリピンのレベルが87%も食べていない人より高いことが判明。また、ブルーベリーには運動中の脂肪の酸化率を、30分で最大43%も抑えてくれます。

アントシアニンが目に効く理由

目には光の刺激を脳に伝える「ロドプシン」という成分がありますが、目を使い過ぎるとロドプシンの合成が追いつかなくなり、目が霞むなどの症状が現れてくるのです。アントシアニンはこのロドプシンの再合成を活発にするため、疲れ目の症状を改善してくれるのです。

ピント調整機能の比較

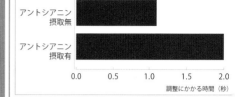

アントシアニン摂取無	
アントシアニン摂取有	

0.0　0.5　1.0　1.5　2.0
調整にかかる時間（秒）

瀬川潔、橋本賢次郎、川田晋、八木さえ子、山口英世.「VDT作業負荷による眼精疲労自覚症状および調節機能障害に対するビルベリー果実由来アントシアニン含有食品の保護的効果」(2013)薬理と治療 41, P155-65を元に作成

認知機能改善　心血管機能改善　コレステロール低下

2分蒸すとアントシアニンが13倍！

ブルーベリーのアントシアニンは、加熱でも増加します。特に2分蒸すとアントシアニンは13倍、レンジ加熱で2倍になります。アントシアニン以外の栄養素は変化しないため、ジャムもお得です。ミキサーにかけると、半減するので注意。

すぐに食べきれないなら冷凍がマスト！

生のブルーベリーは冷蔵保存で1週間ほど保存が可能ですが、それでも食べきれない場合は冷凍がお得です。水洗いをしたブルーベリーを保存袋に入れ、冷凍庫で保存します。冷凍ならビタミン類の減少も抑えられます。

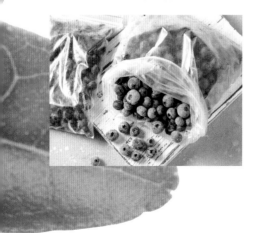

Column 乳酸菌＋ブルーベリーで善玉菌のレベルがUP

腸を炎症から守る効果と善玉菌の増加サポート

ブルーベリーの食物繊維は、腸を炎症から守る効果があることが報告されています。ブルーベリーをヨーグルトなどの乳酸菌と摂ることでこの保護効果がさらにアップ。また、腸内細菌叢の中のラクトバチルスなど善玉菌の増殖を助け、便秘の予防・改善効果も期待できるのです。

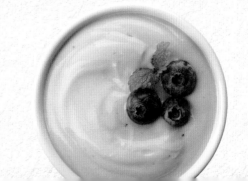

桃
Peach

皮には実の2倍のポリフェノール

主な栄養成分 ✕
桃の体にいいこと！

ナイアシン 0.6mg
カテキン 180mg
食物繊維 1.3mg
クロロゲン酸

■ エネルギー
　代謝を助ける
■ 酸化を防ぐ
■ むくみを
　改善する
■ 腸内環境を
　整える

抗酸化力も視力回復も！

桃にはカテキンやクロロゲン酸などのポリフェノールが豊富ですが、多くが皮に含まれています。桃は皮をむいて食べることが多い果物ですが、栄養もおいしさも余すところなく摂れるため、皮をむいて食べると大ゾンなのです。

Fruits point

実は桃は
種以外は
皮だった！

桃の下部

割れ目にも注目！

下部は果皮につぐポリフェノール量が量が含まれています。以外にも割れ目部分にも3番目に多くポリフェノールがあるんです。

桃の部位図鑑

糖度 高い 低い

果実（中果皮）

皮の6倍のたんぱく質！

整腸作用のある水溶性食物繊維のペクチンが豊富に含まれています。また、皮の6倍もあるたんぱく質に、15倍のリンも脂肪と炭水化物が多くエネルギーになる栄養素が多いです。ポリフェノールはもっとも少ないのですが、エネルギーに素早く変わる糖と水分が豊富。疲労回復や熱中症対策に◎。

種子

たんぱく質は果肉の2倍！

桃の種の核は「桃仁（とうにん）」として血流を改善する生薬として使われるものの、微量ながらアミグダリンという食中毒症状を起こす成分が含まれています。食べてすぐに被害が出るほどの量ではないですが、種を食べるのは避けたほうが無難です。

皮ごと食べて
抗酸化力を3倍に！

桃の皮や皮の下に含まれるカテキンは、高い抗酸化力を誇る成分。皮ごと食べるのは難しそうに感じますが、流水で洗うと産毛が取れて口当たりが良くなります。皮ごと食べる場合には、無農薬のものを選ぶようにすると安心です。整腸作用のペクチンも皮に豊富です。

皮ありと皮なしの抗酸化力の比較

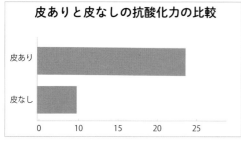

Antioxidant Potential of Peels and Fleshes of Peaches from Different Cultivars　October 2009Journal of Medicinal Food 12(5):1119-26

実の変色は ポリフェノールの 酸化が原因

桃を切ってしばらく置いておくと茶色く変色することがありますが、これは桃に豊富に含まれるポリフェノールオキシンターゼという酵素の働きで酸化するためです。桃は実が柔らかく傷みやすい果実でもあるので、レモン汁などを振りかけるか、切ったらできるだけ早く食べるのがおすすめです。

外果皮

果実の**2倍**の ポリフェノール

桃を皮ごと食べることで、カテキンなどのポリフェノールは果実の2倍、ビタミンE、ナイアシンなどの栄養素を摂ることができ、スタミナ補給に最適。アンチエイジング効果も期待できます。

内果皮

種を守る核の部分

種の中身を守る硬い殻の部分が「内果皮」。この部分も果実の一部ですが、非常に硬いためこの部分を食べることはできません。包丁を内果皮に当てて1周切れ込みを入れるようにすると、きれいに取ることができます。

Column

できるだけ ロスなくむくには？

リンや甘みが少し減るが 湯むきなら、つるんとむける！

皮をむいた後の桃は、むく前と比べて、果肉のリンや甘みが若干減る可能性はありますが、簡単なのはトマトの湯むきのように、沸騰したお湯に30秒浸けてから、氷水で冷やすとつるりと気持ちよくむくことができます。皮ごと冷凍した桃を水に浸けてもきれいにむけます。

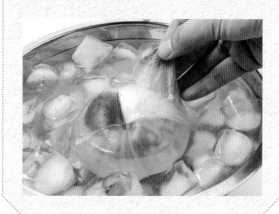

糖尿病リスクを10％下げる！

果物を日常的に食べると糖尿病リスクが下がります。特に食物繊維が豊富だと血糖値の上昇が抑えられます。栄養素が同じでも、ジュースには糖の吸収が速く同様の効果は得られません。

果物を食べた場合の糖尿病リスクの変化

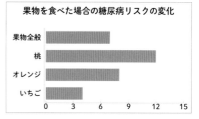

Fruit consumption and risk of type 2 diabetes: results from three prospective longitudinal cohort studies（BMJ　2013年8月29日）を元に作成

加熱すると
抗酸化力3割ダウン

ポリフェノールが高い抗酸化力を持つ白桃は、煮たりすることで3割が減少。ただし、これはポリフェノールが煮汁などの中に溶け出すため。電子レンジでの過熱や、水を使わない調理ならほぼ減少しません。

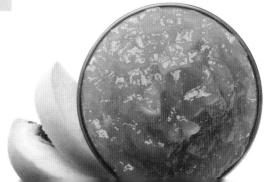

Part 5

食べ方で栄養が最大4倍に

食後の血糖値の上昇に大きく関わるご飯、パン、パスタなどは、食べるタイミングや組み合わせによって機能性が大幅にアップすることも。ぜひ食べ方で摂りこぼししないようにして！

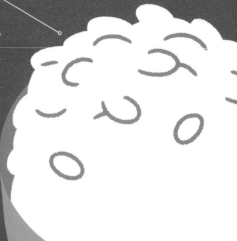

保管、加熱、食べ方で変わる！

穀類・大豆・種子・飲料 100％活用術！

3大栄養素でもある炭水化物を補給できる穀類。
選び方、食べ方で、栄養価も食後の血糖値の上昇率も大きく変わります。
毎日食べたい大豆食材やお茶などにもコツがたくさん！

飲むタイミングがカギ!

緑茶やコーヒーは、高い抗酸化作用を持ちますが、飲むタイミングや飲み方、飲む量などで体に良くも悪くも左右されるんです。コツを掴んでお得に飲むようにしましょう。

毎日の大豆製品が効く!

大豆サポニンやイソフラボンなど、体を作る成分を豊富に含む大豆食品は、一度にたくさん食べるよりも、日々の食卓の常備おかずとして取り入れるのがベストです。

穀類などの栄養はどこに効く?

炭水化物

脂質、たんぱく質と並ぶ三大栄養素ですが、加工方法などによって含有量や種類が変わることも。賢く選んで摂りもれなく!!

ミネラル

穀類や大豆製品には、体内の水分バランスを整えるカリウムやマグネシウムや鉄などのミネラルが豊富で生命維持にかかせません。

ビタミンB群

穀物には、エネルギー生産に必要なビタミンB群が含まれています。ご飯の場合には、精製していない玄米にしか含まれません。

ポリフェノール

クルミやごまなどに含まれるポリフェノールは、食物の中でもトップクラスの抗酸化力。体をしっかり機能させる働きがあります。

【米】Rice

小さじ1杯のお酢で
たんぱく質の消化を10倍に!

体にうれしいたんぱく質、お酢でさらに得する!

消費量が低下しつつあるとはいえ、やはり毎日の健康を支える主食である米。炭水化物（でんぷん）を主成分として、ビタミンやミネラルを含む頼りになる食材です。この米のたんぱく質の消化率を10倍に上げる裏ワザが、お酢を加えること。米のたんぱく質は消化しづらく、吸収率が低いことが難点でしたが、炊飯時に小さじ1程度のお酢を加えることでカルシウムが溶け出して吸収しやすくなり、消化吸収しやすいたんぱく質の量も大幅に増えてくれるのです。

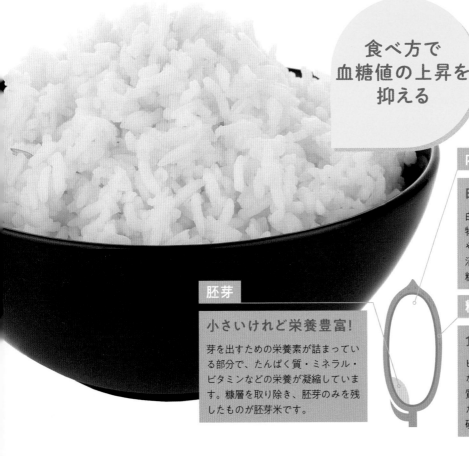

Rice point
食べ方で血糖値の上昇を抑える

内胚乳

白米になる部分はここ
白米になる部分で、70％が炭水化物。6％がたんぱく質、残りは脂質やミネラル、ビタミンです。お米は消化・吸収に時間がかかるため、血糖値が上がりにくい炭水化物です。

胚芽

小さいけれど栄養豊富!
芽を出すための栄養素が詰まっている部分で、たんぱく質・ミネラル・ビタミンなどの栄養が凝縮しています。糠層を取り除き、胚芽のみを残したものが胚芽米です。

糠層

食物繊維がたっぷり
ビタミンB群やミネラル、食物繊維などが豊富な部位であり、抗酸化物質の供給源。胚芽とこの糠層を残したものが玄米です。栄養豊富ですが、硬くて食べにくいというデメリットも。

米→ご飯は化学変化で別物に!

生米に含まれるβ-デンプンは消化しにくく、水と熱で消化しやすいα-デンプンに変化、体内で吸収しやすくなります。冷めればβ-デンプンに戻り冷やご飯に。温かいうちに冷凍すれば、α-デンプンのままキープします。ただし、腸内改善をする物質は発生しづらくなります。

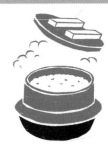

α化

β化

脳の唯一のエネルギー源

米の7割を占める炭水化物は体内で消化されるとブドウ糖に変化します。脳や神経系はブドウ糖を唯一のエネルギー源とするため、その材料となる炭水化物は不可欠な食材。お米は脂質が少なく、糖質とともに食物繊維も含むため、体脂肪になりにくい炭水化物といえます。

主な栄養成分 ✕ 米の体にいいこと！

- カリウム 29mg
- 鉄 0.1mg
- ビタミンB₁ 0.02μg
- ナイアシン 0.2mg
- 食物繊維 1.5g

- ■ むくみを解消する
- ■ エネルギー代謝を助ける
- ■ 貧血を予防する
- ■ 腸内環境を整える

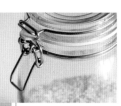

室内の光でビタミンEが0（ゼロ）!

白米は1回洗うごとにビタミンEが20％ダウン。10回も洗えば34％になるので洗う回数は少なめに。また、ビタミンEは光で劣化するので、室内の光の下にお米を保存しておくと、ビタミンEは2か月でほぼゼロになってしまいます。密閉できる容器に入れて冷蔵庫保存をするようにしましょう。

炊飯に失敗してもこれでリカバリー！

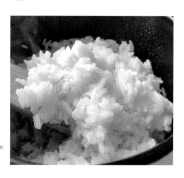

炊飯の水加減は間違えたらおしまいかと思いきや、多少なら修正可能です。硬すぎた場合には、料理酒を大さじ1ほど振りかけて数分の間、再炊飯を。やわらかすぎる場合には、ラップをせずにレンジで2分ほど加熱します。

Column 吸水でご飯はここまで変わる！

ポイントは冷蔵庫で6時間以上！

おいしくお米を炊くには、浸水時間を取ることが必要です。吸水は常温で短時間ではなく、冷たい水でゆっくりすること。研ぎ終わった米に冷たい水を入れ、冷蔵庫で6時間以上吸水させると、甘みがしっかりと感じられるご飯に。GABAや糖分も通常よりも増加します。

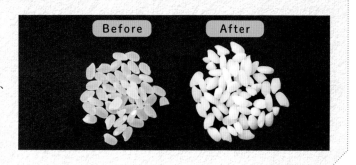

Before　After

組み合わせで栄養丸ごと！

炊いて24時間すると、腸内改善成分が1.8倍に！

炊飯によってα化したでんぷんは、冷めることで、食物繊維と同様の働きをして腸内環境改善に効果を発揮するレジスタントスターチ（難消化性でんぷん）を発生させます。冷凍するとレジスタントスターチを発生させることができないので、1～2日以内に食べるなら冷蔵のほうがお得です。

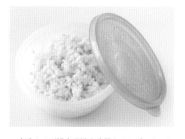

一度冷ませば腸内環境を改善するレジスタントスターチを発生させることができるので、冷ましてから冷凍するのもおすすめです。

ご飯の保存時間とレジスタントスターチ量

	炊き立て	1時間	6時間	24時間

ご飯のレジスタントスターチの量は、炊いてから24時間置くことで約1.8倍に増加するという結果に。

亀井文、佐藤岳志「炊飯時の加水量および米飯の保存温度と時間の違いによるレジスタントスターチ量の変化について」(2015) 宮城教育大学紀要,50(1),P.165-170

米の栄養吸収のコツ

玄米 の最強ポリフェノール
ビタミンEより高い抗酸化力！

白米vs.玄米、栄養徹底比較

野菜や果物における「皮」に相当する米糠を残した玄米は、さまざまな栄養素が白米よりも多く、食物繊維は約4倍、ビタミンB_1は約5倍、ビタミンEは約12倍も含まれています。また、マグネシウムやカリウム、リンなどのミネラル

も玄米のほうが豊富です。米糠には、白米以上の強い抗酸化力を持つポリフェノール、γ-オリザノールが含まれています。高脂血症の改善、抗炎症や抗アレルギー、糖尿病の予防などさまざまな作用が期待できます。

白米と比較した時の玄米の力

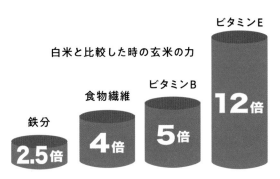

鉄分 **2.5倍**　食物繊維 **4倍**　ビタミンB **5倍**　ビタミンE **12倍**

玄米は消化に時間がかかるのが難点。そのため、浸水時間を長くすると、消化が良くなります。一般的には4~8時間程度、もし時間があれば雑菌に注意しつつ、24時間浸水させてから炊くと芯がふっくらと仕上がります。少量の塩をいれて行うとさらに吸水率が上がります。

白米vs.玄米、
栄養価徹底比較

γ-オリザノールは食事のおいしさや満腹感によって得られる幸福感を受け取る脳機能を高めるとともに、動物性脂肪を食べたくなる脳内ストレスを減少させるというふたつの効果があります。食事の満足感を高めつつ、生活習慣病の予防・改善に働くのです。

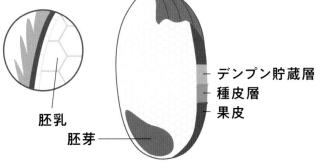

デンプン貯蔵層
種皮層
果皮
胚乳
胚芽

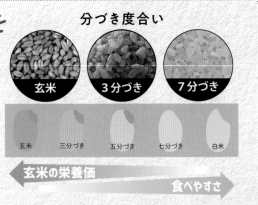

Column

苦手なら「分づき米」を

自分に合った
精米度合いを選ぼう

栄養価では圧勝の玄米ですが、白米に比べて消化・吸収しづらいという難点があり、また味や食感が苦手という場合も。そこでおすすめなのが、玄米を購入して精米の度合いを変えること。その場で精米してくれるお店で購入したり、コイン精米を利用するのも◎。

分づき度合い

玄米　3分づき　7分づき

玄米　三分づき　五分づき　七分づき　白米

◀ 玄米の栄養価

食べやすさ ▶

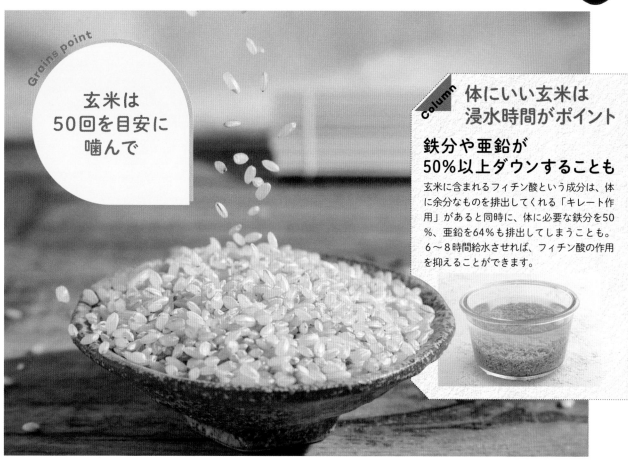

Grains point

玄米は
50回を目安に
噛んで

column 体にいい玄米は 浸水時間がポイント

鉄分や亜鉛が 50％以上ダウンすることも

玄米に含まれるフィチン酸という成分は、体に余分なものを排出してくれる「キレート作用」があると同時に、体に必要な鉄分を50％、亜鉛を64％も排出してしまうことも。6～8時間給水させれば、フィチン酸の作用を抑えることができます。

食べやすさや
栄養価がアップした
高機能性米

お米を品種改良したり、精米方法を工夫するなどで、健康効果を高めた「高機能性米」が次々と誕生しています。玄米よりも食べやすい場合も多いため、気になるものがあればぜひトライを。

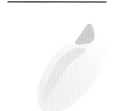

発芽することで食べやすく
発芽玄米

玄米を少しだけ発芽させたもの。発芽によって玄米に含まれる酵素が活性化し、GABAなどの栄養成分とともに食べやすさもアップ。

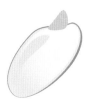

栄養を残して精米
発芽米

胚芽を残して精米した胚芽精米を発芽させたもの。栄養の詰まった胚芽を残すことで、白米の食べやすさと玄米の栄養価を両立。

ストレス緩和や血圧降下に
GABA米

睡眠の質を高める、血圧を下げるなどの効果が期待できるGABAが、通常より多く含まれるお米。

玄米の消化率を高める
ロウカット玄米

玄米の食べにくさ、消化の悪さの原因である防水性の「ロウ層」のみを取り除き、玄米の栄養価はそのまま、白米のように炊けます。

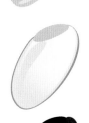

玄米よりも栄養アップ
巨大胚芽米

栄養を蓄える胚芽を通常のお米より大きく育てたもの。通常の玄米よりもさらに栄養価が高くなるのが特徴。

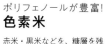

ポリフェノールが豊富！
色素米

赤米・黒米などを、糠層を残して精米したもの。ポリフェノールの機能性によって、抗酸化力が一般の米糠の40～60倍にもなります。

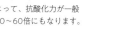

Pasta
【パスタ】

「1分茹で」で時短 &
ビタミンＢキープ！

主な栄養成分 ✕
パスタの体にいいこと！

ビタミンB₁ 0.06mg
ナイアシン 0.6mg
鉄 0.7mg

- 酸化を防ぐ
- コレステロール値を下げる
- 骨粗鬆症を防ぐ
- 腸内環境を整える

「水漬けで時短」or「茹で置きで腸活」

乾麺を水に浸けておく「水漬けパスタ」は、茹で時間が短縮できるため、調理で失われるビタミンB群を守ることが期待できます。またパスタは一度冷やすとレジスタントスターチが増加して血糖値の急上昇を抑えるとともに腸内環境を整えるため、「茹で置き」も実はおすすめです。

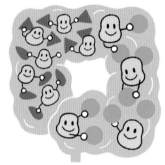

腸の奥まで届いて働くレジスタントスターチ。善玉菌のエサになる働きと、腸の奥で便通をよくする、2つの働きを持っています。

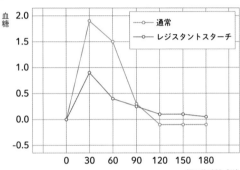

レジスタントスターチは難消化性で大腸まで届くため、食後の血糖値の上昇を通常の半分にしてくれる効果も。

Y Granfeldt , A Drews, Björck "Arepas made from high amylose corn flour produce favorably low glucose and insulin respons es in healthy humans"(1995), J Nutr, 125(3),

パスタを茹でるのに塩は不要？

パスタを茹でる際には塩を入れるのが一般的ですが、これは味つけのため。コシを強くする効果もあるといわれますが、家庭で茹でる分量程度ならばその効果はほぼありません。茹で汁に塩を入れるとかなりの量になるのと、調理の時に味つけをしたほうが、塩が少なくてすむという利点。

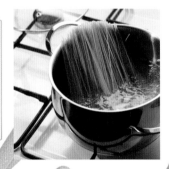

時短パスタの作り方って？

パスタを容器に入れ、パスタの3倍程度の水を加え、1～2時間置きます（標準の茹で時間の10倍を目安に）。パスタが浸かるほどの少量の熱湯で1分ほど茹でればOK。非常時や夏場は、茹でずに食べることもできます。

カザレッチェ
S字型の断面を持ち、溝がどんなソースとも絡んで一体感が生まれます。もっちりとした食感で食べごたえあり。

レガトーニ
表面に波型の模様が入った、太めのショートパスタ。歯ごたえがよく、ソースに絡みやすく、トマト系や肉系のひと皿におすすめです。

日本人に不足しがちな
栄養素を補える

パスタには白米食では不足しがちなビタミン
B₁が豊富で、ご飯の3倍含まれています。
ソースや具材が必要なので、栄養価の相性の
いい組み合わせで食べましょう。レジスタン
トスターチは一度増えれば再加熱で減らない
ので、温かいパスタにするならレンジ加熱を。

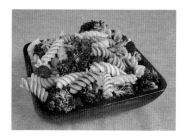

パスタは消化吸収が遅い食材と合わせると腸活
効果が高まるというデータが。抗酸化野菜である
ブロッコリーは消化吸収が緩やかでおすすめです。

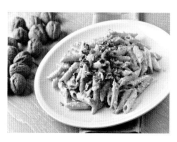

カルシウム含有の高いパルミジャーノ・チーズ
や卵も同様に消化吸収の遅い食材。カルボナー
ラは意外とヘルシーだったのです。

Column

パスタには
リラックス効果あり？

パスタを食べると
幸福感が上がる

イタリアの研究によると、小麦製
品に含まれる複合炭水化物が幸せ
ホルモンであるエンドルフィンを
刺激し、トリプトファン、ビタミ
ンB群の吸収も助けてくれます。
トリプトファンは気分を、ビタミ
ンB群は筋肉をリラックスさせて
くれるのです。

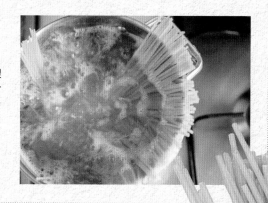

腸活ならトマトソースを
避けるほうがお得

パスタに合わせる食材の定番・トマトソースですが、消
化吸収が早いため、腸内環境を整えるためには避けたほう
がいいかもしれない食材なのです。消化時間で選ぶなら、
パスタに合わせるのは、葉物野菜全般やたんぱく質（肉、
魚、卵、チーズ、豆腐）、海藻類などがおすすめです。

スパゲッティ

小麦粉から作られるもっとも
基本的なパスタ。長さや太さ
なども様々あり、各種で茹で
時間も変化します。

タリオニーニ

幅が2〜3mm程度のロングパ
スタ。噛みごたえも、のど越
しも良いのが特徴。生パスタ
が多いですが乾麺もあり。生
麺は茹でる前に必ずほぐして。

パイプレガテア

「小さなパイプ」を意味するショ
ートパスタ。細長い形状が特徴で、
指定時間よりもやや長めに茹でる
とおいしく仕上がります。

【パン】 Bread

オリーブオイルで血糖値の上昇を2割抑える!

主な栄養成分 × パンの体にいいこと!

ビタミンB1 0.07mg
ビタミンB2 0.02mg
カルシウム 22mg
カリウム 86mg

■ エネルギー代謝を助ける
■ 骨を作る

食後の血糖値上昇が緩やかに

パンは血糖値が上がりやすく、太りやすいといわれますが、合わせるもので吸収のされやすさや食後の血糖の上がり方が変化します。パンの場合、オリーブオイルと一緒に食べると食後の血糖値の急上昇を緩やかにします。

Grains point

GI値が選ぶポイント!

パンを食べた時の食後血糖の上昇を見ると、パンだけで食べた場合より、バターなどの油脂と食べたほうが血糖値の上昇を抑えられることが分かりました。特にオレイン酸を含むオリーブオイルにその効果が高いという結果に。

凡例:
- パンのみ
- パンとオリーブオイル

縦軸: 60, 80, 100, 120
横軸: 0, 30, 60, 90, 120, 180

Gatti E Noè D, Pazzucconi F, Gianfranceschi G, Porrini M, Testolin G, Sirtori CR "Differential effect of unsaturated oils and butter on blood glucose and insulin response to carbohydrate in normal volunteers." (1992), European Journal of Clinical Nutrition, 46(3), P.161-166

蒸しパンをレンジで加熱すると大ゾン!

蒸しパンは電子レンジで加熱すると、蒸し器よりもでんぷん質や、たんぱく質の消化率が大幅に悪化し栄養ロスになってしまいます。

モーニング・ブレッド
はダテじゃない！

表皮や胚乳を丸ごとひいた全粒粉を使ったパンは食物繊維が多く胃に留まる時間が長いため、食後血糖の上昇を抑えてくれます。そして朝食に食べることで、昼食時の血糖値の急上昇も防ぐ効果があるのです。

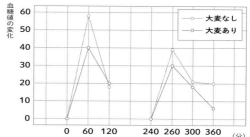

炭水化物摂取後の血糖値の変化

血糖値の変化

- 大麦なし
- 大麦あり

（縦軸）0 / 10 / 20 / 30 / 40 / 50 / 60
（横軸）0　60　120　240　260　300　360　（分）

福原育夫ほか「β－グルカン高含有大麦混合米飯の食後血糖応答とそのセカンドミール効果に及ぼす影響」(2013), 薬理と治療, 41(8), P789 - 795

表皮

栄養たっぷりの「ふすま」

小麦粉として精製される際には取り除かれる箇所で、食物繊維やカルシウムなどのミネラルを豊富に含んでいます。「ブラン」「ふすま」などと呼ばれることも。

胚乳

小麦粉の主成分

でんぷん（糖質）とたんぱく質が主成分となる柔らかな胚乳は、小麦の8割を占める部位。この部分が精製されることで、白い小麦粉になります。

胚芽

発芽の栄養が豊富

全体の2割程度の部位ですが成長して発芽するために、ビタミンB群やビタミンE、ミネラルなどの成分を豊富に含んでいます。

調理で栄養丸ごと！

粉と水だけ！
善玉菌を増やすパン

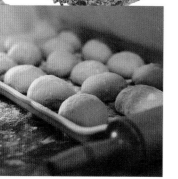

イースト菌を使わず、粉と水を混ぜて自然発酵させた「サワー種」で焼く「サワードウ」は乳酸菌を含むために善玉菌を増やす働きがあるほか、カリウム、マグネシウム、亜鉛などのミネラルと結び付いてしまうフィチン酸が減るため、体内での吸収率をアップさせます。

Column
全粒粉パンで
糖尿病リスク軽減！

糖尿病のリスクを
約3割減

玄米と同様に精製していない全粒粉は、精製した小麦粉に比べて糖尿病リスクを約3割低下させます。ビタミンB群やミネラルのほか、食物繊維も豊富なため、食後の血糖値の上昇を抑えるだけでなく、食べすぎを防ぎ、脂質やコレステロールの吸収も抑えてくれます。

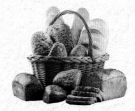

全粒粉のほか、ライ麦を使ったライ麦パンもおすすめ。食物繊維、ビタミン、ミネラルが小麦よりもさらに多く、カロリーとともにGI値が低め。

【大豆】 Soy

「茹で」よりも「蒸し」でGABA8倍！

主な栄養成分 ✕ 大豆の体にいいこと！

茹でると栄養が流出する！

大豆を「水煮」と「蒸し」で調理したものは栄養に大きな違いがあります。水煮と比べて水溶性ビタミンであるビタミンB₁が、蒸し調理の場合は約1.6倍、大豆イソフラボンは、ほぼ倍に。しかも、GABAは8倍といいことだらけです。

大豆イソフラボン 352mg
大豆サポニン 6mg
ビタミンB₁ 0.71mg
食物繊維 21.5mg

- 酸化を防ぐ
- コレステロール値を下げる
- 肌の老化を防ぐ
- 骨粗鬆症を防ぐ
- 腸内環境を整える

植物性では数少ないアミノ酸スコア100食品！

Grains point

	大豆	肉
エネルギー	417kcal	498kcal
たんぱく質	35.3g	11.7g
脂質	19g	47.5g
カルシウム	240mg	3mg
コレステロール	0	86mg
食物繊維	17.1g	0g

大豆たんぱく質が豊富な「畑の肉」

大豆に含まれるたんぱく質量は肉や魚より多く、たんぱく質は摂りたいけれど脂質やカロリーは摂りたくない人には最適です。大豆たんぱく質は筋力アップとともに中性脂肪を低下させる働きが期待できます。また大豆に含まれるビタミンB₁が、エネルギー代謝をアップさせてくれます。

朝大豆なら集中力、夜大豆なら睡眠の質アップ

たんぱく質は、セロトニンやドーパミンなどの神経伝達物質を作り出す働きがあります。これらは集中力を高め、やる気を出すことにつながるため、朝に食べれば元気をチャージしてくれます。また大豆に含まれるL-セリンという物質は睡眠ホルモンであるセロトニンを分泌させて入眠をスムーズに。体内時計が乱れているなら、夜がおすすめです。

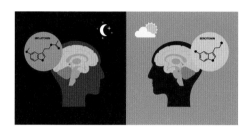

Wたんぱく質で吸収の持続性を上げる！

たんぱく質の筋肉を作り出す力は、体内でのアミノ酸濃度を一定にすることで高められます。動物性たんぱく質のみを摂取した場合と、動物性たんぱく質と植物性たんぱく質とを組み合わせた「Wたんぱく質」を摂取した場合の、アミノ酸血中濃度を比較した実験によると、動物性たんぱく質のみを摂取した場合、血中濃度のピークは高くなりますが、その後は大きく低下してしまいます。一方、Wたんぱく質の場合には、血中濃度のピークからの下降が穏やかで、吸収が持続していることが示されました。また、Wたんぱく質を摂ることで筋肉の減少を抑制する傾向も認められたため、効率よく筋力アップを目指すなら植物性・動物性たんぱく質を同時に摂取することが大切なのです。

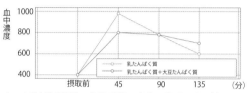

キューサイ株式会社「植物性たんぱく質と動物性たんぱく質の同時摂取効果を検証 ダブルで摂取するとたんぱく質を効率的に吸収することを確認」(2019)

消化吸収なら豆腐 食物繊維なら蒸し大豆

大豆から作られる豆腐は、大豆に比べて消化吸収率が非常に高くなります。ただし製造過程でおからが取り除かれて食物繊維はほぼ0になるため、食物繊維を摂りたいなら大豆を食べると◎。

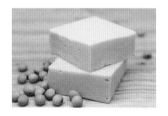

組み合わせで栄養を高める！

便秘解消や腸内環境の改善に

大豆オリゴ糖や食物繊維の便秘解消効果に加え、動物性と植物性のたんぱく質を摂れるほか、イソフラボンやサポニンが代謝をアップする「きな粉牛乳」は、肥満予防にも、健康維持にも役立ちます。ひじきと大豆の組み合わせも、食物繊維が豊富で腸内環境を整えてくれます。

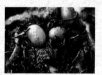

栄養たっぷり！発芽大豆の作り方

乾燥したものを水戻しして使うことが多い大豆ですが、発芽することで栄養価を高めた「発芽大豆」もおすすめ。大豆は40℃の水に24時間浸けておくことで発芽を促し、ミネラルを最大にすることができるのです。また発芽させることでGABAも約3倍にアップ。大豆の高い栄養価を、さらに引き上げることができるのです。生の大豆をぬるま湯に浸けて発芽させることも可能ですが、気温の高い夏などは傷まないように注意が必要です。

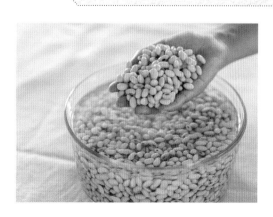

【味噌】

Miso

味噌は＋しょうがで
抗酸化力**1.5倍**

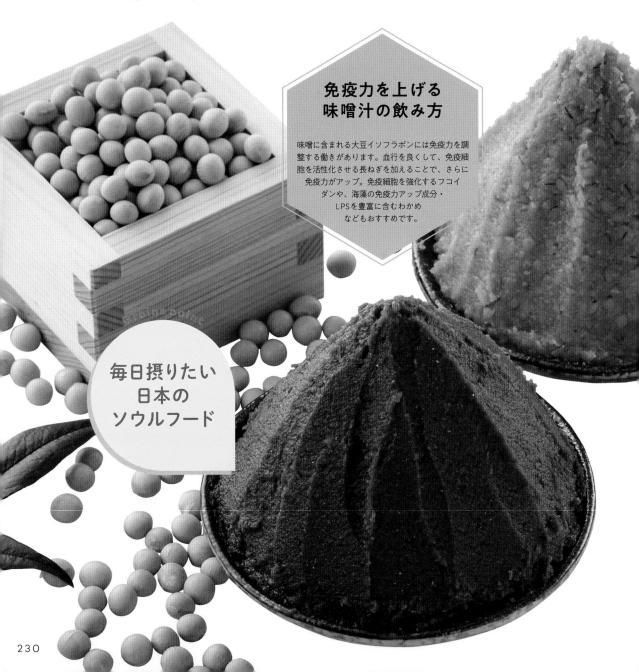

主な栄養成分 ✕
味噌の体にいいこと！

大豆イソフラボン 25mg
大豆サポニン 6g
ビタミンE 0.6mg
食物繊維 21.5mg

■ 免疫力を上げる
■ 酸化を防ぐ
■ 腸内環境を
　整える

茹でると栄養が流出する！

　味噌には大豆サポニンや大豆イソフラボンなどの抗酸化成分が豊富に含まれています。味噌の抗酸化作用は、しょうがを加えると1.5倍に増加。にんにくを加えれば、LDL-コレステロール値を17%も下げるので毎日の味噌汁にはぜひプラスを！

免疫力を上げる
味噌汁の飲み方

味噌に含まれる大豆イソフラボンには免疫力を調整する働きがあります。血行を良くして、免疫細胞を活性化させる長ねぎを加えることで、さらに免疫力がアップ。免疫細胞を強化するフコイダンや、海藻の免疫力アップ成分・LPSを豊富に含むわかめなどもおすすめです。

毎日摂りたい
日本の
ソウルフード

味噌の塩分は
血圧を上昇させない！

以前は味噌の塩分が高く高血圧リスクを高めると言われてきましたが、実は、むしろ高血圧を予防する効果があることがわかってきています。味噌の塩分は発酵の過程で別の成分に変化するためと考えられています。

塩分濃度2.3%のエサを摂取したラットの血圧変化

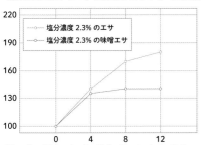

凡例:
- ○ 塩分濃度2.3%のエサ
- □ 塩分濃度2.3%の味噌エサ

縦軸: 220, 190, 160, 130, 100
横軸: 0, 4, 8, 12

Hiromitsu Watanabe, Naoki Kashimoto, Junko Kajimura & Kenji Kamiya "A Miso (Japanese Soybean Paste) Diet Conferred Greater Protection against Hypertension than a Sodium Chloride Diet in Dahl Salt-Sensitive Rats" (2006), Hypertension Research 29, P.731-738

調理で栄養丸ごと！
味噌は加熱で
抗酸化力が上がる

味噌は加熱することで、抗酸化力が上がります。大豆イソフラボンなどは減るものの、加熱で味噌の抗酸化物質メラノライジンが増えることが原因だと考えられています。

煮る	炒める	レンチン
抗酸化力	抗酸化力	メラノライジン
250% UP	**250% UP**	**50% UP**
煮すぎに注意！	**炒めてもUP**	**味噌の抗酸化力**
味噌の抗酸化力は煮ることで約2.5倍に増加します。ただし長時間煮ると香りや旨みが抜けてしまうため、煮すぎには注意しましょう。	味噌の抗酸化力は、炒める調理でも増加します。煮る調理と同等か、わずかに抗酸化力が高くなるという結果が出ています。	レンチン加熱の場合、短時間の加熱になるためメラノライジンが増加しづらく、他の加熱方法に比べると増加率は少なめに。

ご飯＋味噌汁は
アミノ酸パーフェクト！

ご飯と味噌汁は和食の基本。この組み合わせは、ご飯に不足している必須アミノ酸・リジンを味噌汁が補います。またご飯は味噌に不足するメチオニンを含むため、アミノ酸スコアを100にする組み合わせなのです。

使い分けるなら朝は赤味噌
夜は白味噌がおすすめ

蒸した大豆を発酵させる赤味噌は代謝をアップさせるメラノライジンが豊富なので朝におすすめ。煮た大豆を発酵させる白みそは眠りの質を高めるGABAが豊富なので、夜に摂るのがおすすめです。

Column
味噌の乳酸菌は
こんにゃくと合わせて

味噌こんにゃくで
生きたまま腸に届ける！

味噌に含まれる乳酸菌は、胃酸によってその多くが死滅してしまいます。しかし難消化性の食品であるこんにゃくと乳酸菌を一緒に摂ることで、胃の中での生存率をぐんと上げます。生きたまま大腸に届くよう、乳酸菌を守ってくれるのです。

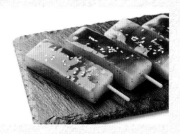

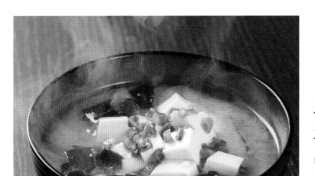

50℃の味噌汁なら
乳酸菌も酵母も守る！

味噌に含まれる乳酸菌は50℃、酵母は70℃で死滅してしまいます。腸内環境改善を目指すなら、火を消して10分ほど待ってから味噌を溶くと◎。ただし抗酸化力は加熱で上がるので、2回に分けて入れるとさらに良いでしょう。

【納豆】 Natto

あつあつのごはんに納豆をかけると酵素が0に!

主な栄養成分 ✕
納豆の体にいいこと!

大豆イソフラボン 73.5㎎
ビタミンK 870㎎
ナットウキナーゼ
レシチン

- 免疫力を上げる
- 酸化を防ぐ
- 血流を改善する
- 腸内環境を整える

独自成分の「ナットウキナーゼ」

発酵の段階で生成するナットウキナーゼは血流を改善し、体内の酵素を活性化させる効果がある成分。血液サラサラ成分による生活習慣病の改善に効果が期待できます。

ネバネバ成分は糖の「フラクタン」

納豆のネバネバ成分は、旨み成分であるポリグルタミン酸と糖のフルクタンからできています。フルクタンは腸内で善玉菌のエサとなり、腸内環境を整えてくれます。

摂取タイミングは18時〜24時がベスト!

朝ごはんのイメージが強い納豆ですが、成長ホルモンの分泌を促すアルギニンは夜に摂ったほうが働きやすく、ナットウキナーゼの血液サラサラ成分も夜のほうが作用します。またビタミンKの骨を丈夫にする効果も夜に活性するので、夜に食べたほうがよりお得なのです。

Grains Point

食べる前の温度が勝負!

食べる前は常温放置で20分!

納豆は冷蔵庫から出したてだと温度が下がりすぎて、ナットウキナーゼがうまく働きません。納豆菌がもっとも活性する温度は40℃ほどなので、冷蔵庫から出して、20〜30分ほど置いて常温にしてから食べるようにしましょう。

加熱はNG!ご飯も熱々は避けて

　納豆の独自成分である酵素・ナットウキナーゼは50℃以上で働きが鈍くなり、70℃以上ではほぼ死滅してしまいます。炊き立ての熱々ご飯よりも、ご飯は40〜48℃程度でもっともおいしさを感じられます。納豆はご飯を適温にしてからのせるようにしましょう。

納豆のタレは
後入れが正解！

納豆のフルクタンには高い保水力があるため、しっかりと粘り気を出してからタレを入れると全体に絡みます。舌に触れる面積も増えて旨みを感じやすくなる効果も。旨みは塩味を補うので、減塩したい場合も後入れがおすすめ。

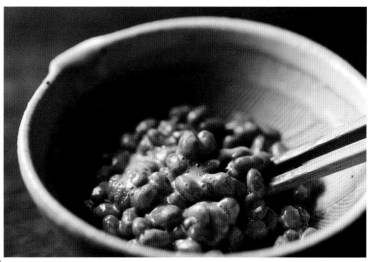

旨みの
強さ
0.8

混ぜる前にタレ　混ぜた後にタレ

味博士の研究所編集部「納豆のタレを入れるのは混ぜる前 or 混ぜた後？味覚センサーで検証」(2018), https://aissy.co.jp/ajihakase/blog/archives/16966

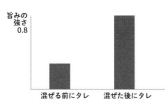

発酵の力で栄養が80倍に！

茹でた大豆に納豆菌を添加して作る納豆は、発酵の過程を経ることで、大幅にアップ。血液や骨を健やかにするビタミンKは、85.7倍にも増加。パントテン酸やビタミンB2をはじめ、葉酸、ナイアシンなどビタミンB群も増加するため、エネルギー代謝効果も高まります。

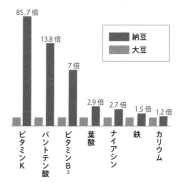

85.7倍　13.8倍　7倍　2.9倍　2.7倍　1.5倍　1.2倍

■ 納豆
□ 大豆

ビタミンK　パントテン酸　ビタミンB2　葉酸　ナイアシン　鉄　カリウム

組み合わせで栄養丸ごと！

「酢納豆」で腸内の環境
改善効果をさらに高める！

酢を加えると納豆菌は胃酸で壊れず、乳酸菌やビフィズス菌などの善玉菌を増やします。酢を加えることで、消化機能が高くなるだけでなく、納豆の鉄分やカルシウムの吸収力を高めてくれます。

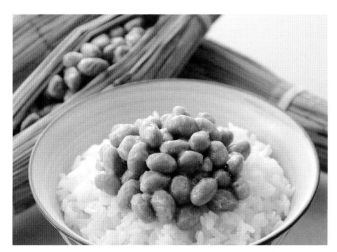

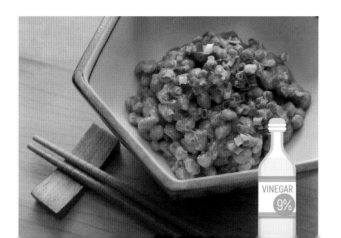

Column
週1の納豆が、
脳卒中リスクを3割減！

1970年代の食卓が
健康和食のお手本

もっとも健康的な和食は、1975年頃のものであるとする研究があります。当時の平均的な食事の特徴は、大豆製品の多さ。中でも納豆の健康効果は高く、納豆を週1〜2食べる人の脳卒中による死亡リスクは約3割低く、心筋梗塞の死亡リスクも低い傾向にあったのです。

脳卒中
リスク
32%減！

心筋梗塞
死亡リスク
減！

【豆腐】 Tofu

たんぱく質なら木綿 ミネラルなら絹を!

大豆イソフラボン 42mg
カリウム 110mg
マグネシウム 57mg
レシチン

■ エネルギー 代謝を助ける
■ むくみを防ぐ
■ 血流を整える

木綿 VS 絹、カロリーは木綿が高め

　木綿豆腐と絹豆腐、違いは硬さぐらいでは?と思いきや栄養の量に違いが。水分をギュッと絞る木綿豆腐のほうがたんぱく質量は1.3倍で大豆イソフラボンや鉄分も多め。水分を多く含む絹は、水溶性のカリウムやビタミンB群が豊富です。

豆腐は製法によって、栄養素の量に違いが生じます。木綿豆腐はたんぱく質やカルシウムとともに脂質も豊富。水分の多い絹豆腐はカロリーがやや低め。スポンジ状の高野豆腐は、全体的に栄養価が低めです。

	たんぱく質	脂質	カルシウム
木綿豆腐 (300g)	21gl	14.7g	279g
絹ごし豆腐 (300g)	15.9g	10.5g	225mg
高野豆腐 (17g)	8.6g	5.3g	107mg

朝に食べれば 脳卒中を予防!

豆腐は健康を維持する機能が豊富に含まれる機能性食品として、世界中で注目されています。豆腐のアミノ酸やたんぱく質には血圧上昇抑制作用、血中のコレステロールを低下させる作用があり、血圧の変動が大きい朝に食べることで、脳卒中のリスクを下げる効果が期待できるのです。

豆腐には 10以上の 機能性成分!

大豆の栄養を受け継ぐ豆腐には、さまざまな機能性成分が含まれています。注目される機能性として、脂質のレシチンの脳の活性化作用のほか、大豆イソフラボンが女性の認知機能の低下リスクを下げるという結果も。

大豆たんぱく質は 筋力アップに必須!

大豆たんぱく質を豊富に含む豆腐。豆腐を毎日食べることで、筋肉量や筋力を維持するという研究結果が報告されています。大豆イソフラボンには高い抗酸化力があるため、トレーニングの際の疲労回復も早めます。

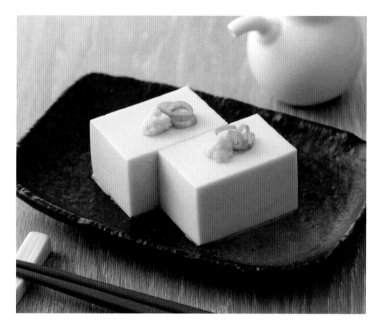

豆腐は消化吸収力が
バツグン!

豆腐の原料である大豆は、栄養価は高いものの消化吸収力が低いという面も。消化しづらい繊維質を除いた豆腐は、およそ9割の栄養が消化吸収できる食品に変身。高たんぱくで消化しやすいため、病中や高齢者の食事にも欠かせない存在です。

調理方法によって
栄養価の差はほぼなし

豆腐は材料となる豆乳を作る段階で加熱しているため、加熱調理することで栄養ロスが出ることはほとんどないと考えられます。寒い季節や体の冷えを感じたときには湯豆腐にしてお腹の中から温めましょう。またローカロリーなイメージのある豆腐ですが、たんぱく質を含むため1食につき1/2丁程度を目安にしましょう。

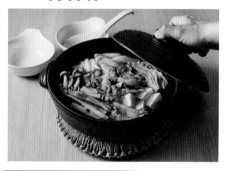

湯葉なら鉄分4倍!

大豆の栄養がさらに凝縮されているのが、豆乳を加熱してできた膜を引き上げて作る湯葉。栄養価の高い木綿豆腐と比べても鉄分は4倍、亜鉛は3.7倍など、たんぱく質も3.3倍とすべての栄養価が豊富です。

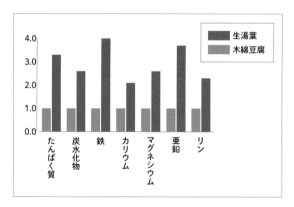

組み合わせで栄養丸ごと!

豆腐はカルシウムの吸収を
阻害する?

豆腐に含まれるフィチン酸は、カルシウムと結びつき、吸収を阻害することがあります。カルシウムの吸収率を上げるなら、ビタミンDを含むきのこ類や卵、鮭などを組み合わせてカルシウムをほかから摂るようにして。

Column
おからには良質なたんぱく質が4割残る!

オリゴ糖が
腸内環境を整える!

大豆の食物繊維が多く含まれるおからですが、実は良質なたんぱく質も豊富。栄養は残っていないように思うかもしれませんが、ビタミン、ミネラル、アミノ酸もバランスよく含んでいます。またおからの炭水化物に含まれるオリゴ糖が、腸内の環境を改善してくれます。

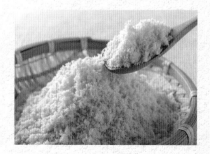

Walnut

【クルミ】

ローストで ポリフェノールが 2倍！

主な栄養成分 ✕
クルミの体にいいこと！

ビタミンE 1.2㎎
ビタミンB₆ 0.49㎎
α-リノレン酸 9000㎎
ポリフェノール

■ 酸化を抑える
■ エネルギー 代謝を助ける
■ 生活習慣病を 予防する

ナッツの中でもトップの抗酸化力

　栄養価の高いナッツ類の中でも、クルミはトップの抗酸化力を持つことが報告されています。またクルミの抗酸化力はローストすることで増加し、生のクルミの2倍近くの強さに。料理のトッピングや、毎日のおやつにおすすめです。

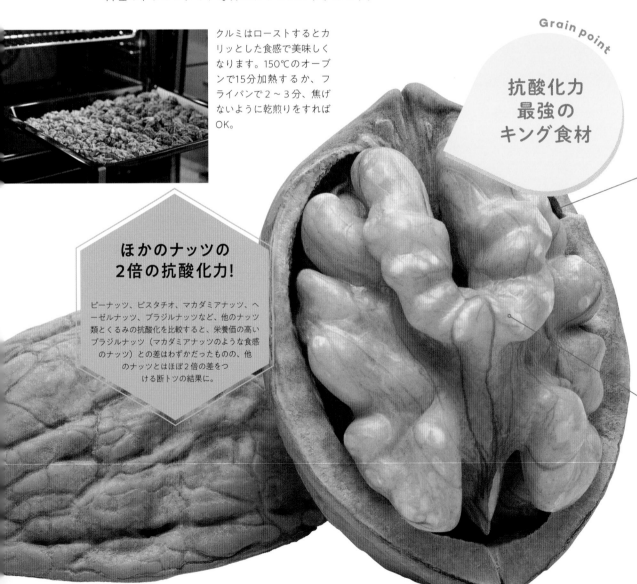

クルミはローストするとカリッとした食感で美味しくなります。150℃のオーブンで15分加熱するか、フライパンで2〜3分、焦げないように乾煎りをすればOK。

Grain point

抗酸化力
最強の
キング食材

ほかのナッツの 2倍の抗酸化力！

ピーナッツ、ピスタチオ、マカダミアナッツ、ヘーゼルナッツ、ブラジルナッツなど、他のナッツ類とくるみの抗酸化を比較すると、栄養価の高いブラジルナッツ（マカダミアナッツのような食感のナッツ）との差はわずかだったものの、他のナッツとはほぼ2倍の差をつける断トツの結果に。

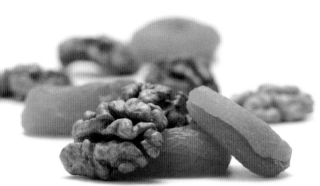

抗酸化力18倍！　最強タッグ
クルミ＆アプリコット

果実の種の中身（仁）にあたる場所を食べるくるみ。栄養をもっとも蓄えている部位であるため、非常に高い栄養価と抗酸化力を持っています。くるみと同様に高い抗酸化力をもつアプリコットを組み合わせることで、抗酸化力を18倍にもアップできるのだそう。これは、もっとも低い組み合わせだった、アーモンド＆レーズンの2倍のパワーなんです。

2時間浸水＋乾燥で
たんぱく質2割増！

生のクルミは浸水してから加熱したほうがお得。カルシウムなどの吸収を妨げるフィチン酸を2時間〜ひと晩の浸水で、これらの働きを止められます。さらに栄養をUPさせるには105℃を目やすに乾燥させると、たんぱく質が2割アップ！

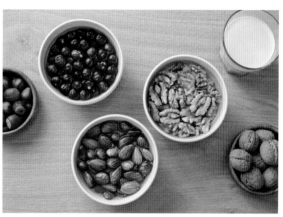

薄皮（渋皮）

ポリフェノールは薄皮に**9**割！

くるみの抗酸化力の肝であるクルミポリフェノールは、薄皮に9割もの量が含まれています。薄皮は若干の苦味や渋みがありますが、それこそが抗酸化力の証。薄皮は取り除かずに食べるようにしましょう。

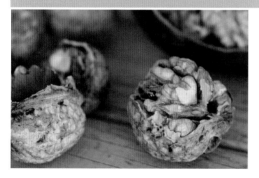

果肉（仁）

EPA・DHAに近い
脂肪酸が含まれる

果肉にはオメガ3脂肪酸であるα-リノレン酸が豊富に含まれています。α-リノレン酸は体内でEPA、DHAへと代謝され、中性脂肪の低下、血圧の安定のほか、免疫反応のバランスを整えるなどの効果があります。

Column
冷凍で抗酸化量1.4倍

殻つきの冷凍保存で
おいしく栄養もUP！

体にいい効果満載のくるみの脂質ですが、酸化しやすいのが玉にキズ。特に加熱したローストしたくるみは、開封後すぐに酸化します。ローストしたくるみを買った場合には、使わない分は密閉してから3ヵ月程度の冷凍保存がおすすめ。光と熱を遮ることで酸化を遅らせます。

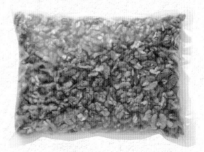

くるみを冷凍すると風味を保ちつつもタンニンが溶けて、くるみの独特な苦みが軽減されます。栄養価が高いので非常食としても◎。

Sesame

【ごま】

ごまはすらないと栄養吸収率 0!

リノール酸 2.3㎎
たんぱく質 19.8g
食物繊維 10.8g
ビタミンB₁ 0.95㎎

■ 酸化を抑える
■ エネルギー代謝を助ける
■ 骨を丈夫にする
■ 貧血を予防する

全体の46％以上が良質な脂肪酸

ごまはゴマリグナンやオメガ6脂肪酸など栄養成分満載ですが、そのまま食べても殻が硬く消化できないため、すらないと栄養を吸収できません。とはいえ「すりごま」は酸化しやすいので、粒のものを買って食べる分だけするのが◎。

抗酸化力は黒ごまの勝利！

黒ごまの黒色はポリフェノールであるため、抗酸化力は白ごまより高め。またカテキン量も白ごまより1.4倍多く、アミノ酸量も黒ごまが豊富。ただしセサミンは白ごまよりも少ないです。

白ごまと黒ごまの違いは脂質とポリフェノール量

黒ごまはゴマリグナンの抗酸化力に加え、ポリフェノールのアントシアニンが含まれているため、さらに抗酸化力が豊富。鉄分もより多く含まれますが、リノール酸やオレイン酸といった脂質は白ごまよりも少なめ。セサモールも白ごまのほうが多いと考えられています。

1日大さじ1杯のごまで生活習慣病を予防

セサミンやセサモリンなどの総称であるゴマリグナンとβ-カロテンが抗酸化力と免疫力を高めるほか、オメガ6脂肪酸で生活習慣病予防も期待できるごまは、1日に大さじ1杯を目安に。

白ごまのセサモールは黒ごまの**4.9**倍！

かつては黒ごまのほうが栄養価は高いと思われていましたが、近年は脂質やビタミンB₂は白ごまのほうが多いことが分かってきました。ゴマグリナンの中ではセサモリンの比率がより豊富ですが食物繊維は黒ごまより少ない。

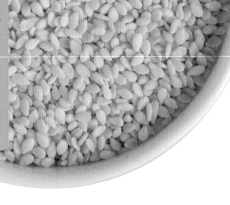

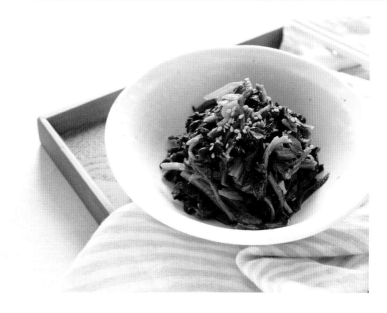

組み合わせで栄養丸ごと！

ごま＆ビタミンAで運動能力を向上、有酸素能力がアップ！

プロのサッカー選手がごまを小さじ2杯、ビタミンAが豊富な野菜と一緒に28日間食べ続けたところ、ゴマを食べなかった人に比べ有酸素能力が17％も向上！　ごまとビタミンAが豊富な野菜と一緒に摂れば、身体能力や回復率がアップする、無敵の組み合わせです。

多くの人に不足するマグネシウムが豊富！

筋肉の成長に不可欠なマグネシウムを豊富に含むごま。マグネシウムは多くの人が慢性的な不足に陥りやすく、不足すると死亡リスクも高まると考えられる重要な成分です。またごまは運動後の活性酸素を抑える効果もあるため、筋トレの効率を上げるのにもおすすめの食材です。

セサミンの活性酸素除去効果

凡例：セサミン有／セサミン無

横軸：運動前、5分、10分、20分
縦軸：0.0、0.2、0.4、0.6、0.8、1.0

秋元健吾、新免芳史、沖田定喜、小野佳子「胡麻に含まれるセサミンの機能解明と健康食品の開発偶然の発見から生まれたセサミンの機能解明」(2018), 化学と生物, 56(9), P.598-604

ごま油は色で酸化のスピードが変わる！

ごま油は比較的酸化しにくい油なので、冷暗所であれば常温保存で問題ありません。開封後は1～2か月で使い切るようにしましょう。ただし焙煎の浅い淡色のごま油は酸化しやすく2か月で酸化度合いが上がるため、できるだけ1か月で使い切るようにするのがおすすめです。

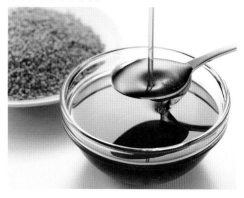

加熱すればアンチエイジング効果が3倍に！

加熱で抗酸化力が変化する

ゴマを210℃で焙煎すると、総フェノール含有量が2倍にアップします。特に、セサミンなどの総称であるゴマリグナンのセサモリンがセサモールに変化し、より強い抗酸化力を発揮します。ごまパワーを得るなら、加熱して倍お得に使いましょう!!

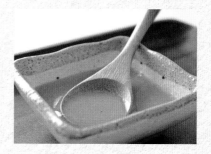

【コーヒー】

Coffee

食後のコーヒーは血糖値の急上昇を抑える!

主な栄養成分 ✕
コーヒーの体にいいこと!

クロロゲン酸 280㎎

カフェイン 90㎎

タンニン 110㎎

■ 生活習慣病を
予防する

■ 記憶力を
向上させる

■ 精神を
安定させる

ポリフェノールが糖の吸収を緩やかに

コーヒーに含まれるポリフェノールのクロロゲン酸は、糖質を分解する酵素の働きを妨げ、食後の血糖値が上がりにくくなります。日常的に飲むことで糖尿病リスクも低下、カフェインレスのコーヒーでも効果が得られます。

食後のコーヒーは
脂質の消化を促進する

コーヒーのカフェインやクロロゲン酸は、脂質を分解する効果があるため、食後に飲むことは脂肪の燃焼にも効果的です。ただしカフェインやタンニンは鉄と結合しやすく、吸収を阻害してしまうことも。肉料理などで鉄分を吸収したい場合は、食後すぐのコーヒーは避けましょう。

朝のコーヒーで
体内時計をリセット

習慣にしている人も多い「朝のコーヒー」ですが、体内時計をリセットする効果がある良い習慣であると科学的に証明されています。しかし15時以降にコーヒーを飲むと、今度は睡眠の質が低下してしまいます。睡眠不足などの課題を抱えている場合には、飲む時間に注意しましょう。

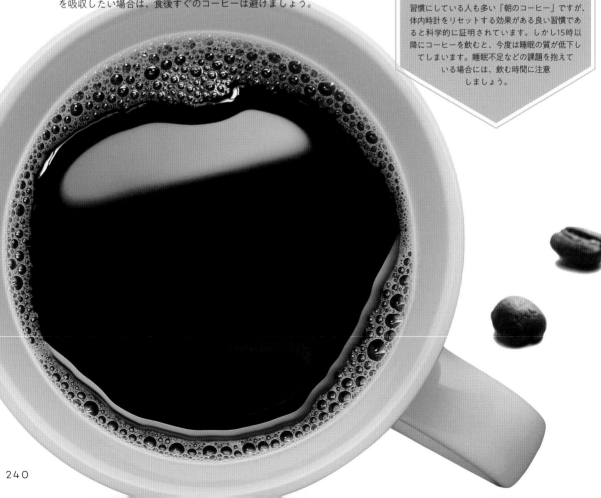

1日5杯以上飲むと
認知症リスクが
上がる!?

コーヒーは覚醒作用、自律神経を整える効果、運動能力を高める効果、ポリフェノールの働きによる心疾患のリスクを下げる効果などがあります。また調査によるとコーヒーは4杯までであれば認知症リスクを2割低下させますが、5杯以上だと逆にリスクが1.04倍高まると考えられます。メカニズムは不明ではあるものの、適度なカフェインは健康をサポートする可能性があるのです。

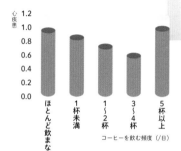

Eiko Saito, Manami Inoue, Norie Sawada, Taichi Shimazu, Taiki Yamaji, Motoki Iwasaki, Shizuka Sasazuki, Mitsuhiko Noda, Hiroyasu Iso, Shoichiro Tsugane "Association of coffee intake with total and cause-specific mortality in a Japanese population: the Japan Public Health Center-based Prospective Study"Am J Clin Nutr (2015), 101(5), P.1029-37.

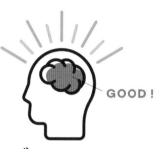

GOOD!

肌のシミを
予防する効果も?

Column

1日2杯のコーヒーが
美肌へのカギ!

コーヒーのクロロゲン酸は、抗酸化力によってシミの原因であるメラニンの生成を3割抑えることが報告されています。1日2杯以上のコーヒーを飲む人はシミが出にくいという調査結果もあるうえ、クロロゲン酸は血管を元気にして血流を改善し、シワやたるみを防ぐ効果もあると考えられています。適度な量のコーヒーを飲むことは、健康だけでなく美容にも効果がありそうです。

コーヒーで
「幸せホルモン」が増える!

カフェインにはドーパミンやセロトニンなどの「幸せホルモン」の分泌量を増やす効果があるため、朝のコーヒーは気分を上げるのに最適。睡眠に影響する場合もあるので、午後3時ぐらいまでに飲むようにしましょう。

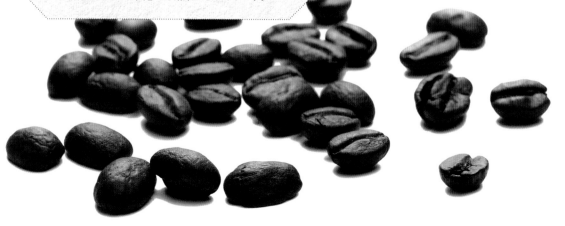

【緑茶】 Green Tea

70℃のお湯でカテキン100%!

主な栄養成分 ✕
緑茶の体にいいこと!

カテキン 54mg
カフェイン30mg
テアニン6mg
ビタミンC 6mg

- 睡眠の質を高める
- 脂肪の吸収を抑える
- 酸化を防ぐ

旨みも抗酸化も逃さない温度

緑茶に含まれるリラックス効果のあるアミノ酸・テアニンは50〜90℃から、ポリフェノールのカテキンは60〜100℃で溶け出します。そしてどちらもしっかり溶け出すのは、70〜80℃の温度帯なのです。

お湯の温度で栄養成分が大きく変わる!

一般に旨みの強いお茶は低い温度で淹れるとおいしいといわれますが、それは低い温度で旨みをじっくりと引き出すことができるから。カテキンはやや渋みがあるため、渋みを出したくない場合には50〜60℃で淹れるのが正解ですが抗酸化成分は摂取できる量が少なくなってしまいます。

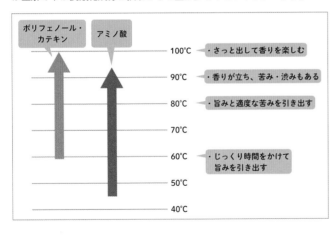

ポリフェノール・カテキン	アミノ酸	
		100℃ ・さっと出して香りを楽しむ
		90℃ ・香りが立ち、苦み・渋みもある
		80℃ ・旨みと適度な苦みを引き出す
		70℃
		60℃ ・じっくり時間をかけて旨みを引き出す
		50℃
		40℃

緑茶のカテキンは淹れて2分後!

緑茶に含まれるポリフェノール、カテキンが溶出する温度は60〜100℃の間。お湯を注いでから、およそ2分でカテキンが抽出されます。一煎目は60℃近辺の低温で、二、三煎目は90℃程度の高温で淹れると、カテキンを90%抽出することができます。

伊藤園「お茶のおいしさを決める水と温度」お茶百科(2017)

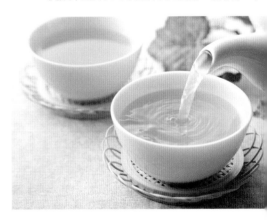

ポリフェノールで選ぶなら玉露より煎茶

高級茶である玉露ですが、実は煎茶に比べてカテキンは少なめ。テアニンは光合成することでカテキンを生成しますが、玉露は被覆栽培(日光を遮る栽培方法)で作られるため煎茶に比べてカテキンが少なくなるのです。

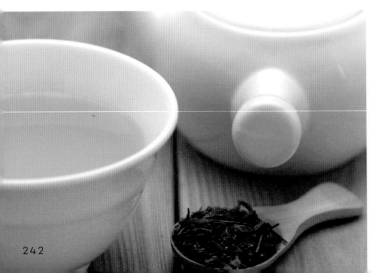

組み合わせで栄養丸ごと！

レモン緑茶で
抗酸化力をさらにアップ！

カテキンは強い抗酸化力を持ち、その力はビタミンCの約90倍。ここにレモンを加えることで抗酸化力を上乗せできます。脂質代謝を促し、食欲を抑える働きもあるため、肥満予防の効果も期待できます。

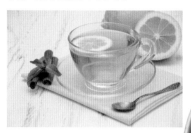

運動1～2時間前に
飲むと脂肪が燃える！

カテキンの脂肪燃焼効果をより高めるなら、運動の1～2時間前に緑茶を飲むと◎。血中のカテキン濃度が高い状態で運動をすると、効率よく脂肪を燃焼させてくれるので、ダイエットにより効果的なのです。

「水出し緑茶」
おいしく栄養を！

水で抽出する「水出し緑茶」は、お湯で淹れる場合に比べて苦みが少なく、旨みのテアニンが多め。カテキンも抽出されますが、カテキンの中でも苦みが少なく免疫力アップに効果的なエピガロカテキン(EGC)がもっとも多く抽出されます。お湯出しに比べ、酸化を除去する高いキレート効果を示します。

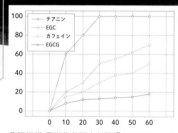

農研機構 果樹茶業研究部門「なるほど・ザ・水出し緑茶！」

Column 茶殻には7割の栄養が！残したらもったいない！

β-カロテンや
ビタミンEがたっぷり！

お茶のテアニンやカテキン、ビタミンCはお茶に溶け出しますが、茶殻にはにんじんの2.4倍のβ-カロテン、ほうれんそうの25倍のビタミンEが残されたまま。これらの成分は脂溶性のため、水には溶けません。茶殻には旨みも残っているので、ナムルなどにすると◎。

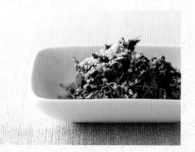

【塩】 Salt

"おいしい"は正しい！

0.85%が絶対お得！

塩の構造

塩の結晶は正方形が基本で、ピラミッド形やフレーク形などもあります。結晶の大きな塩は仕上げに振って食感を楽しむ料理に向きますが、下味などまんべんなく味をつけるのには不向き。

知っ得塩ワザ **1**

塩選びのコツ

塩の味は「粒の大きさ」×「ミネラル」で差がつく！

塩の味に影響するのは粒の大きさとミネラルの含有量。粒の大きい塩はゆっくり溶けるため塩味をまろやかに、粒の小さいものはシャープに感じます。マグネシウムなどのミネラルが豊富な塩は、苦味があるため複雑な味わいに。

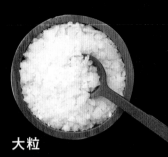

大粒

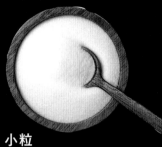

小粒

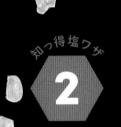

知っ得塩ワザ **2**

塩×野菜のコツ

野菜の茹で調理は「先塩」でケルセチンが増加する！

栄養が減少することの多い茹で調理ですが、1%の塩を添加することで、玉ねぎやブロッコリー、ほうれんそうなどの機能性成分・ケルセチンが増加します。3分茹でで、ブロッコリーは1.5倍、ほうれんそうは1.3倍に。

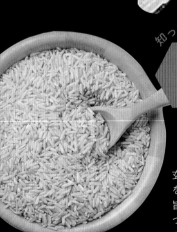

知っ得塩ワザ **3**

塩×炊飯のコツ

玄米は「塩炊飯」で旨みもGABAもアップ！

玄米を炊く時、ミネラルを含む塩を入れた水を使うことで、塩が玄米の表面を包み込み、旨みと水分を守ってくれます。甘みが引き立つのと同時に、リラックス成分のGABAを増やすこともできるのです。

ブロッコリー

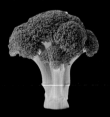

×

1.5倍

ほうれんそう

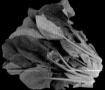

×

1.3倍

舌

舌のどの部位で味を感じる?

味を感じる細胞の集まり「味蕾（みらい）」は、舌の表面やつけ根などにあります。舌先は甘み、左右は塩味、つけ根側の左右は酸味、中心は旨み、舌の奥では苦味を感じやすいといわれています。

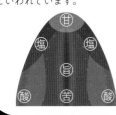

年齢によって味覚センサーが衰える?塩味を濃くしすぎないために

高齢になると味蕾や唾液の減少によって、塩味を感じにくくなるため、必要以上に塩分を摂ってしまいます。「旨み」「酸味」を加えると塩味を補えるので、出汁やレモン、酢などを効かせると◎。香辛料も塩味を補えます。

腸

塩が消化・吸収を助ける!

塩の塩化物イオンは、胃酸となって食べ物の消化を促進し、ナトリウムイオンが腸内の酵素の働きを活性化させ、栄養の吸収を促します。適度な塩は、消化・吸収を助けてくれるのです。

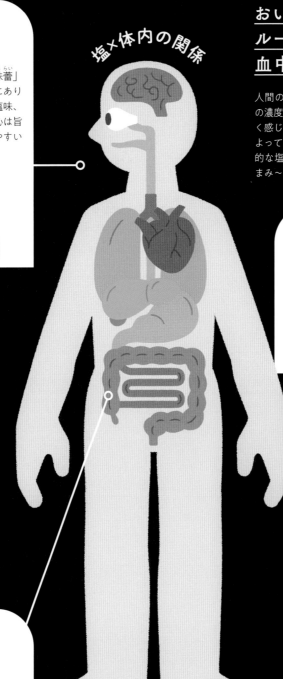

塩×体内の関係

おいしい塩味にはルールあり!血中濃度と合わせる

人間の体内の塩分濃度は約0.85%。この濃度が体にとって有益であり、おいしく感じます。ただし、加齢や生活習慣によって、濃い塩分に慣れてしまうと日常的な塩分過多に。100gに対してひとつまみ～小さじ1/3程度が目安です。

血液

ちょうどいい塩分はすぐ血液に!

体は血液をちょうどいい塩分濃度に保とうとします。適度な塩分が入った場合には血液は問題なく循環します。しかし塩分が多いと血液を水で薄めるため血液量が多くなり、血圧が上がるのです。

塩の分量で腸内細菌の元気度も大違い!

血圧が高めの人が1日の塩分摂取量を約5g（WHOの推奨摂取量）にした場合、6週間で腸内の悪玉菌を抑制する短鎖脂肪酸が増加し、腸内環境が劇的に改善するという報告がされています。短鎖脂肪酸の数値は、血圧の正常化や血管の健康にもつながります。

【砂糖】

Sugar

摂る量に要注意

砂糖の摂りすぎで記憶機

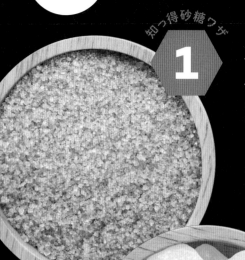

知っ得砂糖ワザ 1

保水・脱水自由自在！

砂糖は水に溶けやすい親水作用を持っています。また抱え込んだ水を離さない保水作用で食材をふっくらとさせたり、他の食品から水分を奪って抱え込む脱水作用で食品の水分を奪う作用もあります。

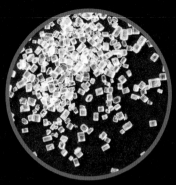

砂糖の構造

砂糖は酸素分子と水素分子が結びついた構造であり、水と類似しているため非常に結びつきやすくなっています。この構造によって、砂糖の保水作用や脱水作用が生まれているのです。

砂糖選びのコツ

白と茶色、健康にいいのはどっち？

よく「白い砂糖は精製しているため栄養が少なく、茶色の方が健康にいい」と聞きます。確かに上白糖に比べて三温糖のほうが、若干ミネラルは多いものの、調理に使う程度なら、ほとんど差はないと考えられてます。

知っ得砂糖ワザ 2

砂糖が油の酸化を防ぐ！

油に砂糖を加えると、油の水分を砂糖が吸収するため、酸素が入り込みづらくなり、酸化しにくくなるのです。焼き菓子などもバターの脂質を砂糖が酸化から守るため風味を保つことができます。

砂糖の主成分であるショ糖は、クセがなく、多くの人がおいしいと思う甘さが特徴。加水分解されると脳のエネルギーになるブドウ糖と、甘みが強くて活動のエネルギーになる果糖とに分かれます。

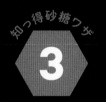

知っ得砂糖ワザ 3

目標は小さじ5杯

WHOによると、一日の砂糖の摂取量は25g（小さじ5杯分）以内が推奨されています。料理に使う分ならクリアできそうに思えますが、加工食品や飲料には意外と多くの砂糖が使われているので注意が必要です。

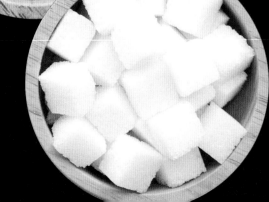

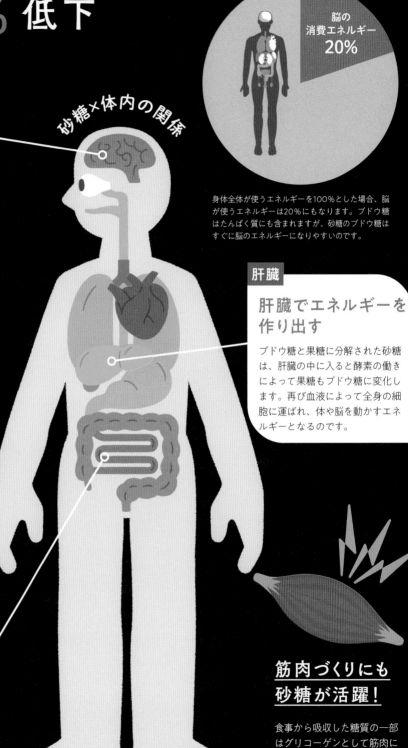

脳の
消費エネルギー
20％

砂糖×体内の関係

身体全体が使うエネルギーを100％とした場合、脳が使うエネルギーは20％にもなります。ブドウ糖はたんぱく質にも含まれますが、砂糖のブドウ糖はすぐに脳のエネルギーになりやすいのです。

脳

脳は寝ても起きてても1時間に5g必要

ブドウ糖は脳のエネルギーになりますが、蓄えることができず、1時間に5gを消費するためこまめに摂ることが必要です。ただし幼少期に摂りすぎると記憶力が約10％程度下がるという報告も。

砂糖選びのコツ

黒糖でがんリスクが40％減！

砂糖は摂りすぎるとがんやうつのリスクが上がるとされますが、黒糖を一日1回食べる人は、すべてのがんのリスクが約40％低下するという調査結果が報告されています。砂糖の摂りすぎが心配なら、黒糖にしてみるのも◎！。

肝臓

肝臓でエネルギーを作り出す

ブドウ糖と果糖に分解された砂糖は、肝臓の中に入ると酵素の働きによって果糖もブドウ糖に変化します。再び血液によって全身の細胞に運ばれ、体や脳を動かすエネルギーとなるのです。

小腸

胃ではなく、小腸で吸収される

砂糖を消化・吸収するのは、胃ではなく小腸。小腸にある消化酵素の働きによって、ブドウ糖と果糖に分解されます。分解された糖は血液に吸収されて、速やかに肝臓へと運ばれていきます。

筋肉づくりにも砂糖が活躍！

食事から吸収した糖質の一部はグリコーゲンとして筋肉に蓄えられます。糖の摂取量が減るとグリコーゲンが分解されてエネルギーとして使われ、筋肉量が低下します。筋力アップを目指すなら適度な糖分

【しょうゆ】

Soy sauce

健康効果が満載！

しょうゆの 20 以上の ア

知っ得しょうゆワザ

1 しょうゆに含まれる アミノ酸の働き

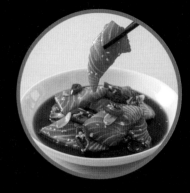

大豆と小麦に含まれるたんぱく質を、発酵の過程で分解することで約20種類ものアミノ酸に変化させるしょうゆ。グルタミン酸を始めとしたアミノ酸が、旨みのほかにも殺菌作用など様々な効果をもたらします。

知っ得しょうゆワザ

2 塩分を 40％カット！

ドレッシング、スープ、フライの下味などで、塩の代わりにしょうゆを使うと塩分を30〜40％減らすことができるという実験結果が報告されています。魚の臭みを消して旨みを感じさせる効果もあります。

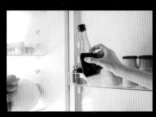

しょうゆの保存は これが正解！

しょうゆは開封すると酸化するため、冷蔵庫での保存が良いとされてきましたが、近年増えてきた密封ボトルのしょうゆは、冷えると香りが立ちにくいため常温保存が推奨されています。保存する際には、ラベルを確認しましょう。

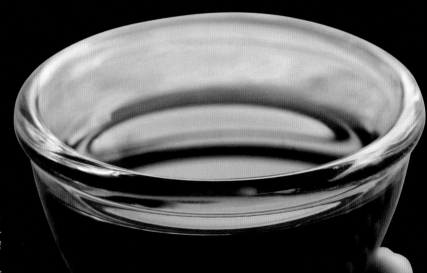

知っ得しょうゆワザ

3 しょうゆの香ばしさには 抗酸化作用が！

しょうゆの香ばしい香りの正体はメイラード反応（アミノ酸が加熱や発酵などで褐変すること）によって生まれたメラノイジン。強い抗酸化作用を持ち、脂質の酸化予防や動脈硬化予防、血糖値を正常に保つ働きなどがあります。

ミノ酸 が旨みと健康をつくる！

しょうゆ×体内の関係

胃
食後の消化を促進

しょうゆには殺菌効果などのほか、胃酸の分泌を促進し、食欲を高めるとともに、食べたものの消化を良くする働きがあります。胃酸を分泌させる効果は30分持続して食後の消化を促進します。

しょうゆが鉄分の吸収も高める

しょうゆに含まれるアミノ酸のリジンは、鉄分の吸収を高める効果があるほか、しょうゆに含まれるSPSが鉄分の吸収力を上げます。ごはんの鉄分の吸収率は、しょうゆを加えることで3.5％から11.4％に上がるのです。

SPSにおける鉄吸収促進効果

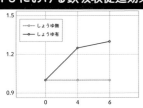

真岸範浩、松下裕昭、古林万木夫「醤油から生まれた機能性成分SPS」(2009),生物工学,87,P34-35

肌
アレルギー症状を改善する

発酵過程で生まれるSPSという成分はさまざまな機能性を持ち、注目されるのが抗アレルギー作用です。継続して摂取することで、くしゃみや目の痒みなどの症状を改善する効果が見られました。

血
血圧を下げ、血糖値を抑える

しょうゆに含まれるニコチアナミンというアミノ酸は、血圧の上昇を抑える効果があると考えられています。普通の体調であれば、血圧が上がるからと無理にしょうゆを控える必要はありません。

腸
腸管免疫を高める作用も！

しょうゆの発酵のために働く麹菌、酵母、乳酸菌という微生物によって腸管免疫が刺激され、免疫力を高める効果があるほか、悪玉コレステロールを下げる効果もあると考えられます。

しょうゆの塩分はどのぐらい？

色の濃い「濃口しょうゆ」の塩分は、小さじ1で0.9ｇ、「薄口しょうゆ」は小さじ1で1ｇと、実は薄口のほうが塩分は高め。大豆のみで作られるとろみの強い「たまりじょうゆ」の塩分は0.8ｇで、さらに塩分が低くなります。

【酢】Vinegar

栄養UPの名脇役 毎日の お酢で カルシウ

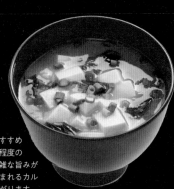

1 ミネラルの吸収率を高める！

酢はミネラルを体に吸収しやすくする働きがあります。体内に吸収しづらいカルシウムの吸収率も上げるのと同時に、胃酸を出やすくするため食物の消化自体も促進します。鉄分の吸収率も2割程度高めるので、貧血予防にも◎。

酢の酸味が苦手な場合におすすめなのが、味噌汁に大さじ1程度の酢を加えること。味噌の複雑な旨みが酢の酸味を和らげ、具に含まれるカルシウムや鉄分の吸収率も上がります。

2 煮崩れを防いでビタミンを20％守る！

煮込み料理などの際に酢を加えると、野菜や魚のペクチンが加熱で分解されるのを抑制し、煮崩れを防ぐ効果があるため、ビタミンCやB群の流出を約20％抑える効果が期待できます。

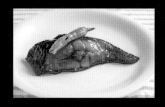

栄養を摂りたいと思ってもなかなか食欲が出ないという時、おすすめなのがお酢を使った料理。適度な酸味が食欲を増進させると同時に、唾液・胃酸の分泌を促すため消化吸収も高めてくれます。

3 コクを加え満足感を高める

食事に酢の物などを加えることで食後の血糖値の上昇を抑える効果がありますが、さらに効果的なのが酢と一緒にシナモンを摂ること。血糖値だけでなく、満足感を高める効果も報告されています。

酢は酸味だけではなく、旨みを引き出してコクを加える効果もあります。炒め物や煮込み料理の際に、砂糖や塩の量を減らしても、酢を少量加えることで満足感のある味わいに仕上げることができます。

酢×体内の関係

酢を摂る順番でGI値が大違い!

酢は食物のGI値を下げる効果がありますが、もっともこの効果が高いのは食前に摂ること。りんご酢などの果実酢を食前に摂ることもおすすめです。代謝も高めるので肥満予防効果も期待できます。

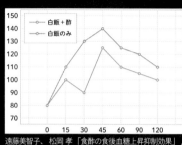

遠藤美智子、松岡 孝「食酢の食後血糖上昇抑制効果」(2011)、日本糖尿病学会誌、54、P192-199

脳

うつリスクを3割軽減!

酢に含まれる酢酸には、脳機能の抗酸化力を高め、精神的な不調も改善する可能性が。調査の結果、毎日酢を摂ることで、うつ状態になるリスクが34%低下したという報告もされています。

胃

消化を高め内臓脂肪を減らす

胃酸を分泌すると同時に、消化酵素の働きも活発にするため、脂肪分の多い食事も消化をしやすくなります。また酢のアミノ酸が各臓器に働き、内臓脂肪を減らす効果も期待できます。

大腸

お酢で免疫スイッチをON!

酢に含まれるグルコン酸は、腸の中の善玉菌の大好物。グルコン酸が善玉菌とエサになり、腸内環境を整える効果が期待できます。また抗菌作用によって、悪玉菌を減らすことにも役立ちます。

風邪の諸症状をお酢が抑える!

酢に含まれる酢酸菌は、免疫を活性化させて「鼻水・鼻づまり・咳・全身倦怠感・疲労感」などの発症率が低下することが実験で確認されています。花粉症の予防や改善の効果も期待できると考えられます。

70%
鼻水などの症状の発現を70%に軽減

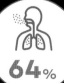
64%
せきなどの症状の発現を64%に軽減

50%
疲労感などの症状を50%に軽減

Index

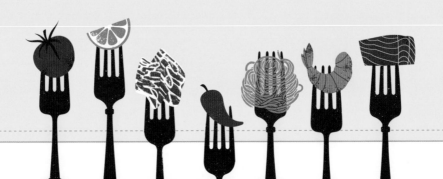

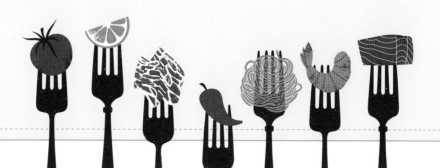

参考文献・資料

書籍

渋川祥子、杉山久仁子『調理科学—その理論と実際（新訂）』同文書院　2005年
渋川祥子、牧野直子監修『料理と栄養の科学』新星出版社　2014年
名取貴光 監修『新・野菜の便利帳 健康編』高橋書店　2016年
東京慈恵会医科大学附属病院 栄養部 監修『その調理、9割の栄養捨ててます！』世界文化社　2017年
小田真規子 著／東京慈恵会医科大学附属病院 栄養部 監修
　　『栄養丸ごと、10割レシピ』世界文化社　2018年
スチュアート・ファリモンド 著 辻静雄料理教育研究所 監修『料理の科学大図鑑』河出書房新社　2018年
東京慈恵会医科大学附属病院 栄養部 監修
　　『その調理、まだまだ9割の栄養捨ててます！』世界文化社　2019年
女子栄養大学調理学研究室・女子栄養大学短期大学部調理学研究室 監修
　　『調理のためのベーシックデータ　第6版』女子栄養大学出版部　2022年
吉田企世子 監修『女子栄養大学　栄養のなるほど実験室』女子栄養大学出版部　2019年
渡邊敦光『味噌力』かんき出版　2012年

論文など

Sabeena Farvin, Surendraraj Alagarsamy, Charlotte Jacobsen,"Composition and health benefits of potato peel" (2012) Nova Science Publisher, 196－227
Yuge Guan et al,"Different Cutting Methods Affect the Quality of Fresh-Cut Cucumbers by Regulating ROS Metabolism" (2023), orticulturae , 9 (4), P.514
J. B. Fox et al. "Effect of gamma irradiation on the B vitamins of pork chops and chicken breasts" (1989) Apr;55 (4), P.689-703
Nieves Baenas et al."Influence of Cooking Methods on Glucosinolates and Isothiocyanates Content in Novel Cruciferous Foods" (2019) Foods, 8 (7), P.257
Ana Mariel Torres-Contreras,Vimal Nair,Luis Cisneros-Zevallos, et al. "Stability of Bioactive Compounds in Broccoli as Affected by Cutting Styles and Storage Time" (2017), Molecules, 22 (4), P.636
Abad Arturo et al."Application of different cooking methods to improve nutritional quality of broccoli (Brassica oleracea var. italica) regarding its compounds content with antioxidant activity" (2022)　International Journal of Gastronomy and Food Science,28,100510
YOU Wanli et al."Effect of Cutting Methods on Quality and Bioactive Compound Contents in Fresh-Cut Hami Melon" (2022) FOOD SCIENCE,Vol. 43,Issue (9): 175-180.
（国研）医薬基盤・健康・栄養研究所　国立健康・栄養研究所情報センター、武蔵野大学薬学部SSCI研究所「食品中ビタミンの調理損耗に関するレビュー」(2017)
瓜倉真衣「抗胃腸障害機能の強化を目的としたキャベツの効果的な調理および食べ合わせに関する研究」(2013)、東洋食品研究所 研究報告書 (29) P.145-153
大羽和子ほか「新鮮野菜および調理野菜の食する時点におけるビタミンC量」(2011)、日本食品科学工学会誌,58 (10),P499-504
池羽智子、鹿島恭子「県産野菜の抗酸化性の評価と加熱調理による変化」(2006)、茨城県農業総合センター園芸研究所研究報告、14、P.27-33
（一社）日本土壌協会「環境にやさしく美味しい農産物　ホウレンソウ」（2014）
和泉眞喜子「ホウレンソウ中のシュウ酸およびカリウム含量の季節変動と調理による変化」（2004)、日本調理科学会誌、37 (3)、P.268-272
若山忠明、関根由喜夫「野菜のポリフェノール酸化酵素の部位別活性と熱感受性」(2002)、日本調理科学会誌、36 (3)、P.243-248
今堀義洋ほか「切断傷害によるストレスがピーマン果実のアスコルビン酸代謝に及ぼす影響」(1997)、園芸学会雑誌、66 (1)、P.175-183
長田早苗「アブラナ科野菜に含まれるグルコシノレートの調理による消長に関する研究」（2016)、日本調理科学会誌、49 (1)、P.7-18
北村八祥ほか「コメ、キャベツ、タマネギおよびニンジンにおける部位別のミネラル含量」(2015)、日本土壌肥料学雑誌、86 (2)、P.114-119
菅野友美、亀谷宏美、谷本憂太郎、鵜飼光子「調理過程におけるキノコ抽出液の抗酸化効果」(2017)、日本調理科学会誌、50 (2)、P.54-59
青柳康夫「キノコならびに植物性食品の食品学的研究」(2017)、女子栄養大学紀要、22 (1)、P.13-22
矢島エイ子・三枝由香莉「調理操作によるポリフェノール量の変化—食品からのポリフェノール抽出—」(2012)、長崎女子短期大学紀要、36、P.57-61
村上崇幸、井上淳詞「ごぼうの抗酸化成分と加熱による保護」(2013)、日本調理科学会誌、46, 6, P.405-406
秋山聡子、池田昌代、鈴野弘子「ごぼう中のポリフェノールとミネラル量に与える調理操作の影響」(2019)、日本調理科学会誌,52 (1)、P16-21
河北龍志、松井 孝憲、山岸 昌一「セロリエキスとルチン併用による終末糖化産物形成阻害作用」(2020)、Diabetes Frontier Online
野口智絵、中村和哉、古賀秀徳「各種処理によるジャガイモ塊茎のγ-アミノ酪酸 (GABA) 増加方法」(2007)、日本食品科学工学会誌、54 (10)、P.447-451
千田 実、清野晃之「ニラの処理条件や保存方法によるメチイン・アリインへの影響について」(2016)、函館工業高等専門学校紀要、51、P.11-15
大羽義夫「野菜の切断・放置,生食調理に伴うビタミンC量およびアスコルビン酸オキシダーゼ活性の変化」(1990)、日本家政学会誌、41 (8)、P.715-721
北川雪恵「根菜類の根部におけるビタミンCの分布」(1971)、栄養と食糧、24 (5)、P.292-297
Dahye Kim, Hyeyoung Park, and In Hee Chocorresponding "The effect of roasting on capsaicinoids, volatile compounds, and fatty acids in Capsicum annuum L. (red pepper) seeds" (2022) 31 (2), P.211－220
Naohiko Inoue, Yoshiko Matsunaga, Hitoshi Satoh, Michio Takahashi, "Enhanced energy expenditure and fat oxidation in humans with high BMI scores by the ingestion of novel and non-pungent capsaicin analogues (capsinoids)" ,(2007), Biosci Biotechnol Biochem, 71 (2), P. 380-389
Ohnuki et al.,"Administration of Capsiate, a Non-Pungent Capsaicin Analog, Promotes Energy Metabolism and Suppresses Body Fat Accumulation in Mice", (2001), 65, P.2735-2740
渡辺正・岩田四郎・大谷芳子「ニンニク有効成分の研究」(1963)、大阪市立大学家政学部紀要、11、P.1-8
Nieves Baenas , Javier Marhuenda , Cristina García-Viguera , Pilar Zafrilla , Diego A. Moreno　"Influence of Cooking Methods on Glucosinolates and Isothiocyanates Content in Novel Cruciferous Foods" (2019), Foods, 8 (7), P.257
山本 真子、井奥 加奈、岸田 恵津「蒸し調理におけるカブの甘味と嗜好特性」(2021)、日本調理科学会誌、54 (1)、P.49-55
江後迪子「調理に よる野菜の無機成分の動向 (第4報) —じゃがいも調理について—」1988、別府大学短期大学部紀要第7号、P15-20
竹村諒太、本田真己、深谷哲也「特定の野菜との加熱調理によるトマトリコピンのcis 異性化の促進」(2019)、日本調理科学会誌、52、P.57-66
Kazumasa Mogi, et al."9-oxo-ODAs suppresses the proliferation of human cervical cancer cells through the inhibition of CDKs and HPV oncoproteins",(2023), Scientific Reports
堀江秀樹、安藤聡、齊藤猛夫「ナス果実中のγ-アミノ酪酸含量と加熱による増加」（2013)、日本食品科学工学会誌、60 (11)、P.661-664

Nishimura, M. et al."Ingestion of Eggplant Powder Improves Blood Pressure and Psychological State in Stressed Individuals: A Randomized Placebo-Controlled Study" Nutrients (2019),11,P.2797

今堀義洋ほか「切断傷害によるストレスがピーマン果実のアスコルビン酸代謝に及ぼす影響」(1997)園芸学会雑誌, 66(1), P.175-183

尾花留雄、尾花剛介、二分茂礼、竹田竜嗣「コロソリン酸およびゴーヤ抽出物含有食品が食後の血糖値に与える影響」(2023), 診療と新薬, 60, P.584-591

枚本哲史ほか「ダイコン栽培品種におけるイソチオシアネート含有量の差異」(2012), 近畿中国四国農業研究, 20号, P.21-28

村田希久「調理加工とビタミン」1970,調理科学Vol.3(1),P2-10

Atigan Komlan Dovene, Li Wang, Syed Umar Farooq Bokhary, Miilion Paulos Madebo, Yonghua Zheng, and Peng Jin "Effect of Cutting Styles on Quality and Antioxidant Activity of Stored Fresh-Cut Sweet Potato (Ipomoea batatas L.) Cultivars" (2019), Foods, 8(12), P.674

吉田真美、平林佐央理「ショウガ中の6-ジンゲロールの加熱調理による変化」(2015),

L. Fernando Reyes, J. Emilio Villarreal, Luis Cisneros-Zevallos "The increase in antioxidant capacity after wounding depends on the type of fruit or vegetable tissue" (2007), Food Chemistry, 101(3), P.1254-1262

片山健二「「焼き芋」の甘さの秘密」(2019),化学と教育, 67(7), P.318-331

内藤泰三、山口直彦、横尾良夫「ネギ類植物からの抗酸化物質の検索」(1981), 日本食品工業学会誌, 28(6), P.291-296

千葉泰弘、八重樫誠次「スィートコーンの収穫適期と収穫後の品質変化」(1991), 東北農業研究, 44, P.241-242

久保田大輔、河原聡、六車三治男「食肉の血圧上昇抑制効果の畜種別差異について」(2012), 宮崎大学農学部研究報告, 58, P.43-50

岩井浩二ほか「高血圧自然発症ラットにおける鶏コラーゲン由来オクタペプチドの血圧降下作用」(2008), 日本食品科学工学会誌, 55(12), P.602-605

糸川嘉則、西野幸典、五十嵐省吾「薬物動態試験,血球移行性試験およびB1復元試験よりみたビタミンB1誘導体の評価」(1992), ビタミン 66 巻1号, P.35-42

Hitoshi Kuwata, et al. "Meal sequence and glucose excursion, gastric emptying and incretin secretion in type 2 diabetes: a randomised, controlled crossover, exploratory trial" 2016, Diabetologia Vol.59, P.453–461

Jung Eun Kim et al. "Egg Consumption Increases Vitamin E Absorption from Co-Consumed Raw Mixed Vegetables in Healthy Young Men" (2016), Journal of Nutrition, 146(11), P.2199-2205

HoYoung Chung et al. "Lutein bioavailability is higher from lutein-enriched eggs than from supplements and spinach in men" (2004), The Journal of nutrition, 134(8), P.1887-1893

辰口直子、大矇世「温泉卵の凝固状態への加熱温度と保持時間の影響」(2019), 日本調理科学会誌,52(5), P.345-351

上西一弘ほか「日本人若年成人女性における牛乳, 小魚(ワカサギ, イワシ), 野菜(コマツナ, モロヘイヤ, オカヒジキ)のカルシウム吸収率」(1998), 日本栄養・食糧学会誌, 51(5), P.259-266

辨野義己「プロバイオティクスとして用いられる乳酸菌の分類と効能」(2011), モダンメディア, 57(10), P.277-287

Kazunobu Okazaki, Masaki Goto, Hiroshi Nose, "Protein and carbohydrate supplementation increases aerobic and thermoregulatory capacities"(2009), The Journal of Physiology, P.5585-5590

前田有美恵、石川雅章、山本政利、寺田志保子、増井俊夫、渡辺佳一郎「イワシ中の脂肪酸, とくにエイコサペンタエン酸およびドコサヘキサエン酸含量に及ぼす調理の影響」(1985) 日本栄養・食糧学会誌, 38(6), P.447-450

関本邦敏、遠藤昭夫,片峯伸一郎「素干し、灰干し、および塩蔵ワカメの水戻し処理による6種のミネラル類溶出の比較」(1986),日本栄養・食糧学会誌, 39(1), P.67-70

Egidijus Šimoliūnas, Ieva Rinkūnaitė, Živilė Bukelskienė, Virginija Bukelskienė "Bioavailability of Different Vitamin D Oral Supplements in Laboratory Animal Model" (2019), Medicina, 55(6), P.265

庄司俊彦「リンゴポリフェノールの健康機能性とその活用」(2016), 日本食品科学工学会誌, 63(1), P.57-61

Canan Ece TAMER et Al."A study of fortification of lemonade with herbal extracts"(2017), 37(1), P.45-51

Yongxiang Han et al. "Effects of Drying Process with Different Temperature on the Nutritional Qualities of Walnut (Juglans regia L.)" (2019), Food Science and Technology Research, 25(2), P.167-177

真岸範浩、松下裕昭、古林万木夫「醤油から生まれた機能性成分SPS」(2009), 生物工学, 87, P34-35

遠藤美智子、松岡孝「食酢の食後血糖上昇抑制効果」(2011), 日本糖尿病学会誌, 54, P.192-199

WEB

国立国会図書館サーチ　https://iss.ndl.go.jp

Google Scholar　https://scholar.google.com/

CiNii Articles　https://ci.nii.ac.jp

J-STAGE　https://www.jstage.jst.go.jp/browse/-char/ja

PubMed　https://pubmed.ncbi.nlm.nih.gov/

農林水産省　https://www.maff.go.jp/

独立行政法人 農地区産業振興機構　https://www.alic.go.jp/

農研機構　https://www.naro.go.jp/project/

厚生省「e-ヘルスネット」栄養・食生活　https://www.e-healthnet.mhlw.go.jp/information/food

カゴメ　https://www.kagome.co.jp/

ホクト「きのこラボ」　https://www.hokto-kinoko.co.jp/kinokolabo/

もやし生産者協会　https://www.moyashi.or.jp/

(公財) 日本食肉消費総合センター　http://www.jmi.or.jp/

タマゴ科学研究会　http://japaneggscience.com/

一般社団法人 Jミルク　https://www.j-milk.jp/index.html

ドール　https://dolesunshine.com/jp/ja/

日本バナナ輸入組合「バナナ大学」254https://www.banana.co.jp/

ゼスプリ　https://www.zespri.com/ja-JP/

NO RICE NO LIFE　https://noricenolife.jp/

カリフォルニアくるみ協会　https://www.californiakurumi.jp/

監修者　Profile

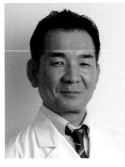

濱 裕宣 （はま・ひろのぶ）

東京慈恵会医科大学附属病院栄養部部長。『その調理、9割の栄養捨ててます！』やレシピ本『慈恵大学病院のおいしい大麦レシピ』など。日常生活で活かせる健康と栄養バランスをモットーに、患者の立場に立った食生活の向上指導にあたる。

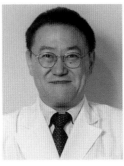

赤石定典 （あかいし・さだのり）

東京慈恵会医科大学附属病院栄養部。『その調理、9割の栄養捨ててます！』や『慈恵大学病院のおいしい大麦レシピ』など数多くの栄養、健康本のプロジェクトリーダーをつとめ、栄養と健康の最新知識を研究。栄養食事指導によって、病態改善・治療・治癒への貢献を目指す。

取材協力／吉田 博（東京慈恵会医科大学附属柏病院）

STAFF

撮影／武蔵俊介、中島里小梨（写真部／世界文化ホールディングス）
イラスト／yua
装丁・本文デザイン／吉村デザイン事務所
編集協力／田尻彩子（モッシュブックス）
DTP／（株）山栄プロセス
校正／（株）麦秋アートセンター
編集担当／後藤明香

完全版　その調理、9割の栄養捨ててます！

発行日	2024年6月10日　初版第1刷発行
	2024年7月20日　　第2刷発行
監修	濱　裕宣、赤石定典　東京慈恵会医科大学附属病院 栄養部
発行者	岸 達朗
発行	株式会社 世界文化社
	〒102-8187 東京都千代田区九段北4-2-29
	電話 03-3262-5118（編集部）
	電話 03-3262-5115（販売部）
印刷・製本	株式会社リーブルテック

「本の内容に関するお問い合わせは、
以下の問い合わせフォームにお寄せください。」

https://x.gd/ydsUz